한의학으로 알아보는 질병!

다시쓰는 韓醫學

강인정 지음

서 문

질병은 사회 환경의 영향을 받습니다.

불과 100년만에 우리의 지구는 몸살을 앓고 있습니다.

인류가 지구에 살아온 수 만년보다 불과 100년의 세월은 어마어마한 변화를 주었고 지금도 주고 있습니다.

의료인의 입장에서 보면 나쁜 쪽의 영향이 너무 많은 것 같습니다.

물 공기 토양과 같은 인간생존의 1차적인 오염에서부터 우리 몸을 유지해주고 만들어주는 음식물의 인스턴트화로 인한 폐해, 옛날에는 상상도 못할 각종 독소들이 우리의 건강을 해치고 있습니다.

이런 공해시대에 과거의 치료법만으로는 질병을 치료한다는 것은 "자전거 고치는 연장으로 비행기를 고친다"는 비유가 맞을 것입니다.

요즈음의 질병 치료는 과거 선현들의 의료경험을 거울삼아 현재의 우리가 처한 상황에 맞게 새로운 처방을 구성하여 치료해야만 되는 시대입니다.

아무쪼록 이 책이 그런 영향을 주는데 작은 밑거름이 되었으면 합니다.

2004　姜 寅 正

목 차

1. 모든 체질에 좋은 평(平)한 성질의 음식

2. 식초 · 조선간장의 효능

3. 광제설(廣濟設) 헤제

4, 약칭요법

나가는 글

1부

한의학

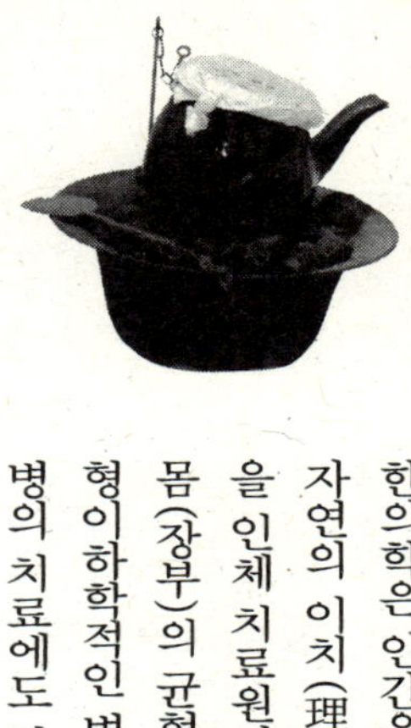

한의학은 인간을 소우주로 하여 봄·여름·가을·겨울의 변화와 같은 자연의 이치(理致)나 원리(原理)를 인간에게 적용시킨 학문으로 동양철학적인 자연과학을 인체 치료원리에 도입하여 부분보다는 몸 전체적인 평화를 중시하여 몸(장부)의 균형을 맞추는데 질병 치료의 관점이 있어 질병을 눈에 보이는 형이하학적인 병뿐만 아니라 눈에 보이지 않는 형이상학적이고 기능적인 병의 치료에도 강점을 갖고 있습니다.

1. 동양 의학, 서양 의학

지구상에서 현존하는 주류치료 의학으로는 크게 두 가지 의학이 존재합니다.
동양의학(Eastern medicine)과 **서양의학**(western medicine)입니다.
서양의학은 어느 한나라의 독특한 의술로 나누어져 있지 않고 자연과학을 기반으로 하여 눈에 보이거나 나타난 사실에 대한 해석으로 평준화, 표준화되어 있습니다.
동양의학은 인도의 아유베다 의학, 티벳의 티벳의학, 몽고의 몽의학, 베트남의 월의학, 중국의 중의학 등 나라마다 다른 원리로 전승되어 치료해 오고 있습니다.
그러나 보통 동양의학 하면 대부분 중국의학(chinese medicine)을 동양의학의 주류의학으로 봅니다. 중국 내에서도 소수민족의 의학을 인정하는데 우리나라에서 약 100년 전에 이제마 선생이 만든 사상의학을 조선의학 또는 조의학(朝醫學)이라고 불리어져서 조선족 자치주(길림성 연길 등지)에서 조선족의 중의사 분들에 의해 진료되고 있는 실정입니다.
이 동양의학을 우리 나라에서는 중국의학과 구별하여 한의학(漢醫學)이란 명칭에서 한국 의학이라는 뜻의 한의학(韓醫學)이라고 바뀌어 불리어지고 있습니다.
우리 나라에서는 동양의학과 서양의학이 공존하여 질병의 치료에 임하고 있습니다.
질병 발생 시 두 의학의 치료 원리를 안다면 내가 병이 났을 때 어떤 의학적인 방법으로 치료하는 것이 효과적인지를 알 수 있을 것입니다. 동양의학이 유리한 질병에는 동양의학적인 치료가, 서양의학이 유리한 질병에는 서양의학적인 치료가, 아니면 동양의학적인 치료와 서양의학적인 치료를 동시에 병행하는 경우에 더 좋은 경우도 있을 수 있습니다.

서양의학은 자연과학의 분석적인 방법을 통해 인간 개체를 분석하여 기관, 조직, 세포 등으로 분석하는 의학으로 나아가서 병원균이나 세균, 바이러스 등을 발견하여 퇴치하는 방법으로 나아갔습니다. 특히 병이 나타나는 형이하학적인 눈에 보이는 증상을 보고 치료하는 **대증요법**(對症療法)이 주류를 이루어 보이는 형태의 질병과 응급의학 외과의학에 장족의 발전을 하였습니다.

이런 이유로 증상을 보고 병명을 지어 주로 치료를 하기 때문에 병명을 모르거나 증상이 눈에 보이지 않는 기능적 질병에는 치료를 하지 못하는 단점이 있습니다.

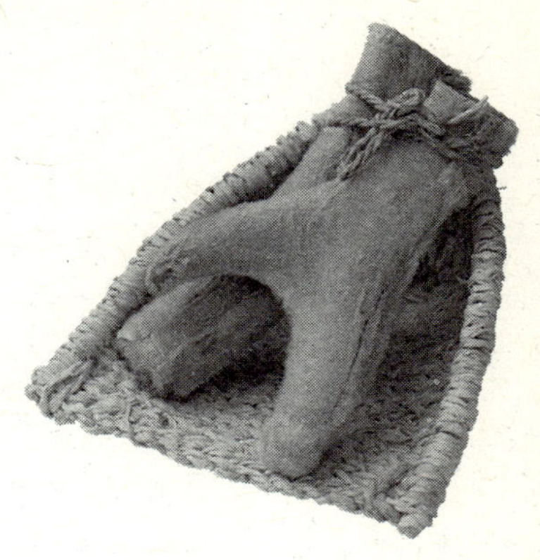

● 동양의학

원래 서쪽(West)의 서양의학(Western medicine)에 대비되어 동쪽(East)에 있는 의학으로 하여 Eastern medicine
으로 번역해야 마땅하나 유럽 쪽에서는 오리엔트 문명이 발달한 곳인 중동지역을 보통 동양 문명권으로 보아
동양 의학을 Oriental medicine으로 번역합니다.
최근 Oriental은 동양인을 비하하는 단어라 하여 Asian 으로 바꾸는 법률안을 내었다는 보도도 있습니다. 서양
특히 미국인들은 동양의학을 보통 중국의학(Chinise medicine)으로 인식합니다.
우리나라에서 이제마 선생이 만든 사상의학(Four constitution medicine)으로 치료하는 한의학의 번역은 한의학
(韓醫學, Korean medicine)으로 번역해야 할것입니다.

● 대증요법(對症療法)이란?

하나의 증상(症狀)에 대한 대응되는 개념의 단순한 치료법을 말합니다. 증상을 보고 한성분을 추출하거나 합성
한 약을 사용하여 치료하므로 응급적 상황에 효과적이나 장기적인 약을 복용하면 몸에 해를 미칠 수 있고 질병
의 근본 치료가 안되고 약처방을 투여하는 시간에만 효과가 나는 경우가 있는 것이 단점입니다. 예를 들면, 열이
나면 해열제를 처방하고 혈압이 오르면 강압제를 처방하고 기침을 하면 진해제를 처방하고 가래가 있으면 거담
제를 처방하고 속이 쓰리면 제산제를 처방하고 통증이 있으면 진통제를 처방하고 염증이 있으면 소염제를 처방
하고 코피가 나면 코안의 모세혈관을 전기인두로 지지고 우울하면 항(抗)우울제를 투여합니다. 가려우면 가려
움을 억제하는 항(抗)히스타민제를 투여합니다. 서양약에는 증상을 억제한다는 뜻의 항(抗:anti)이란 단어가 많
이 붙어있습니다.
위가 무력하여 늘어진 위하수에는 거꾸로 물구나무서라는 말을 하기도 합니다. 당뇨병이 있으면 당뇨병약(인슐
린 제재)을 사용합니다.
이런 이유로 병명이나 증상만 있으면 치료 방법이나 약처방은 대부분 동일하여 전세계 어디를 가든 치료방법이
어느정도 표준화(객관화?)가 되어 약이 미리 만들어져 매약화(賣藥化)되는 실정입니다.

반면 한의학은 인간을 소우주로 하여 봄, 여름, 가을, 겨울의 변화 같은 자연의 이치(理致)나 원리(原理)를 인간에게 적용시킨 학문인 동양철학적인 자연과학을 인체 치료원리에 도입하여 부분보다는 몸 전체적인 평화(평형과 조화 ; Balance & Harmony)를 중시하여 몸(장부)의 균형을 맞추는데 질병치료의 관점이 있어 질병이 눈에 보이는 형이하학적인 병뿐만 아니라 눈에 보이지 않는 형이상학적인 기능적인 병의 치료에 강점을 갖고 있습니다.

또한 질병 치료에 대증요법이 아닌 질병이 나타나는 증후군을 한의학적인 원리(**음양오행, 팔강, 장부, 경락** 등)에 맞추어 변별하여 진단과 치료하는 **변증요법**(辨證療法)이 특징입니다.

서양의학이 질병(병명) 중심의 병(病)의 진단 의학이라면 동양의학은 인간 자체(몸) 중심의 치료(治療) 진단 의학이라고 볼 수 있습니다.

서양의학이 눈에 보이는 형이하학(形而下學) 중심의 의학이라면 동양의학은 눈에 보이지 않는 형이상학(形而上學) 중심의 의학입니다. 이런 이유로 서양의학은 눈에 보이는 질병(급성전염병, 외과)에는 강점을 보이고 눈에 보이지 않는 기능성 질병에는 치료 방법이 없어 신경성이라는 진단을 내립니다.

반면 동양의학은 질병이 눈에 보이지 않고 내장 자체만을 보아 이상이 없어도 장부 간에 조화가 깨져 질병이 발생한 기능성 질병의 치료에 강점을 보입니다.

또한 한방은 현대 과학처럼 실험 방법과 경과 관찰 등을 남기지 않고 인간을 실험대로 하여 결론만을 전하여 왔기 때문에 과학 전(前) 세기(世紀)의 표현 방법 즉 동양 과학적 방법(음양오행) 등으로 이루어져 있기 때문에 현대 의학적 안목으로는 해석이 불가능한 유물처럼 보입니다.

그러므로 질병이 초기 같은 심하지 않은 경우에는 동양의학이나 서양의학 각각의 치료를 하여 보고 치료 효과가 없는 경우나 또는 질병이 심하거나 만성적으로 오래된 질병의 경우에는 국소 조절 치료의학인 서양 의학적 치료와 전체 조절 의학인 동양의학의 치료를 병행하면 최상의 치료가 됩니다.

예를 들면 당뇨나 고혈압으로 중풍이 발생하였을 경우에 항고혈압 약재나 항당뇨 약재(인슐린제재)인 서양 약을 복용하면서 혈압이나 혈당이 올라갈 수 있는 원인이 된 내장 기능의 이상을 치료하는 한약 처방을 복용하면 훨씬 치료가 빠르고 효과적입니다.

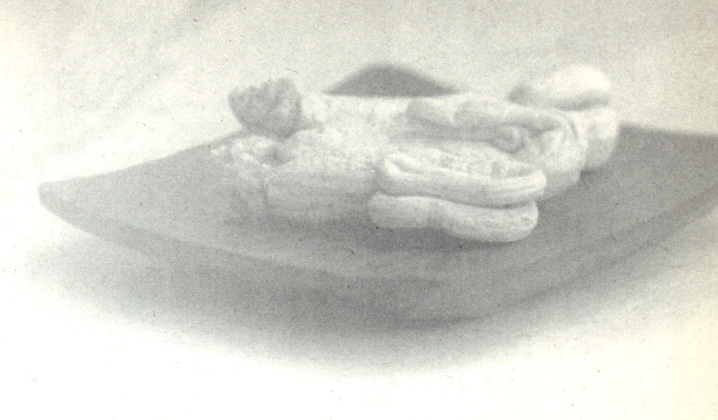

● 변증요법(辨證療法)이란?

질병이 나타나는 증후군(症候群)을 변별(辨別)하여 치료처방을 구성하는 다소 복잡한 방법입니다. 질병의 근본 원인을 찾아내어 치료하기 때문에 만성적인 질병의 치료에 이점이 있습니다.

열이 나도 허약해서 나는 열(虛熱)인지 병 기운이 강해서 나는 열(實熱)인지 구분하여 침이나 약 처방을 하고 속이 쓰리고 아픈 위장질환에도 위장이 차가운지 뜨거운지를 구별하여 찬 사람은 따뜻한 약 처방을 하고 뜨거운 사람은 차가운 약처방을 합니다 위가 늘어진 위하수 환자는 비장의 기운을 보충하는 약을 사용하여 자연히 위장이 올라붙도록 치료를 합니다.

가래가 몸 속에 발생을 해도 가래의 종류가 찬성질의 가래인지 뜨거운 성질의 가래인지를 구분하여 치료하는 거담제를 사용합니다.

눈이 충혈되고 머리가 아픈 고혈압의 환자에도 간장의 열을 내리는 약 처방을 할 수도 있고 신장의 호르몬을 보충해서 간장의 열이 자연히 내리도록 하는 처방을 합니다.

얼굴에 여드름이 있어도 위장의 열을 제거하는 처방을 합니다.

코피가 나도 심장의 열인지 간장의 열인지 폐장의 열인지를 찾아내어 치료하는 처방을 합니다.

이런 이유로 똑같은 병명(고혈압, 당뇨)에도 치료 처방이 다를 수 있고 여러 가지 병명(고혈압, 두통, 코피, 간경화, 자궁근종, 생리통, 간염, 간암, 중풍, 소뇌암, 견비통, 두통, 눈충혈 등등)이나 증상이 있을 경우에도 한가지 약 처방(간열을 치료하는 처방)으로 치료할 수 있습니다. 이런 이유로 똑같은 병명이나 증상이 있어도 치료처방이 달라 질병 치료 처방의 객관화와 표준화가 어려운 것이 특징입니다. 한방에 변증의학은 제일 잘 맞는 열쇠를 찾아내는 지식과 기술을 필요로 합니다. 열쇠가 모든 자물쇠에도 맞는 공통의 열쇠(만능열쇠)는 한의학에는 적다고 볼 수 있습니다. 그러므로 양방병명은 한방 변증치료에 참고는 되어도 병명으로 약 처방의 운용은 할 수 없습니다. 그러나 현대 의학을 알고 한방처방을 응용하게 되면 변증치료의 초점이 축소되는 이점은 있습니다.

● 음양오행 , 팔강, 장부, 경락 (10, 11page 참조)

2. 음양 오행(陰陽五行)

한의학에서 음양오행이란 단어는 자주 불리어지는 용어입니다.
음양이란 지구에 사는 인간이 태양을 중심으로 지구가 자전으로 발생하는 낮과 밤
이라는 현상에서 출발하는 것이고 오행이란 지구가 태양을 중심으로 공전하는 것
으로 발생하는 사계절에서 나타나는 현상을 풀이한 것입니다.
이 동양철학적인 음양오행 사상이 동양의학인 한의학에 접목되어 인체의 질병을
해석하고 진단하고 치료하는 개념에 응용되었습니다.

① 음양(陰陽)

음양이란 글자 뜻 그대로 '음'적인 요소인 음지를 말하는 것으로 태양을 향하여
사람이나 사물이 고정되어 있을 때 햇볕이 비치는 부분을 양지라 하고 햇볕이
비치지 않는 부분을 음지라 하는 것처럼 음이란 정적이고 여성적이고 차가운 면
등을 말합니다. 반대로 양이란 활동적이고 남성적이고 뜨거운 면을 말합니다.
첫째, 이 음양은 절대적인 것이 아니고 상대적인 개념입니다.
낮을 양이라 하고 밤을 음이라고 한다면 밤중에서도 더 깊은 밤을 음 중에서도
더 음(陰中之陰)이라고 볼 수 있고, 밤중에서도 깊지 않은 초저녁을 음 중에서
도 양(陰中之陽)으로 볼 수 있습니다.
음적인 여자라도 남자 같은 여자가 있고 전형적인 여자가 있다면 전자는 음 중
에서도 양으로 볼 수 있고 후자는 음중에서도 음으로 볼 수 있습니다. 아래 태
극그림의 음양(陰陽)그림 a처럼 정지되고 고정된 것이 아니고 그림 b처럼 음과
양이 상대적으로 변화하는 것입니다. 이와 같이 음양은 절대적으로 고정된 개
념이 아니고 대비되어 나타나는 상대적인 개념입니다.
둘째, 음양은 시간에 따라 가변(可變)적인 개념입니다

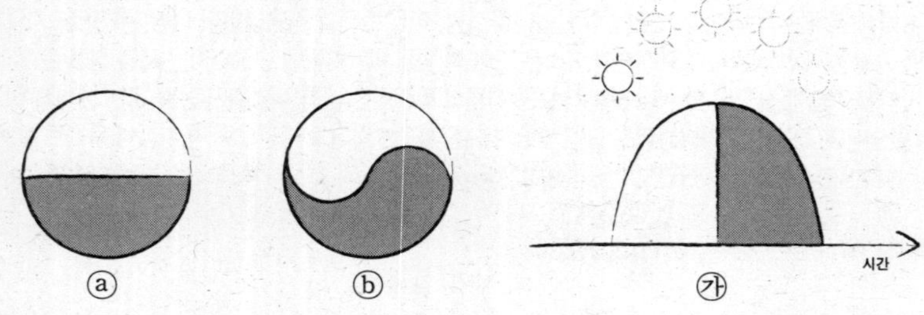

음지(陰地)가 양지(陽地)되고 양지가 음지 된다는 말처럼 시간(時間)의 흐름에 따라 그림 ㉮ 처럼 음양이 바뀔 수 있습니다. 이런 음양의 개념으로 음양이 나뉘어져서 해석되고 질병의 증상도 음증, 양증(하단 도표 참고)으로 나타납니다. 음양 표리 한열 허실을 팔강(八綱;여덟개의 큰줄기)이라고 합니다.

음(陰)	여(女)	몸(身)	우(右)	하(下)	정(靜)	들어감(入)	들숨(吸)	오름(昇)	땅(地)	물(水)
양(陽)	남(男)	마음(心)	좌(左)	상(上)	동(動)	나감(出)	날숨(呼)	내림(降)	하늘(天)	불(火)

음양 도표

팔강(八綱) 음양(陰陽)

음(陰)	음증(陰證)	이증(裏證)	한증(寒證)	허증(虛證)
양(陽)	양증(陽證)	표증(表證)	열증(熱證)	실증(實證)

	음증(陰證)	양증(陽證)
체온	몸이 차다(身寒)	몸이 덥다(身熱)
	손발이 차다(冷)	손발이 따뜻하다(溫)
좋아함	따뜻한 것(喜溫)	찬 것(喜冷)
얼굴색	창백하다(白)	붉은 편이다(赤)
눈	감고 있다(闔)	뜨고 있다(開)
방향	안쪽을 향한다(內)	바깥쪽을 향한다(外)
움직임	느리고 움직임이 적다	빠르고 자주 움직인다
	몸을 웅크린다(屈)	팔다리를 뻗는다(伸)
말	말을 별로 안 한다	말을 많이 한다
목소리	작고 낮다(低)	크고 높다(高)
호흡	약하다	거칠다
갈증	입이 마르지 않는다.	입이 마른다(口渴)
물	물을 마시지 않는다	물을 자주 마신다
소변	색이 없는 편	색이 진하고 붉은 편
대변	대변이 무르다(便軟)	대변이 굳는다(便秘)
맥	가라앉고 느리다(沈遲)	뜨고 빠르다(浮數)

음증(陰證)과 양증(陽證)

	이증(裏證)	표증(表證)
병이 난 부위	몸 안쪽	몸 겉쪽
병 증세	감기가 오래가고 열과 오한도 없으며 기력이 약하고 기침이 가슴속 깊은 곳에서 울려나오면서 맥이 가라앉는다.	처음 감기에 걸려 열이 나고 오한이 나고 머리가 아프고 맥이 뛴다.

이증(裏證)과 표증(表證)

한증(寒證)	열증(熱證)
찬 것을 싫어한다(惡寒)	더운 것을 싫어한다(惡熱)
안색이 청백(靑白)하다	안색이 붉다(赤)
입이 마르지 않는다(口不渴)	입이 마른다(口渴)
손발이 차다(手足冷)	손발이 덥다(手足熱)
소변이 길고 투명하다(長白)	소변이 짧고 붉다(短赤)
대변이 묽어진다(下痢)	대변이 굳어진다(秘結)
혀의 태가 희다(舌苔白)	혀의 태가 황색이다(舌苔黃)
맥이 가라앉고 느리다(脈沈遲)	맥이 뜨고 빠르다(脈浮數)

한증(寒證)과 열증(熱證)

허증(虛證)	실증(實證)
허(虛) = 모라자서 균형을 잃음	실(實) = 지나쳐서 균형을 잃음
정기(正氣)가 허한 것	사기(邪氣)가 실한 것
약하고 쇠(衰)하다	강하고 성(盛)하다
가라앉는 듯하다	솟아오르는 듯하다
누르면 덜 아프다(痛處喜按)	누르면 더 아프다(痛處拒按)
병정(病程)이 길다	병정(病程)이 짧다
맥이 허하고 힘이 없다	맥이 실하고 힘이 있다

허증(虛證)과 실증(實證)

② 오행(五行)

오행은 우주의 다섯 가지 원소(元素:element)인 목(木 : 나무), 화(火 : 불), 토(土 :흙), 금(金 : 쇠), 수(水 : 물)가 상호간에 활동하여 행(行:phase)하는 것을 말하는데 각 원소간에 서로 도와주는 **상생작용**(相生作用)이 있고 각 원소간에 서로 억제하여 견제하는 **상극작용**(相剋作用)이 있습니다.

지구의 공전으로 나타나는 계절의 변화 즉 봄(春), 긴 여름(長夏), 여름(夏), 가을(秋), 겨울(冬)의 다섯가지가 있는 것처럼 이 오행의 변화에 우리 인체의 오장육부가 대비되어 나타납니다. 즉 봄처럼 뻗어나는 목의 기운을 간에 배속시키고 불처럼 타오르는 화의 기운을 심장에 배속시키고 흙처럼 모든 걸 간직한 토의 기운을 비장에 배속시키고 쇠처럼 단단한 금의 기운을 폐장에 배속시키고 물처럼 열을 식히고 순환하는 수의 기운을 신장에 배속시켰습니다.

오행의 순환처럼 상호간에 상생과 상극이 이상적으로 이루어지는 것이 사회나 인간의 몸이나 건강한 것입니다. 사회에서도 한쪽에서는 너무 많이 먹어 배탈이 나고 한쪽에서는 식량이 없어 굶는다면 건강하지 않은 사회로 보면 됩니다.

이런 경우 현명한 정치 지도자는 부자의 돈을 가져다가 가난한 사람에게 주어 굶지 않도록 할 것입니다.

이것이 사회를 평화롭게 하고 조화롭게 하는 것인 것처럼 인체에서도 지나친 스트레스나 분노로 어느 한 장기에 기운이 강하게 되면 상대 장기에 안 좋은 영향을 미치게 되는데 이런 경우에 너무 강한 장기(實臟)를 침을 사용하든 약을 사용하든 약화시키는 사(瀉)작용이 필요합니다.

이런 경우에 본 장부를 직접 치료 할 수도 있고 그 장부와 서로 상관된 장기를 **상생**(相生), **상극**(相剋) 작용을 이용하여 치료 할 수도 있습니다.

예를 들어 지나친 스트레스나 분노로 간장의 기능이 왕성해져 열이 발생하면 간장 자체의 열을 치료(瀉肝)할 수도 있고 간의 억제 장기인 폐장 기운을 강하게 하여 치료할 수도 있고, 간장을 도와주는 상생 장기인 어머니 격인 신장 기운을 보충해서 간의 열을 내려 치료 할 수도 있습니다.

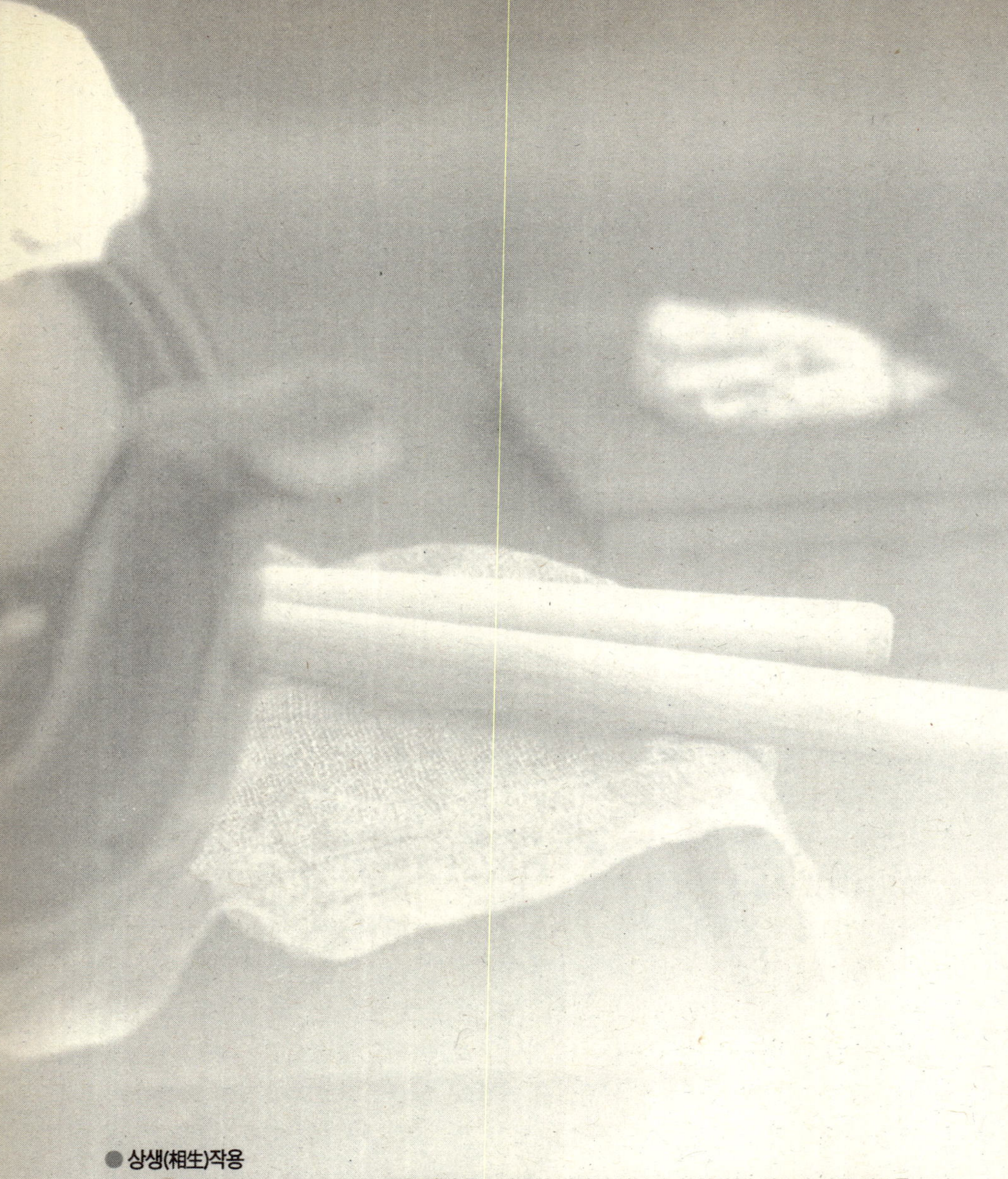

● 상생(相生)작용
불이 나무를 이용해서 타고(木生火) 물을 빨아먹고 나무가 자라는 것(水生木)처럼 한 원소가 다른 원소를 도와주는 것을 말합니다.

● 상극(相剋)작용
물이 불을 끄고(水克火), 쇠가 나무를 베고(金克木) 흙이 물을 막는 것(土克水)처럼 한 원소가 다른 원소를 억제하여 견제하는 것을 말합니다. 자동차에서도 물이 엔진의 열을 식히는 것이나 속도를 낼 때 브레이크를 밟는 것이 상극작용에 속합니다. 이 상극작용이 적절하게 이루어지지 않으면 자동차가 과열로 엔진이 망가지거나 과속으로 사고가 나는 것처럼 인체도 발열, 통증 같은 질병이 발생하게 됩니다.

3. 한 의 학 과 사 상 의 학

한의학은 음양오행(陰陽五行), 팔강(八綱), 오장육부(五臟六腑), 경락학설(經絡學說), 삼음삼양(三陰三陽 : 六經)과 같은 동양과학적(東洋科學的) 방법론에 바탕을 두고 병 증상을 구별하여 치료하는 변증치료 방법을 전해왔습니다.

그 동안의 한의학은 **고방, 후세방, 경험방**의 세 가지 처방이 주 치료 수단이 되어 왔습니다.

후한(약 1700년 전)의 장중경(張仲景)이란 선생이 저술한 상한론(傷寒論)과 금궤요략의 처방을 사용해서 치료하는 것을 **고방(古方)**이라 하고 금, 송, 원, 명, 청시대의 주굉(朱肱)의 활인서(活人書), 이천의 의학입문(醫學入門), 허준(許浚)의 동의보감(東醫寶鑑) 등의 처방이 중심이 되는 것을 **후세방(後世方)**이라고 합니다.

약 100년 전 이제마 선생이 동의수세보원(東醫壽世保元)이라는 책을 통하여 사상의학을 창시하여 현재 우리 나라의 한의학계는 위의 3가지 처방에 **사상방**(四象方)이라는 처방이 추가되어 치료되고 있습니다.

기존의 한의학은 **보편의학(普遍醫學)**적인 측면에서 인간의 질병을 보는 관점을 질병 중심으로 보아 나타난 질병의 상태를 보고 기존의 한의학적인 방법론으로 해석을 하여 치료처방을 투여해 왔습니다.

사상의학은 **개체의학**(個體醫學)적인 측면에서 인간의 질병을 보는 관점을 인간 중심으로 보아 나타난 질병이 사상인이라는 체질적 관점으로 보고 사상의학적 방법론으로 해석을 하여 치료처방을 투여합니다.

● **보편의학**
기존의 서양의학, 동양의학 모두에 해당되는 것으로 인간의 질병을 치료할 때 질병이 나타난 상황이나 현상 자체를 보고 해석하여 치료하는 의학으로 모든 사람이 모든 병에 해당된다는 관점을 갖고 치료에 임한다.

● **개체의학**
질병이 발생하였을 경우에 특정 체질에는 특정 질병이 발생할 수밖에 없다는 개체적 특성에 관점을 두고 치료하는 의학이다.
예를 들어 위장병이 발생했을 경우 기존의 한의학으로는 위장이 찬지, 뜨거운지를 변증하여 위장이 차면 따뜻한 약 처방을 위장이 뜨거우면 차가운 약 처방을 찾아내어 치료하나 사상의학에서는 소양인이면 위장이 뜨겁고 소음인은 위장이 차므로 변증할 필요 없이 소양인 위장약 처방은 찬성질의 약 처방을 소음인의 위장약 처방은 뜨거운 성질의 약을 처방한다.

그러므로 우리 나라에서는 질병 치료 시 **어떤 방법**으로 치료하는 것이 가장 효과적
인지를 찾아내어 치료하는 것이 좋습니다.

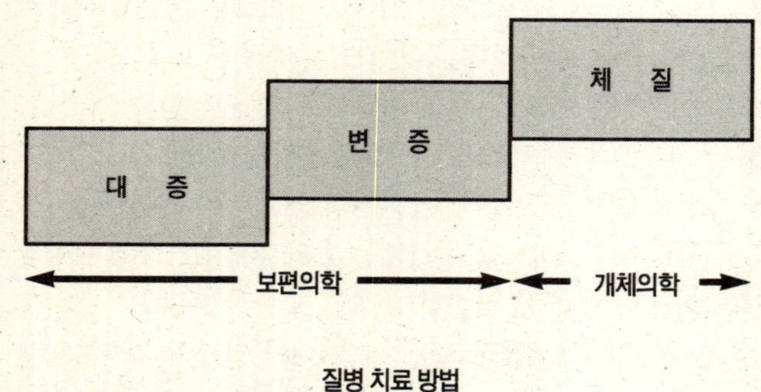

질병 치료 방법

● 어떤 방법
대증요법의 서양의학적인 방법, 변증처방의 한의학적인 방법, 사상체질에 근거한 방법

2부

삼 인

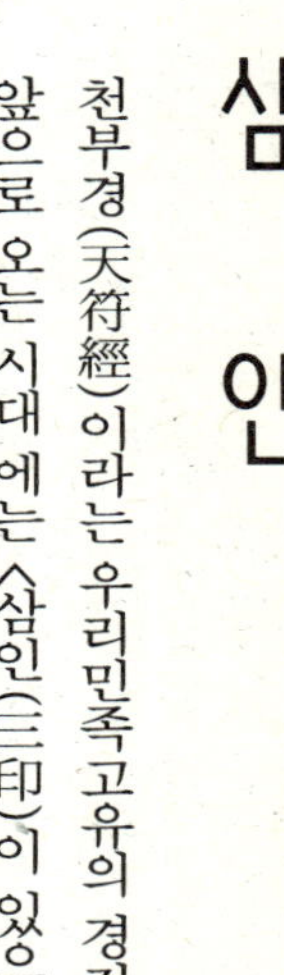

천부경(天符經)이라는 우리민족 고유의 경전(經傳)으로부터 예언되어 있기를 앞으로 오는 시대에는 〈삼인(三印)이 있으면 살고 삼인(三印) 없으면 죽는다〉라고 되어 있습니다.

그동안 이 삼인이 과연 무엇인지를 몰라서 다양한 해석들이 있어 왔습니다.

삼인(三印)은 한의학에서 말하는 삼단전(三丹田)이라는 의견이 지배적입니다.

삼단전은 인간의 몸의 상중하(上中下)에 존재하는 생명력의 원천인 혈(穴)자리를 말합니다.

1. 태교(胎敎)에 대하여

한의학에서는 부부(夫婦)가 성생활(性生活)을 하여 입태(入胎)를 한 후 3개월에 심장(心臟)을 만드는 기(氣)가 작동한다고 하였다. 사실 자연유산(自然流産)도 입태 3개월중에 많이 발생을 한다. 태교 역시 입태 후 3개월이 가장 중요한 시점으로 보면 된다.

일차적으로는 고부간의 갈등(葛藤)이 없어야 하고 부부간에 애정(愛情)이 있는 것이 좋다. 이 기간의 정신적(精神的)충격으로 인하여 선천적(先天的)심장병(心臟病) 같은 원인(原因)이 될 수 있는 것이다.

좋은 음악을 듣고 좋은 생각을 하고 좋은 책을 읽는 것은 기본(基本)이 된다.
이 기간의 정신적(精神的) 충격이 어쩌면 아이의 전 인생(人生)에 영향을 미치는 질병(疾病)의 원인(原因)이 되기 때문이다.
입태 중에는 성생활(性生活)도 가능하다면 자제(自制)하는 게 좋다. 너무 매운 음식 같은 열성(熱性)의 식품(삼계탕)을 삼가는 것도 중요하다. 이런 식품(食品)을 섭취하면 태아(胎兒)가 열을 받는 태열병이 생기기 때문이다.
화학약품도 되도록이면 사용하지 않는 게 좋다. 질병 치료 시 한약(韓藥) 같은 자연약(自然藥)을 복용하는 게 좋다. 태아(胎兒)에게 해가 되는 것이 화학약품이 자연약품보다 100배정도 나쁘다고 보면 된다.
성생활(性生活)도 하게 된다면 정상적인 방법(方法)으로 해야 한다. 질내(膣內)에 페니스가 아닌 손가락이 들어간다면 태아는 공포(恐怖)에 질린다.
전간(간질 : 癎疾) 자폐증(自閉症)등의 선천적(先天的)인 원인(原因)이 열성식품의 과다섭취, 분노 같은 과다한 스트레스, 입태중(入胎中) 비자연적(非自然的)인 성생활(性生活) 등이 원인(原因)이 된다.

정신분열병(精神分裂病) 같은 정신병(精神病)도 입태(入胎)중에 체질에 안 맞는 음식(飮食)이나 잘못된 화학약품(化學藥品)의 섭취, 입태(入胎)중 비자연적인 성생활(性生活), 입태(入胎)중 교통사고나 강간(强姦)을 당하는 것 등이 원인(原因)이 된다.

	태양인	소양인	태음인	소음인
베토벤	월광소나타	로망스 2번	엘리제를 위하여	헝가리무곡 5번
모차르트	터키행진곡	피아노협주곡 20번	헝가리무곡	로망스
헨델	라르고	수상음악	메시아	메시아 할렐루야
라흐마니노프	보칼리제	피아노협주곡 3번	피아노협주곡 2번	샤인
하이든	연인들을 위한 세레나데	트럼펫협주곡	놀람교향곡	세레나데
맨델스존	봄노래/노래의 날개 위에	한여름밤의 꿈	한여름밤의 꿈	바이올린협주곡 10번
비발디	봄	여름	가을	겨울

입태 중 들으면 좋은 음악들

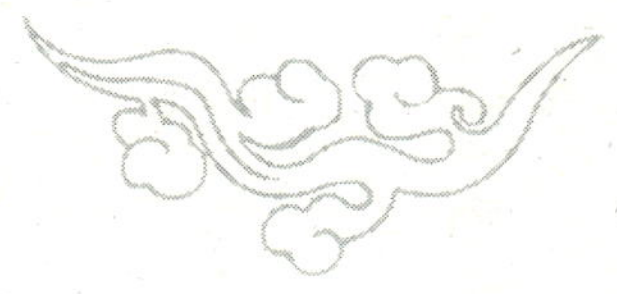

2. 천 사(天使)·악 마(惡魔)

루시퍼라는 하나님 옆에서 보좌하던 천사(天使)가 있었습니다. 하나님 가까이에서 있던 천사였지요. 하나님 가까이에 있다보니 하나님의 자세한 면(일거수 일투족)을 볼 수 있었습니다.
항상 왕이나 대통령은 가까이 있는 인간(人間)을 조심해야 합니다. 왜냐하면 가장 가까이에 있는 인간(人間)이 교만(驕慢)해지면 대통령이나 왕도 별 것 아닌 것 같거든요.
루시퍼도 하나님 옆에 있으면서 교만(驕慢)한 마음이 들었나 봅니다. "내가 하나님 해도 되겠다" "하나님도 별 것 아니네" 그래서 결국 루시퍼는 자기가 하나님이 되려고 반란(反亂)을 일으킵니다.

하나님은 여러 뜻이 있지만 대적 할 수 없는 자란 뜻도 갖고 있습니다.

하나님은 천사장(天使長)인 미카엘을 시켜 반란(反亂)을 평정합니다.
천상에서 쫓겨난 루시퍼는 형체(形體)가 없이 영혼(靈魂)만을 갖고 샛별(계명성)에서 산다고 합니다.
이 루시퍼를 사탄(마귀, 악마)이라고도 하고 귀신 들린 자로 부릅니다.

우리 나라에서는 욕을 할 때 개(犬)를 많이 넣어 사용합니다. 개새끼, 개년, 개지랄, 개판, 개 패듯 팬다 등등. 불가(佛家)에서는 전생(前生)에 개 같은 짐승이 사람으로 태어나는 경우가 있다고 하여 사람이지만 짐승의 속성을 갖고 있는 사람이 있다고 합니다.

개의 속성은 "지저분함"입니다. 이런 속성을 갖고 있는 사람들은 스와핑(부부교환 집단섹스)같은 판(版)을 벌입니다. 이런 것을 개들이 판을 벌인다하여 "개판"이라고 합니다. 몸 속의 유전자에 개의 속성인 지저분함이 존재하여 부끄러움과 수치심이 없는 것이지요.

전생(前生)에 돼지 같은 짐승이 인간으로 태어나면 인간으로 살면서도 돼지의 속성을 보여줍니다. 종교(宗敎)란 이름으로 자살폭탄 테러를 일삼으며 자신의 생명도 불사릅니다. 온갖 종류의 뇌물을 물불 가리지 않고 받아냅니다. 돼지의 속성은 "더러움"입니다. 예수님께서도 귀신을 돼지에 집어넣어 바닷속에 수장시켜 버립니다.

이런 이유로 성경에서도 "거룩한 것을 개들에게 주지 말고 너희의 진주를 돼지들 앞에 던지지 말라. 그들이 그것을 발로 밟고, 다시 돌아서서 너희를 공격(攻擊)할 까 함이라" 라고 말합니다.

귀신 들린 자들은 각종의 점(占)을 치면서 바다 속 수심500M 이하의 해수층의 용 왕(龍王)님을 찾으면서 수장시킨 돼지 혼(魂)을 도와주기에 열을 올립니다.

사주(四柱)나 주역(周易)을 이용하여 점(占)을 치는 것은 귀신 들린 자들의 점 (占)과는 구별(區別)됩니다.

우리보다 앞서간 성인(聖人)들은 항상 비유(比喩)로 암시(暗示)를 합니다. 우리주 위에 돼지나 개의 속성을 갖고 있는 인간이 바로 루시퍼 일당들입니다. 이 루시퍼 일당이 갑자기 죽임을 당하면 그 혼(魂)이 구천(九天)을 떠돕니다. 지상 9000Km 상공의 성층권인지도 모릅니다. 이곳에는 오존층이 존재합니다. 이 오존층을 루시 퍼 일당들이 각종의 화학물질(化學物質)로 공해(公害)물질을 만들어 파괴(破壞) 하여 자외선이 우리의 생명을 위협(威脅)하는지도 모릅니다.

창세기에서도 하와를 유혹한 것이 뱀입니다. 뱀이 말하는 것을 보셨나요? 우리 주 위에 뱀 같은 인간(人間)이 있습니다. 뱀의 속성(屬性)은 3가지 "교만 간사 교활 함"입니다. 뱀의 번뜩이는 눈을 보십시오. 이런 사람의 눈을 보면 위의 세 가지 속 성이 들어 있습니다. 뱀, 돼지, 개의 속성이 있는 인간들이 모인 곳을 지옥(地獄)이 라고 합니다.

감옥(監獄)의 옥(獄)자와도 같습니다

천국(天國)의 반대말은 지국(地國)이 아니고 지옥(地獄)입니다. 생지옥(生地獄) 이라는 말도 있습니다. 암(癌)환자를 보면 생지옥이 따로 없다는 생각이 듭니다. 24시간의 통증으로 날밤을 새어 말라죽기 때문입니다. 우리주변의 다른 나라를 보 면 생지옥(生地獄)인 곳이 있습니다. 전쟁, 가뭄, 기근(굶주림)등으로 태어나자마 자 죽어 가는 아이들을 보면 살아있는(生) 지옥(地獄)이라는 생각이 듭니다. 현재 (現在)의 지구(地球) 사람들은 이런 상황을 보면서 강 건너 불 구경하듯 합니다.

성경에 천사(天使)의 숫자는 만만이요 악마(惡魔)의 숫자는 이만만 이라는 말이 있습니다. 단순 비교로도 악마가 천사보다 1000배나 많은 숫자를 갖고 있습니다. 천사(天使)같은 사람들은 범죄 한 하와처럼 벌거벗어도 분별심(分別心)이 없기 때문에 부끄러워하지 않을 것입니다.

천사 같은 사람의 마음은 비둘기처럼 순결(純潔)하고 양처럼 순수(純粹)합니다. 이런 사람들의 눈은 아래의 "얼굴"이라는 노래가사의 내용처럼 풀잎에 맺힌 이슬처럼 맑은 눈동자를 갖고 있을 것입니다. 이런 사람들이 모인 곳을 천국(天國)이라고 합니다.

맹자(孟子)께서 말한 성선설(性善說)성악설(性惡說)은 천사와 같은 마음을 갖고 있는 사람과 악마와 같은 마음을 갖고 있는 사람을 말하는지도 모릅니다.

악마 같은 사람들은 벌거벗고 천사 같은 사람들 틈에 끼게되면 견딜 수가 없을 것입니다. 온갖 탐욕(貪慾)과 음욕(淫慾)으로 몸이 괴로울 것이기 때문입니다.

지금 지구촌(地球村)은 불과 100년도 안되어 공기 물 토양 음식물이 총체적으로 오염이 되어 인간(人間)의 생존(生存)을 위협하는 상태입니다. 생명을 존중하지 않고 탐욕과 간사함과 교활함을 갖고 있는 악마(惡魔)의 속성(屬性)을 가진 인간(人間)들의 작품(作品)입니다.

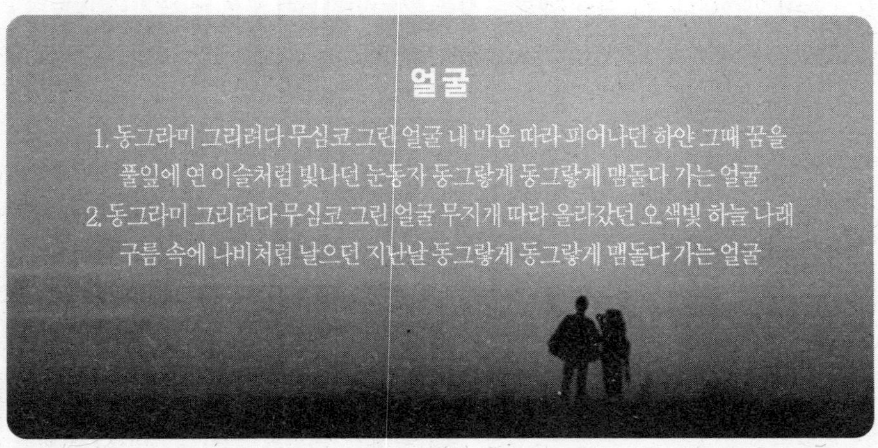

악마(惡魔)들의 탐욕(貪慾)으로 지구촌은 더러워 졌습니다. 현재의 상태로 계속 간다면 지구촌 안의 인간의 생명(生命)은 존재할 수가 없습니다.

이런 루시퍼 일당인 뱀 개 돼지 귀신 들린 자들을 정리(定離)하러 하나님께서 오신다고 합니다. 일종의 갈무리(가을 마무리 : 추수) 지요.

3. 삼인 (三印) 에 대하여

천부경(天符經)이라는 우리민족고유의 경전(經傳)으로부터 예언되어 있기를 앞으로 오는 시대에는 "삼인(三印)이 있으면 살고 삼인(三印) 없으면 죽는다" 라고 되어 있습니다.

그 동안 이 삼인이 과연 무엇인지를 몰라서 다양한 해석들이 있어왔습니다.

삼인(三印)은 한의학에서 말하는 삼단전(三丹田)이라는 의견이 지배적입니다.

삼단전은 인간의 몸의 상중하(上中下)에 존재하는 생명력의 원천인 혈(穴)자리를 말합니다.

상단전(上丹田)은 양미간사이의 인당혈(印堂穴)을 말하고 중단전(中丹田)은 양젖꼭지 사이의 단중혈(膻中穴)을 말하고 하단전(下丹田)은 배꼽과 치골(성기바로위의 뼈)을 일직선으로 그어 5등분을 하여 3/5지점인 관원(關元穴)을 말합니다.

상단전(上丹田)인 인당혈은 뇌 속에 있어 정신(精神)이 존재(存在)하는 곳입니다.

백회혈(百會穴)과 직각으로 만나는 지점에 존재하는 송과선(松科腺)과 관련이 깊은 곳입니다. 이 상단전(上丹田)에 십자부(十字符)가 있다고 합니다.

십(十)이라는 것은 동양(東洋)에서는 완전수(完全數)에 속합니다.

예수님께서도 십자가에 매달려 돌아 가셨습니다.

상단전(上丹田)에 문제가 있는 사람을 정신(精神)나간 사람이라고 합니다.

一始無始一析三極無일시무시일석삼극무　　盡本天一一地一二人진본천일일지일이인

一三一積十鉅無櫃化일삼일적십거무궤화　　三天二三地二三人二삼천이삼지이삼인이

三大三合六生七八九삼대삼합육생칠팔구　　衷三四成環五七一妙충삼사성환오칠일묘

衍萬往萬來用變不動연만왕만래용변부동　　本本心本太陽昂明人본본심본태양앙명인

中天地一一終無終一중천지일일종무종일

천부경(天符經) – 81자로 된 경전

"사람"이라는 뜻은 순우리말로 삶을 앎(知生)을 줄여서 부른 소리입니다.
정신(精神)나간 사람들을 위해서 하나님이 예수님을 보내 주셨는지도 모릅니다.
정신나간 사람들은 교회에 가서 하나님께 무릎 꿇고 기도하면 정신이 돌아올 것입니다.
정신이 있는 사람들의 상단전(上丹田)은 온전합니다.

중단전(中丹田)인 단중혈은 심장이 존재하는 곳으로 마음이 존재(存在)하는 곳입니다
마음수양이 안된 사람들은 이곳에서 질병이 일어납니다. 이 중단전(中丹田)에 만
자부(卍字符)가 있다고 합니다. 만(卍)이라는 것은 갈고리 십자가로써 절간에 가
면 많이 볼 수 있습니다. 마음수양이 안된 사람들을 위해서 석가모니께서 오셨는지
도 모릅니다. 마음수양이 안된 사람들은 절에 가서 녹차(綠茶)를 마시면서 마음
(心)을 비워야 합니다. 따뜻한 녹차를 마시면 차가운 마음이 따듯해져 마음이 훈훈
해집니다. 흙탕물에 연꽃을 띄우면 물이 맑아집니다. 마음이 탁한 사람들은 연꽃을
보면서 마음을 맑게 하도록 해야 합니다. 한방에서는 이런 사람들에게 연꽃나무의
씨(연자 : 蓮子)를 약으로 사용합니다. 평소에 연꽃나무 뿌리인 연근(蓮根)을 섭취
하면 마음이 진정 됩니다. 마음수양이 된 사람들은 중단전(中丹田)이 온전합니다.

하단전(下丹田)인 관원혈은 원기(元氣)가 존재하는 곳입니다. 생명력(生命力)의
원천(源泉)이지요. 이 하단전(下丹田)에 극자부(極字符)가 있다고 합니다.
극(極)이라는 것은 동그라미로써 음양(陰陽)인 태극(太極)으로 분화(分化)되기
이전의 상태(狀態)로 하나님을 말합니다. 원기(元氣)가 극도(極度)로 부족한 사람
들을 위해서 하나님이 직접 오실지도 모릅니다. 이곳에 문제가 있는 사람들은 원기
(元氣)를 강화하는 치료를 해야 합니다. 원기(元氣)가 없게 되면 생명력이 저하되
어 장수(長壽)할 수가 없습니다. 원기(元氣)가 부족한 사람들을 위해서 하나님이
지구상에 천연약물들을 만들어 주셨습니다. 천연약물들을 복용하면서 좋은 노래
(얼굴-22Page)들을 부르고 듣게 되면 원기(元氣)가 생길 것입니다.
원기(元氣)가 있는 사람들은 하단전(下丹田)이 온전합니다.
**상단전(上丹田)이 온전하여 정신(精神)이 있고 중단전(中丹田)이 온전하여 마음수
양이 되어있고 하단전(下丹田)이 온전하여 원기(元氣)가 있는 사람들은 질병이 잘
오지 않습니다.**

4. 정력(精力)에 대하여

정력의 정(精)은 한문으로 풀이 해보면 쌀미(米)자 옆에 푸를 청(靑)자가 합해진 글자입니다. 푸른 쌀이라는 뜻이지요. 푸른 쌀은 현미를 말합니다. 과거에는 푸른 쌀인 현미를 주식으로 하였는데 요즈음은 백미를 주식으로 하여 정이 많이 결핍되는 시대에 살고 있습니다.

정력이 세면 남자는 두 가지를 합니다.
성적으로 활기있는 삶을 살아 아내나 주위의 여자를 즐겁게 해주죠. 아니면 자기가 하는 일, 사업, 공부 등을 정력적으로 하게 됩니다.
'정력이 세다' 는 것은 일반적으로 성적인 의미에서 말합니다.

한의학적으로 정력이 세다는 것은
첫째, 생식기(남성: 페니스, 여성: 질)의 힘이 강해야 합니다. 남자의 성기는 발기시 단단해야 하고 여성의 질은 조이는 힘이 강해야 합니다. 둘째, 풍부한 정액호르몬을 갖고 있어야 합니다. 셋째, 성생활을 하는 지속시간이 길어야 합니다.(최소 15분 이상)

하나님이 남성과 여성을 만드시고 각각의 생식기를 만든 것은 종족보존을 위해서만이었다면 자식을 낳은 후 자연히 생식기를 퇴화시켰을 것입니다. 성생활을 통해 남녀가 기(氣)의 교류(交流)가 이루어져 남성은 음기(陰氣)를 받아 몸 안의 열(熱)을 배출하고 여성은 양기(陽氣)를 받아 몸 안의 혈액의 흐름을 원할 하게 할 수 있습니다. 정력을 강하게 하려면 위의 세 가지를 주관하고 있는 몸 안의 장기(臟器)를 튼튼하게 해주면 됩니다.

① 단단한 생식기에 대하여
한방에서는 간장혈(肝臟血)이라는 말이 있습니다.간(肝)이 '피를 저장하는 기관' 이라는 뜻입니다. 우리가 성생활을 할 경우 발기가 되고 유두가 팽창되는 것은 간장에 저장된 혈액이 생식기나 유두로 몰려서 일어나는 현상입니다. 그러므로 간장에 풍부한 혈액을 보유하고 있는 사람은 간이 건강할 뿐만 아니라 남자는 생식기가

발기시 단단하고 여자는 질의 조이는 힘이 강해질 것입니다.

애간장이 녹아 스트레스를 많이 받거나 과도한 음주로 간 기능이 저하된 사람은 발기시 연약한 모습으로 나타날 것입니다. 이런 사람은 피가 부족한 증상인 안혼(眼昏: 눈이 침침함) 저리거나 쥐가 잘 난다는 등의 혈액 부족 증상이 나타날 것입니다.

한방의 양생법 중에 가장 해로운 것이 취이입방(醉而入房: 취한 상태에서 방에서 넣는것; 성생활)이라 하여 술 취해서 성행위를 하는 것을 가장 해롭고 수명을 단축한다고 했습니다. 왜냐하면 술에 취하면 술을 해독하기 위하여 간 스스로가 바쁩니다. 그런데 생식기에서 피를 보내달라고 하죠. 당연히 간은 힘이 들게 됩니다. 이런 이유로 간이 과부하가 걸려 간암, 중풍, 복상사 같은 질병이 발생을 하는데 여름에 과도한 에어컨 사용으로 전신주의 변압기가 터지는 원리와도 같습니다. 또한 한의학에서는 과부나 노처녀가 성생활을 못해서 오는 병을 간에 기(氣)가 맺혀서 온다 하여 간의 기(氣)를 소통(疏通)시키는 약 처방을 하였습니다.

그러므로 분노나 근심걱정을 덜고 스트레스를 풀어 간장을 튼튼하게 하는 수양법이 필요하고 간장기능에 문제가 있는 사람은 간장을 치료하고 강화시키는 한약 처방이 정력제의 첫 번 째 관문입니다.

② 풍부한 정액 호르몬에 대해서

한의학적으로 정액이나 골수 같은 호르몬은 신장(콩팥)에서 만들어 냅니다. 그러므로 신장 기능을 강화 하는 것이 풍부한 정액호르몬을 갖는 첫걸음입니다.

정신(精神), 정력(精力), 정액(精液)이라는 단어 모두 정(精)이란 글자는 같은 뜻입니다. 정(精)이나 기(氣)라는 한자에 모두 쌀미(米)자가 들어 있습니다. 평소에 현미 쌀, 통밀 쌀(통밀국수), 통보리쌀을 1/3 이상 넣어 섭취하는 것이 몸 안의 정기(精氣)를 갖는 첫걸음 입니다.

신장을 콩팥이라고 하는데 실제로 콩과 팥을 섭취하면 신장기능 강화에 도움이 됩니다. 이런 작용에 도움이 되는 콩은 쥐눈이콩(서목태)이고 팥은 검은 색깔의 팥(흑소두)이 좋습니다.

한의학에서 인간 생명유지의 가장 중요한 요소 세 가지를 정(精) , 기(氣) ,신(神)으로 보았습니다. 그 중에서 정(精)을 첫 번째로 보아 정(精)이 있어야 기(氣)가 강해지고 기(氣)가 있어야 신(神)이 맑아진다고 하였습니다. 정신(精神)이라는 단어를 보아도 정(精)이 있어야 신(神)이 존재한다는 것을 보여줍니다.

정신(精神), 정력(精力), 정액(精液) 모두 같은 뜻의 정(精)입니다. 이 정(精)이 부족하면 신(神)이 흐려져 정신이 나가는 건망증(健忘症)의 증상이 나타납니다. 지속적으로 기억력이 떨어지는 건망증이 심해지면 노년기에 가면 건망증(健忘症)이 노망증(치매)으로 바뀝니다.

정신은 머리 속에 있습니다.

뇌(惱)는 척추(脊椎)를 통하여 하부 생식기까지 연결되어 있습니다. 척추(脊椎) 속에는 뇌척수액(惱脊髓液)이라는 뇌수(腦髓)의 통로가 있습니다.

만일 과도한 자위나 성생활로 정액을 빼내면 부족한 정(精)을 뇌 속의 뇌수(腦髓)에서 보충을 하게 됩니다. 이런 사람들의 얼굴을 보게 되면 윤기가 없고 정(精)이 부족하여 정신이 멍하거나 건망증 증상을 일으킵니다.

학생이라면 당연히 기억력이 저하되어 공부를 하는데 지장이 나타납니다.

계속적으로 정(精)을 소모시키면 부족한 정을 골수(骨髓)에서 빌려옵니다.

이런 이유로 허리나 무릎 같은 관절이 삐거나 통증을 일으킵니다.

과도한 성생활을 하면 "(서방)등골 빼먹는다"라는 말이 탄생을 합니다.

과도한 성생활은 보통의 성인의 경우 1주에 3회 이상의 횟수로 보면 됩니다.

정(精)은 샘물처럼 무한정 솟아나는 것이 아니므로 평소에 절제하고 정(精)이 병적으로 부족하면 신장(腎臟) 기능(機能)을 강화하는 치료를 해야 합니다.

③ 성생활의 지속시간을 길게 하려면

한방에서 조루증(早漏症) 환자의 치료는 대부분 **심장(心臟) 기능(機能)을 강화(强化)**하는 치료를 합니다. 조루라는 것은 남녀를 불문하고 정액(精液)이나 음액(陰液)이 너무 빨리 배설되어 성생활이 지장이될 정도로 짧은 상태를 말합니다.

심장(心臟)은 한방에서 군화(君火)라 하여 임금님처럼 마음으로 판단하여 다른 내장기관에 명령을 내리는 기능을 수행합니다. 또한 마음을 다스리고 조절하는 기능을 수행합니다.

만일 임금의 힘이 허약하면 통솔이 안되어 내각의 장관들이 제멋대로 행동을 할 것입니다. 심장기능이 약하여 내장의 통솔이 안되어 정액(精液)이 원(願)치 않을 때 제멋대로 나오면 유정(遺精), 시간이 지극히 짧은데 나오는 것이 조루(早漏)입니다.

한방에서는 조루라는 명칭 대신 조설(早泄)이란 말을 씁니다. 또 수탉같이 암컷의 등에 오르면 금새 끝난다고 해서 계정(鷄精)이라 부르기도 합니다. 정액(精液)이 흘러나오는 것이 임금이 강력한 통치력(統治力)을 갖고 있으면 원(願)하는 장소와 시간에 일사분란하게 정액(精液)을 내보낼 것입니다. 그러므로 평소에 마음속에 욕심을 버려 평안한 마음을 갖는 등의 마음수양을 잘하여 심장(心臟)을 편안하게 하고 보행, 등산 같은 운동(運動)을 적당히 하여 심장(心臟)을 강(强)하게 하는 것이 성생활(性生活)의 지속 시간을 길게 하는 지름길 입니다.

- 심장의 기운을 맑게하여 마음을 편안하게 하고
- 간장의 기소통을 하여 간장의 기운을 튼튼하게 하고
- 신장의 정액 생성기능을 강화 보충하면 정력은 강해집니다.

"섹스는 삶의 윤택과 활력유지를 위한 윤활유로써 과거에는 섹스를 종족 번식의 도구로만 생각하였습니다. 이제는 섹스가 건강의 중요한 요소이며 궁극적으로 삶의 질을 향상시키는데 기여함을 남녀 모두 인정해야 합니다. 섹스가 몸을 건강하게 하고 행복한 마음을 갖게 하는 역할을 합니다." (미국 여성운동가의 한국초청 강연에서)

④ 정력강화에 사용되는 약물(藥物)들

1) 백작약(白芍藥) : 보혈(補血) 평간(平肝) 유간(柔肝)

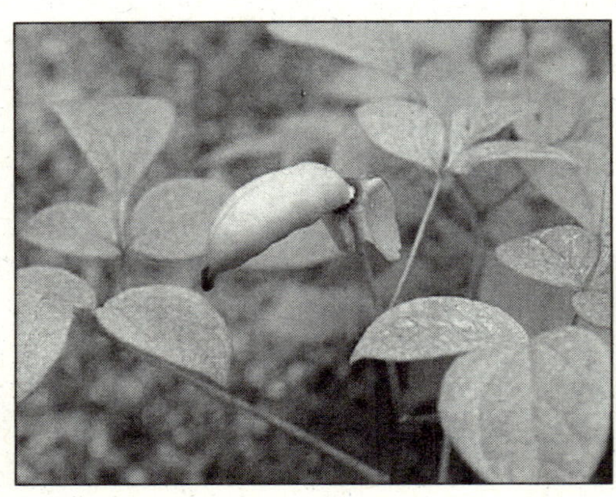
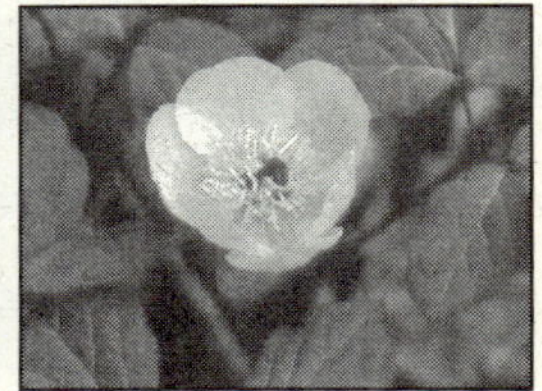

2) 숙지황(熟地黃) : 자음(滋陰) 익수(益髓) 생진(生津)

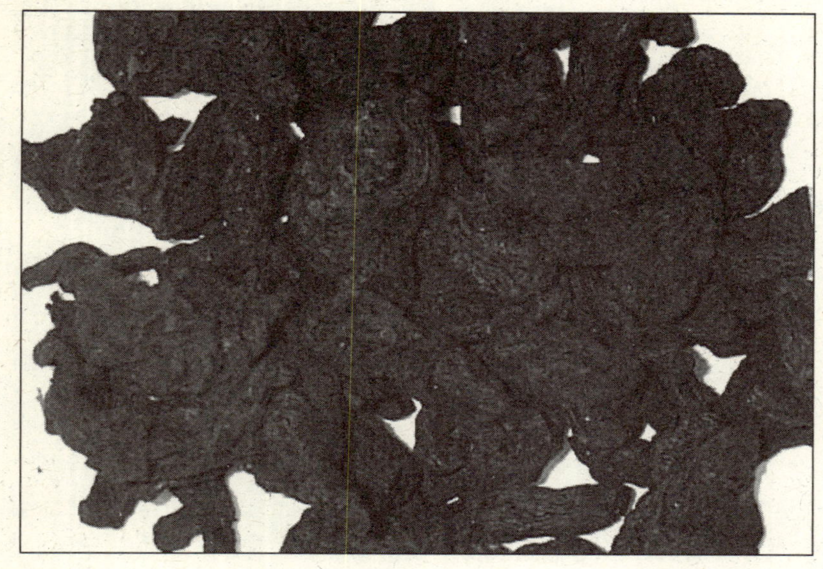

3) 황정(黃精) : 윤폐(潤肺) 보정(補精) 보비(補脾)

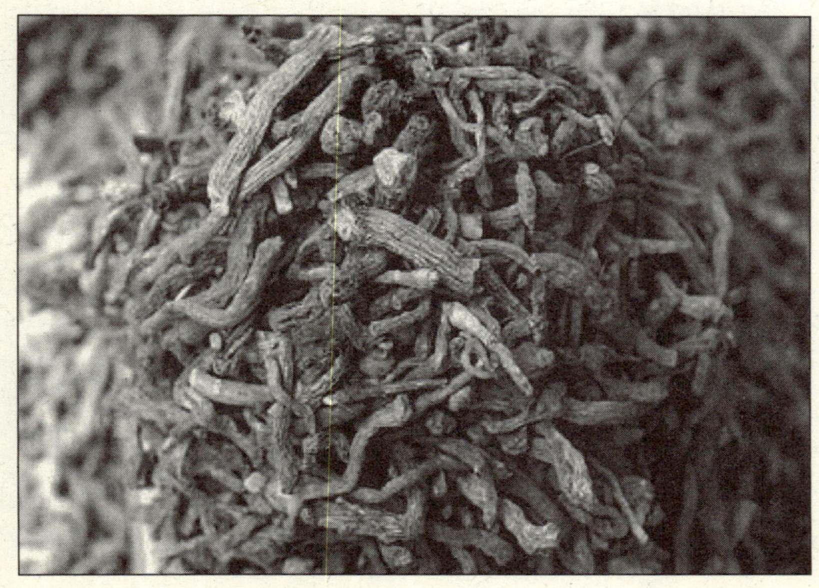

4) 황기(黃芪) : 보기(補氣) 고표(固表) 승양(升陽)

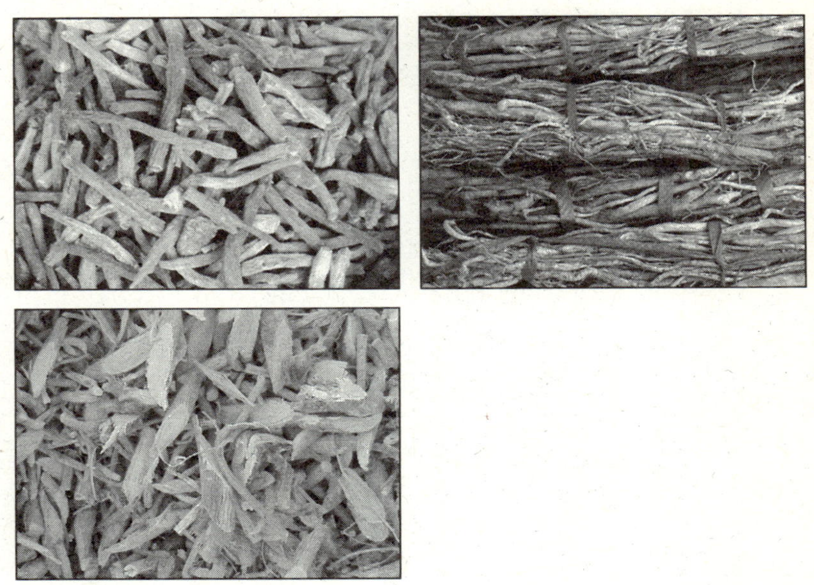

5) 당귀(當歸) : 보혈(補血) 활혈(活血) 거어(去瘀)

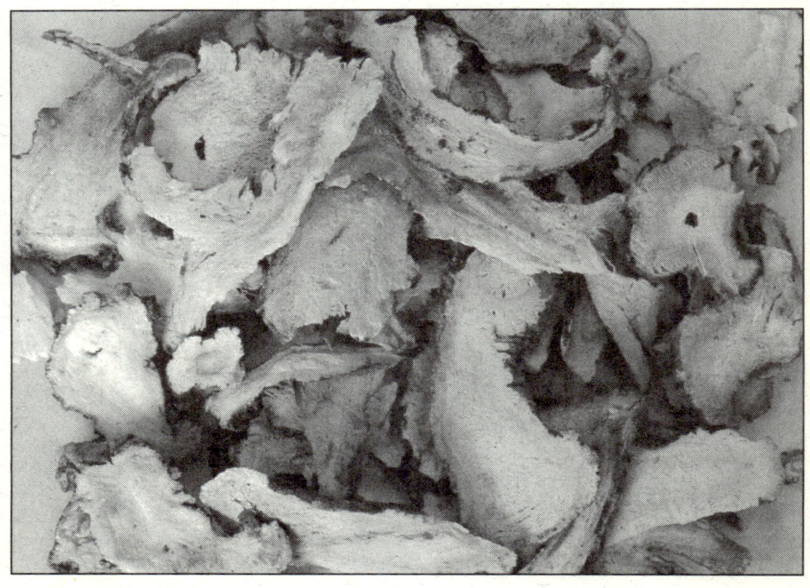

6) 육계(肉桂) : 보양(補陽) 통혈(通血) 냉제(冷除)

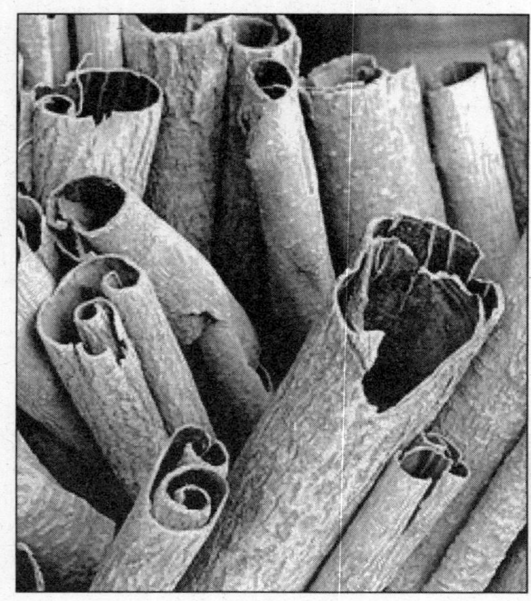
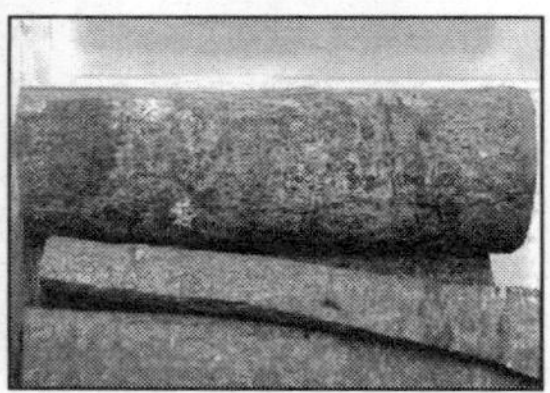

7) 감초(甘草) : 익기(益氣) 해독(解毒) 완급(緩急)

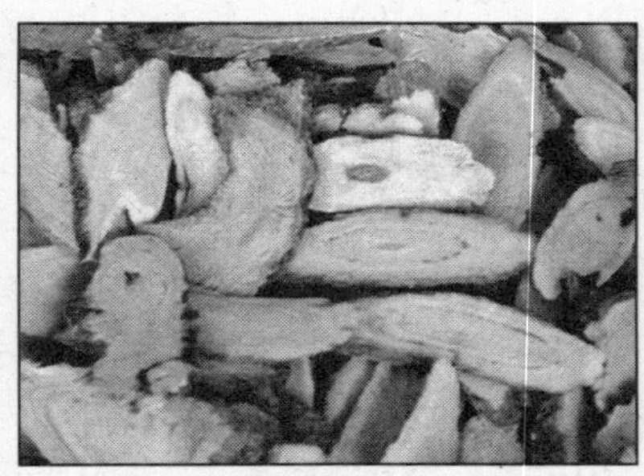
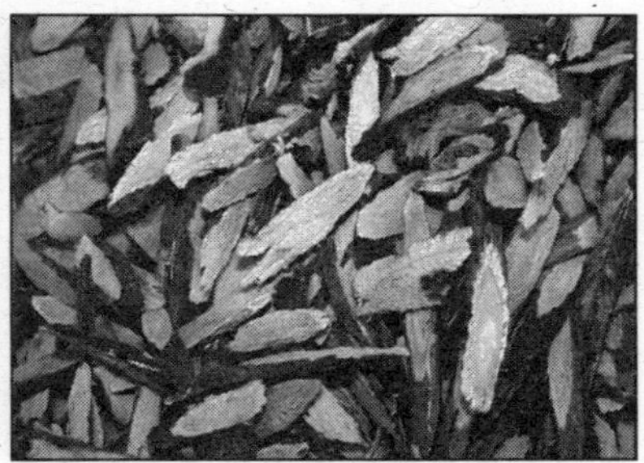
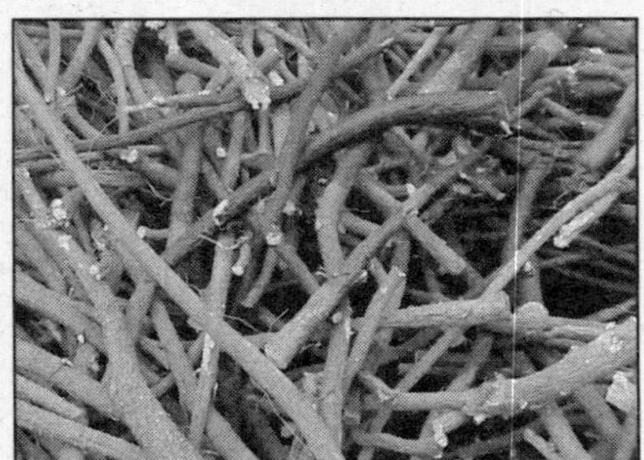

8) 사인(砂仁) : 행기(行氣) 건비(健脾) 온중(溫中)

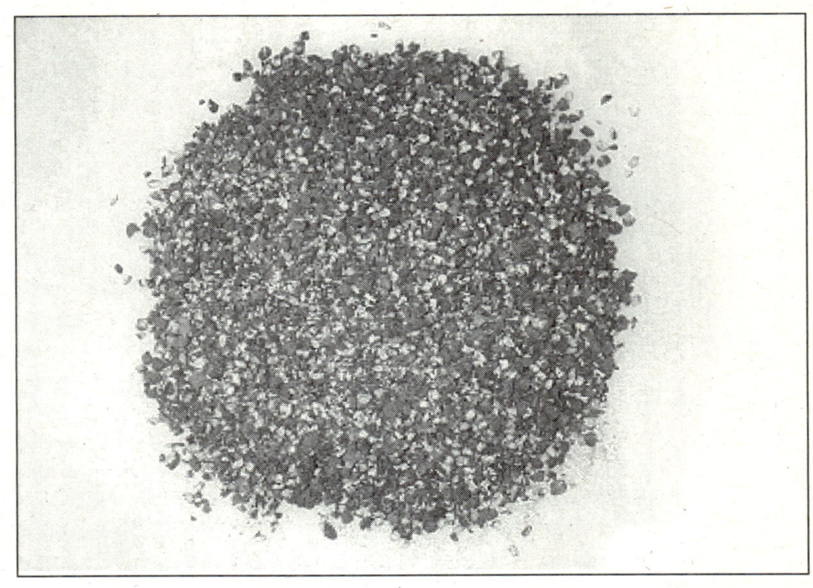

9) 파극천(巴戟天) : 보신(補腎) 조양(助陽)

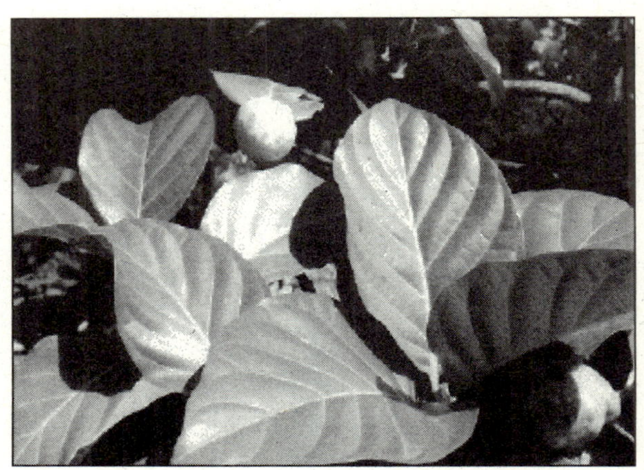

5. 마음 수양

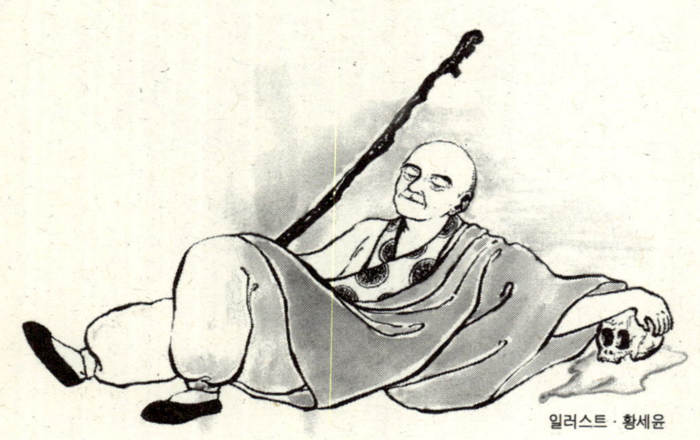

일러스트 · 황세윤

이야기 1

원효대사와 의상대사가 당나라로 도(道) 닦으러 가다가 소나기를 피하러 움집에 들어가서 자던 중 한밤중에 갈증이 나서 주위의 그릇에 담긴 고인 물을 맛있게 먹고 나서 잠을 잤습니다. 아침에 일어나서 보니 밤에 갈증이 나서 먹은 그릇이 구더기가 우글거리는 해골임을 알고 구토가나서 음식물을 다 토(吐)하였다는 이야기가 있습니다. 이일을 통해 원효는 크게 깨달아 "마음이 일어나면 갖가지 법이 일어나고 마음이 사라지면 갖가지 법이 멸한다"는 큰 깨달음을 얻고 당나라로 가던 길을 돌이켜 신라로 되돌아갔다고 합니다.

결국 "모든 일은 마음이 만드는 것"이라는 일체유심조 (一切唯心造)를 알았고 마음의 분별(分別)하는 것이 똑같은 물을 맛있게도 구토하게도 만든다는 것을 깨달았던 것입니다.

외할머니와 외할아버지가 산골로 시집간 큰 딸네 집에 갑니다. 요즈음에야 자동차로 가면 금방이지만 옛날에는 신작로 뙤약볕을 쪼여가며 걷던 길입니다. 30리도 넘는 길을 걷노라면 목이 마릅니다. 목이 마를 즈음 주막집이 나타납니다. 일종의 고속도로휴게소의 역할을 하던 곳입니다. 그곳에는 과부아주머니가 계십니다. 서당선생이셨던 외할아버지는 과부 아주머니가 차려주는 술과 안주를 드십니다. 술이 알딸딸하게 취하시면 시조를 읊으시고 문자를 써가며 과부 아주머니와 같이 술을 드십니다. 분위기를 간파한 외할머니는 먼저 주막 문을 나섭니다. "나 먼저 갈테니 천천히 드시고 오세요" 석양이 노을을 만들즈음 외할아버지는 거나하게 취기돈 몸을 흔들며 뒤늦게 큰 딸집에 도착하십니다.

큰 딸집에서 며칠동안 맛있는 음식을 드시고 다시 본가(本家)로 우는 딸을 뒤로하고 가십니다. 지난번에 들렀던 주막집이 다시 나타납니다. 소변도 보고 목도 축일겸 두 노부부(老夫婦)는 주막집에 들어갑니다. 반갑게 주모가 술상을 차려 냅니다. 손수 누룩으로 담근 따끈한 막걸리에 손두부와 김치가 나옵니다. 이번에도 역시 시조와 문자가 나옵니다. 외할머니는 또다시 먼저 나가십니다.

"나 먼저 갈게요 천천히 드시고 오세요" 문을 나서며 주모한테 말합니다. "언제 우리 집에 한번 와요. 술상 한번 차려 줄게"

만일 요즈음의 부인들처럼 질투심(嫉妬心)이 있었다면 이런 말이 나왔을 것입니다. 큰소리로 인상 쓰면서 "빨리 갑시다. 대강 목을 축였으면 빨리 나와야지 그 여편네가 그렇게 좋아요!"

한참의 시간이 흐른 후 정말 주막집 주모가 곱게 한복을 차려입고 외가집에 왔습니다. 외할머니는 반갑게 주모를 맞이합니다. 안방에 들게 하여 술상을 잘 차려 외할아버지하고 드시게 합니다. 추수철인지라 외할머니는 바쁩니다. 살림에 관심 없는 유학자인 남편대신 남자들이 하던 논일을 손수 하십니다. 해가 기울어 황혼이 될즈음 추수하던 외할머니는 집에 오십니다. 석양빛에 주모도 안방문을 열고 나옵니다. 주막집으로 돌아가기 위해서지요. 과부인 주모에겐 아쉬운 이별입니다. 외할머니는 주모를 안방으로 밀면서 진실하게 이야기합니다. "자고가! 오늘 하룻밤 내가 양보 할게"

그래서 주막집 과부와 외할아버지는 안방에서 자고 외할머니는 사랑방에서 주무십니다. 이 이야기는 본인의 대학시절 외할머니께서 직접 들려주신 실화입니다.

나는 외할머니한테 물었습니다. "그날밤 잠이 왔어요? 진짜로 질투가 안 났어요?"
외할머니는 대답했습니다. "그거 안 닳아!"

20여 년 전의 이야기이지만 이제야 그 깊은 뜻을 이해할 수가 있습니다.
비약이 지나치다고 하겠지만 외할머니는 "고아와 과부를 돌보라"는 성경말씀을 몸
소 실천하신 것입니다.
외할머니도 원효대사만큼 큰 깨달음을 갖고 계셨는지도 모릅니다. 우리는 에스키
모인들이 귀한 손님이 오면 자기 부인을 하룻밤 지내라고 빌려준다는 말을 들었습
니다. 문명인(文明人)의 시각으로는 "참으로 미개한 사람들이구나"라고 생각 할
것입니다. 인간의 마음에 병이 들면 분별심이 있어 마음이 순수(純粹)하여 건강한
사람이 오히려 이상해 보이기도 합니다.
우리가 사회생활을 하다보면 여러 가지 좋지 않은 일을 경험합니다. 이런 경우 수
심(收心)이 양심(養心)이라 하여 마음을 거두어 들여서 마음을 길러야 합니다. 안
좋은 생각에 빠져서 계속 집착(執着)을 하면 마음이 상(傷)합니다. 안 좋은 생각이
계속적으로 오면 마음을 꾸짖는 책심(責心)을 하여 떨쳐내야 합니다.

우리네 조상들은 감을 딸 때도 까치가 먹으라고(까치밥) 다 따지 않고 몇 개는 남
겨 두었습니다. 가을에 본인이 집 뒤의 산을 매일 아침에 등산합니다. 집 뒤의 산에
는 상수리와 도토리 밤 등이 많이 있습니다. 이런 이유로 다람쥐가 많이 눈에 보입
니다. 아침에 산에 가면 비닐봉지와 나뭇가지를 들고 상수리와 밤을 주우러 오는
사람들을 많이 봅니다. 신도시(新都市)라서 그런지 옷 입은 행색도 세련된 분들이
많습니다.
나뭇가지로 낙엽이 쌓인 땅바닥을 이 잡듯이 헤치면서 상수리와 도토리를 샅샅이
찾아내어 비닐봉지에 담습니다. 다람쥐는 생존을 위협받을 것입니다. 어떤 사람은
떨어진 밤을 줍는 것이 성에 안 차는지 발로 밤나무를 사정없이 걷어찹니다. 그런
사람의 낭심(囊心)을 한번 걷어 채여 보면 얼마나 아픈지 알 것입니다. 이런 날은
마음이 씁쓸해집니다.

나무도 한 생명입니다. 말 못한다고 인정 사정없이 발로 차서 그 주인 없는 산의 공
짜 밤과 도토리 상수리를 싹쓸이 하듯이 털어다가 먹으면 장수(長壽) 할까요?

인간(人間)이 자연(自然)으로부터 멀어져 문명(文明)의 유익함을 누리면서 마음은 점점 포악해지는 것을 봅니다. 대자연의 소리에 항상 귀를 기울이고 아침의 태양 빛과 저녁의 황혼 빛, 가을의 스산한 바람을 통해 땅을 공경(恭敬)하고 감사(感謝)했던 아메리카 인디언들이 생각납니다.

우리가 공업화되어 대형유통상회를 통해 우리가 섭취하는 물건들을 공급받지만 사실 우리가 먹는 모든 것은 농부(農夫)의 수고에 태양(太陽)과 공기(空氣)와 물(흙)이 베풀어준 양식(糧食)들 입니다. 이렇게 생산된 음식물들을 트럭운전사가 밤을 세워 큰 시장으로 나르면 경매하는 분들을 통해 작은 가게로 옮겨집니다.
이런 과정을 거친 음식물들을 주부나 식당아주머니의 손길을 거쳐 조리되어 우리의 식탁에 오릅니다. 우리는 이 과정을 잊고 단순히 돈을 내고 먹고 먹다 남으면 생각 없이 음식물을 버립니다.

또한 사람의 손을 거치지 않고 기계를 거쳐 가공되고 조리된 기(氣)가 없는 음식물이 범람합니다. 이런 음식물(飮食物)들을 먹어서인지 점점 인간의 마음은 싸늘해져 갑니다.
대자연(大自然)에 대한 진정한 감사(感謝)가 무엇인지를 모르기 때문이지요.
자연(自然)에게 못살게 굴고 스트레스를 주면 자연 역시 인간에게 스트레스를 주어 질병을 선물합니다.
인간은 자연(自然) 속에 살고 있는 존재로서 자연에 순응(順應)하는 자세로서 생명을 사랑하는 마음을 가져야 합니다. 생명을 사랑하는 마음이 없는 사람들이 자연을 파괴(破壞)하고 오염(汚染)시킵니다. 생명을 사랑하는 마음으로 자연을 보살피면 자연은 인간(人間)에게 건강(健康)이라는 선물(膳物)을 제공합니다.

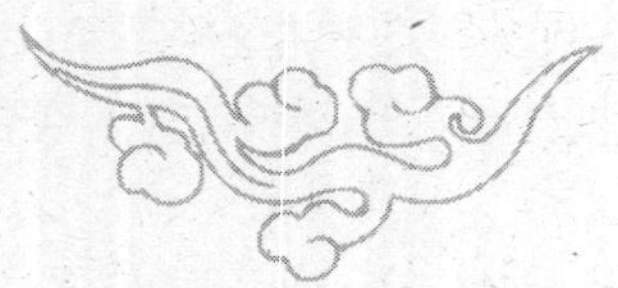

4부 해 독

과거에는 독성물질 하면 기껏해야 기후의 변화로 인한 세균성 감기나
독감 바이러스 같은 경우와 음식물독(술독·니코친독·상한음식독 등)
약물독(부자·초오) 동물독(독사)등이 대부분을 차지하였다.
그러나 현재는 세균이나 바이러스 진균 박테리아 등도 내성(耐性)이 생겨 더 독해졌고
이러한 균(菌) 차원을 뛰어넘는 공해독(公害毒)들이 지구촌 전체를 오염(汚染)시키고
있고 질병의 치료 역시 현재(現在)는 서양의학이 주류의학(主流醫學)으로 대두되어
온갖 화학약품(化學藥品)을 투여하는 중에 오히려 치료약(治療藥)이 독소(毒素)로
작용하여 몸에 축적(蓄積)되어 나타나는 지경에 이르렀다.

1. 모든 체질에 좋은 기공법 (氣功法)

기공(氣功)은 기(氣)를 이용하는 공법(功法)인데 몸을 움직이는 체조형식인 동공(動功)과 몸을 움직이지 않는 명상법(참선)같은 정공(靜功)으로 나눈다. 강(强)기공인 무술(武術)기공과 연(軟)기공 같은 부드러운 건강(健康)기공으로도 나눈다.
공(功)은 공부한다, 공력을 쌓는다처럼 꾸준히 수련을 쌓는 것을 말한다.
그러므로 기공은 기(氣)를 꾸준히 수련하는 것이라고 보면 된다.
꾸준히 공력(功力)을 쌓으면 눈에 보이지 않으나 느낄 수 있는 천기(天氣)와 지기(地氣)와 인기(人氣)를 비롯한 몸에 유익한 기(氣)가 들어와 몸의 정기신(精氣神)이 강화되어 몸의 세포가 재생 환원되는 작용이 있어 노화가 더디고 추위도 덜 타고 잠을 적게 자도 피곤치 않고 밥을 적게 먹어도 배가 덜 고프다.
그러나 현재 체질에 안 맞는 하단전 호흡 등을 음인 체질이 하여 몸이 상하고 심지어 빙이(귀신)들리는 경우도 있고 너무 신비감으로(물론 보통의 인식으로는 이해 안가는 일이 일어 날수도 있지만)만 몰고 가거나 많은 돈을 요구하거나 공법이 너무 어렵고 복잡한 등의 부작용이 많다.
아래 기공법 중 무극도리신공(無極道理神功)과 삼극합일력공(三極合一力功)은 우선 간편하니 (어릴 적부터 해오던 것들이라 생소하지 않고) 평소에 수련하면 좋다.
무극도리신공의 숫자를 헤아려서 하는데 예를 들어 곤지곤지, 쥐암쥐암, 돌이돌이, 짝짜꿍을 각각 4번씩(곤지곤지곤지곤지 : 4박자)을 음율(音律)에 맞추어 10회하고 삼극합일력공(보, 바위, 가위)을 각각 1회씩(천천히)하면 된다.
중국의 여러 기공들(태극권, 원극기공, 아미포기공 등)이 있지만 이 공법(功法)은 하나님이 만들어준 것이므로 사람이 만든 공법보다는 공력(功力)이 훨씬 다르다는 것을 알 수 있다.

천부수련법(天符修練法)

(1) 배공(拜功)
　제자(弟子)는 사부(師父)를 향하여 두발로 선 자세에서 양손을 단전에 모았다가 서서히 안면부로 들어올려 고개로 상체만 숙여 반절한다.
이때 무릎을 꿇어 큰절하지 아니한다.

(2) 무극도리신공(無極道理神功)

무극(無極)이란 극(極)이 없음이니 하나님을 뜻하며 하나님의 뜻을 깨닫는 도리(道理)를 익히는 신공(神功)을 말함이다. 어찌 쉽다 할 수 있는 아이들의 재롱(才弄)인가! 6000여 년을 전(傳)해 내려온 한민족(韓民族) 특유(特有)의 신공(神功)이다. 정성(精誠)을 다해 연마(鍊磨)할진저.

㉠ 곤지곤지

왼손을 펴고 오른손 검지로 왼손바닥의 장심(掌心)을 힘있게 꾹꾹 찌른다.
왼손에 흐르는 음기(陰氣)와 오른손의 양기(陽氣)를 융합(融合)시켜 전신(全身)에 잠자고 있는 기(氣)의 운행(運行)을 자극(刺戟)하여 혈행(血行)을 촉진(促進)하고 심장(心臟)기능(機能)을 촉진하는 행공(行功)법(法)이다. 또한 곤지곤지는 사람의 음양지도를 깨달음도 함축(含蓄)되어 있다.

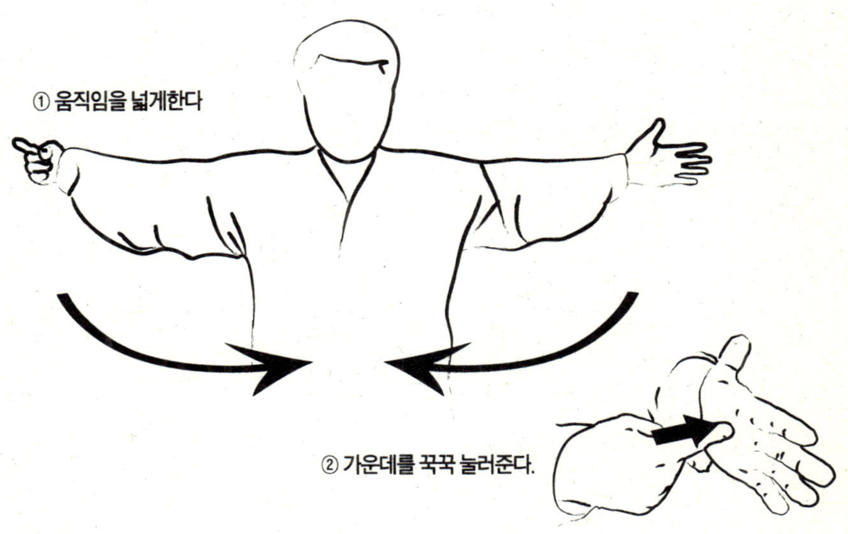

㉡ 쨈쨈

쨈쨈 이란 말은 우주(宇宙)만유(萬有)에 충만(充滿)한 기(氣)를 쥔다 또는 가진다는 의미로서 양손바닥을 서서히 펴서 대기(大氣)중에 함유된 진기(眞氣)를 주먹을 쥐어 끌어 모으는 취기법(聚氣法)이다.
정기(精)가 충만해진다. (남자는 왼손바닥이 땅을 향하고 오른손바닥이 하늘을 향함 여자는 반대로 함)

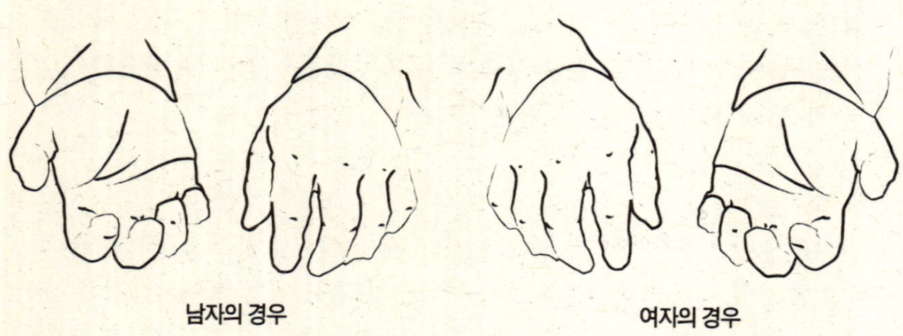

ⓒ 도리도리
머리를 좌우(左右)로 회전(回轉)하여 우주의 기(氣)를 탐기(探氣)하는 행공(行功)으로 기(氣)를 감지(感知)하여 하나님을 깨닫는 신명(神明)의 행공법(行功法)이다. 신경조직(神經組織)과 두뇌기능(頭腦機能)을 강화(强化)한다. (좌측에서 우측으로 돌리면서 시작)

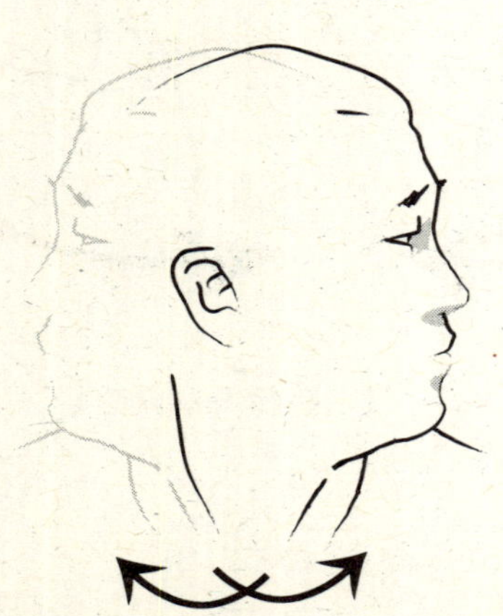

㉣ 짝짝꿍

양손바닥을 부딪쳐줌으로서 무극(無極)의 도리(道理)를 깨달아서 기쁘다는 표현이다. 이미 곤지곤지와 젬젬 도리도리 신공(神功)을 통하여 정충신명(精充神明)된 상태에서 음양(陰陽)의 기(氣)를 맞부딪쳐 폭발(暴發)시켜 줌으로서 기(氣)를 강(强)하게 하여 힘을 얻는 행공법이다. 무극도리신공(無極道理信功)을 통하여 정충기장신명(精充氣壯神明)의 원리(原理)를 터득하였다. (양 팔목을 펴고 한다)

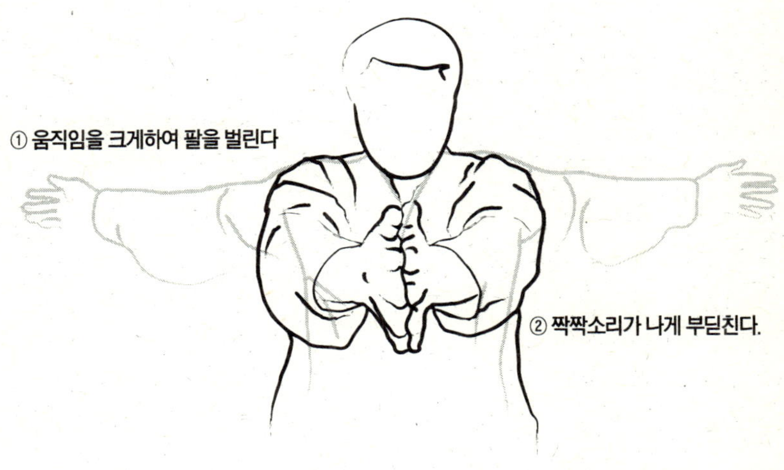

종료연공(綜了鍊功)

(1) 배공(拜功)

수련 종료 후 스승과 제자간에 배려하는 연공(鍊功)으로 준비연공과 동일하다.

(2) 삼극합일력공(三極合一力功)

삼극(三極)이란 원(圓)·방(方)·각(角) 즉, 천(天)·지(地)·인(人)을 합일(合一)하여 힘을 기르는 행공법이다.

㉠ 보

보는 원(圓)이요 하늘(天)이다. 양손을 펴서 내몸의 기(氣)를 펼쳐내고 하늘의 기운을 모으게(聚氣)하는 행공법이다. 서서히 양손을 펴서 천기(天氣)를 감지(感知)하고 서서히 모아들이면서 천기(天氣)를 모으라. 전신(全身)에 모여드는 천기(天氣)를 하단전(下丹田)에 모으라. 취기(聚氣)가 이러하도다. (배꼽 아래 하단전에 양손을 모을 때 남자는 왼손등에 오른손바닥을 여자는 오른손등에 왼손바닥을 닿게 하여 취기 한다)

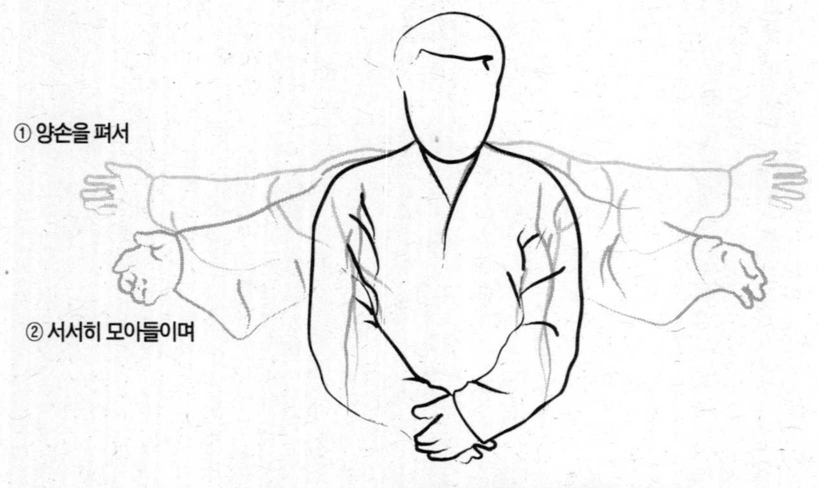

ⓛ바위

바위는 방(方)이요 땅(地)이다. 보에서 바위로 이어지는 초식은 천기(天氣) 지기(地氣)의 합일(合一)로 가공(可恐)할 공력(功力)을 돋굼이니 보는 천기(天氣)의 취기함이며 바위는 무극(無極)과 반극(反極)의 합일로 된 기운(氣運)을 단전(丹田)에 모으는 행공(行功)이다.
(배꼽 아래 하단전에 양손을 모을 때 남자는 왼 손등에 오른손 주먹을 여자는 오른손 등에 왼손 주먹을 닿게 하여 취기 한다)

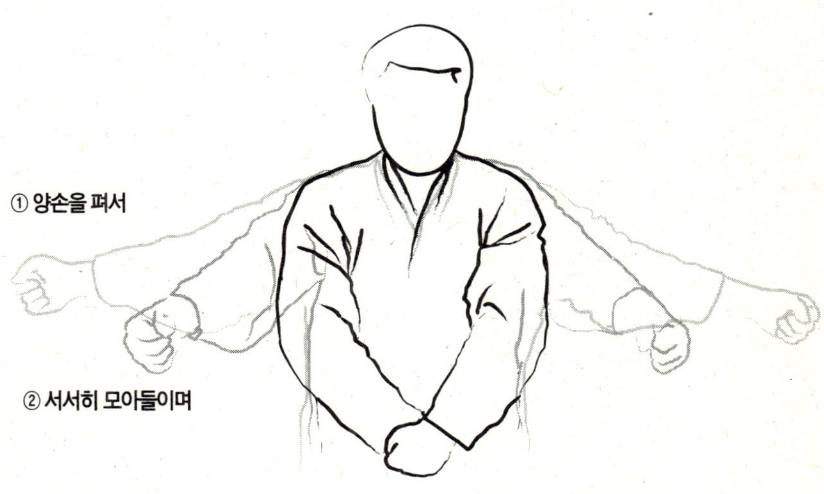

ⓒ 가위

가위는 각(角)이요 사람(人)이다. 가위는 원(圓), 방(方), 각(角) 삼극(三極)의 기(氣)를 합일(合一)시켜 엄지와 검지로 펼쳐냄으로서 사기(射氣)할 경우 가공(可恐)할 위력(威力)을 발휘(發揮)한다. 또한 보로 천기(天氣)를 취기하고 몸 안의 기(氣)를 펴내서 바위의 지기(地氣)와 합일(合一)시켜 단전(丹田)에 축기(縮氣)하여 힘을 모으며 가위의 초식은 정련(精鍊)된 삼극(三極)의 기(氣)를 운기(運氣) 행공(行功)함에 있으니 취기(聚氣)와 축기(畜氣)와 운기(運氣)의 기초(基礎) 행법(行法)이다.
(배꼽 아래 하단전에 양손을 모을 때 남자는 왼손가위에 오른손 가위를 여자는 오른손 가위에 왼손 가위를 닿게 하여 취기 한다)

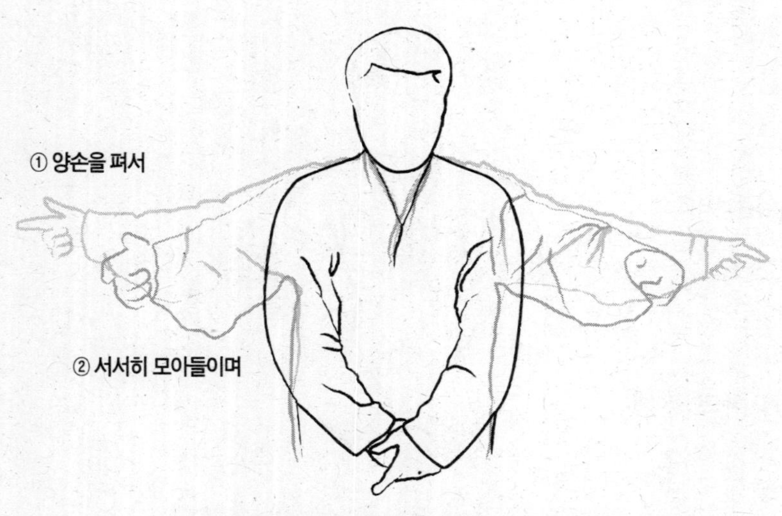

• 생활기공(生活氣功) •

평소(平素)에 가장 빈번히 발생하는 것이 배변(排便)의 문제이다.
먹는 것이 일차적인 생존(生存)의 길이라면
배변(排便)은 생존에 필요한 물질이 아닌 것을
몸밖으로 배출(排出)하는 것이다.
만일 하수시설이 원활하지 않다면 각종의 악취(惡臭)가 날것이고
너무 많은 양이 쌓이게 되면 하수물이 역류(逆流)하는 일이 발생한다.
우리 몸에서도 똑같은 현상(現狀)으로
변비, 설사, 피부병, 두통, 요통, 견비통, 암, 알레르기 등등의
여러 질환으로 고생한다.
평소에 대변(大便)이 시원하게 배출이 안 된다고 느끼는 사람은
첫째로 충분한 양의 생수(성인 1일 2리터)를 섭취한다.
둘째로 섬유질이 많은 야채(野菜)나 과일을 먹는다.
마지막으로 너무 불필요한 신경(근심, 걱정, 고민)을
잊으려고 노력(努力)한다.
위의 세 가지 노력을 기울이면서 배변(排便)시 양손의 두 번째
손가락을 펴서 5cm 간격을 두고 두번째 손가락 끝이 서로 마주보게 하고
2-3분(分) 가량 있으면 대장(大腸)의 기(氣)가 활성화(活性化)가 되어
원활(圓滑)한 배변이 이루어진다. (하단 사진참조)
아무리 산해진미(山海珍味)로 영양분을 보충(補充)해도
배출(排出)이 원활(圓滑)이 안되면 몸 건강은
이루어지기가 어렵다.

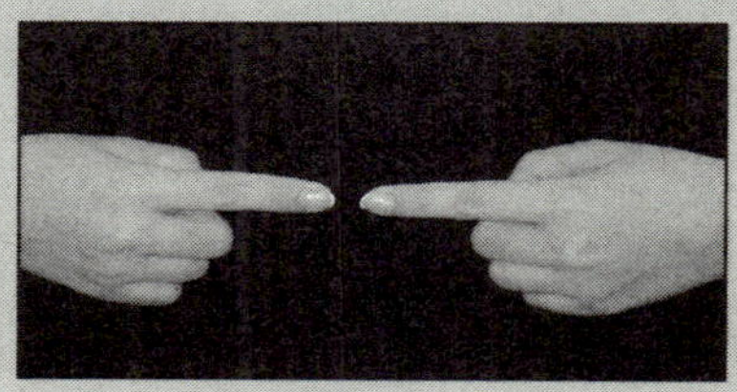

천부연심법(天符練心法)

5대 태우의 환웅(桓雄)께서 가르치신 마음을 맑게 하는 수련(修鍊)으로서 첫 시작은 반드시 묵념(默念)하여 정신(精神)을 한군데로 모아야 한다.

(1) 묵식혼구(默息魂俱) — 서서수련 (열태양인 체질에만 좋은 기공법)

옷깃을 여미고 자세를 바로 하여 전신의 긴장을 푼다. 마음을 차분히 가라앉히고 숨쉼을 의식치말며 마음이 가는 곳을 쫓아 혼(魂)을 갖춘다.

- ㉠ 미음(ㅁ)이니 방(方)이다. 즉, 땅을 의미한다. 단정히 앉아서 두 눈을 감고 전방에 미음인 네모꼴을 떠올린다. 네모난 기(氣)의 덩어리를 의념(意念)한다. 미음을 왼쪽에서 오른쪽으로 서서히 돌린다.
  내가 돌리는 것이 아니라 미음의 기(氣)가 스스로 돌아감이다. 빨리 돌아간다. 미음이 작아진다. 더욱 빨리 돌아간다 빨리 돌면 돌수록 미음은 작아진다. 점점 더 작아지면서 미음의 머리가 없어지고 몸통이 없어지고 꼬리가 없어진다. 미음은 한 개의 까만 점이 된다. 한점은 왼편 허공으로 사라진다.
- ㉡ 시옷(ㅅ)이니 각(角)이다. 즉, 사람을 의미한다. 미음이 까만한 점이 되어 사라진 다음 연달아서 전방에 시옷(ㅅ)인 세모꼴을 떠올린다. 세모난 기(氣)의 덩어리를 의념(意念)한다. 시옷(ㅅ)을 왼쪽에서 오른쪽으로 서서히 돌린다. 내가 돌리는 것이 아니라 시옷(ㅅ)의 기(氣)가 스스로 자전(自轉)함이다. 빨리 돌아간다. 시옷이 작아진다. 더욱 빨리 돌아간다. 시옷이 더욱 작아진다. 더욱 더 빨리 빨리 돌아간다. 빨리 자전하면 할수록 시옷은 더욱더 작아진다. 점점 더 작아지면서 시옷의 머리가 없어지고 몸통이 없어지고 꼬리도 없어진다. 시옷은 한 개 까만 점이 된다. 그 한점은 왼편 허공으로 사라진다.
- ㉢ 이응(ㅇ)이니 원(圓)이다. 이것은 하늘을 의미한다. 시옷이 까만 한점이 되어 사라진 다음 연달아서 전방에 이응(ㅇ)인 동그라미를 떠올린다. 동그라미란 기(氣) 덩어리를 의념한다. 이응(ㅇ)을 왼쪽에서 오른쪽으로 서서히 돌린다. 내가 돌아간다. 이응이 커진다. 더욱 빨리 돌아간다. 이응이 커진다. 더욱 더 빨리 돌아간다. 빨리 자전하면 할수록 이응이 점점 커지면서 내게로 다가온다. 이응이 내 몸에 닿아 이응 속에서 내가 빨려 들어간다. 이응과 내가 하나

가 되어 고속으로 자전(自轉)한다. 문득 이응이 작아진다. 초고속으로 돌아가
면서 이응도 점점 작아져서 한줌 연기가 되어 사라진다. 마음도 없고 몸도 없
다. 대자연과 혼연일체가 되어 보되 보이지 않고(視而不觀), 듣되 들리지 않
고(廳而不聞),냄새를 맡되 느껴지지 않으며(臭而不覺),숨쉼이 되는지 안 되
는지도 의식되지 않는다. 마음속에 아무 것도 품은 바 없으며 머리 속에 떠오
름도 없어 무념무상의 경지인 현방(玄房)에 들어섰음이라. 비로소 혼구(魂
俱)의 단계를 넘었으니라.
한낱 고기 덩어리나 푸대자루와 같은 혼구(魂俱)이전의 상태에서 마음을 닦
고 영혼을 밝게 할 외가닥 길이 열렸음이라.

나쁜마음 진멸되어
본도(本途)를 돌이키면
혼(魂)이 넓어진다네
영(靈)이 밝아진다네
본래마음 빗장풀려
혼백묘문(魂魄妙門) 열리노니
하나님의 크신 은덕
마음판에 아로삭여
성기자유(成己自由) 이룩하여
트인사람(開人)되어보세

● '본도혼연심공' 연공시 화살이 빗나가 과녁에 맞지 않거나 화살이 과녁에 도달하지 않을 경우 연공을 중단하고 다시 혼연송을 3번 암송한 다음 연공을 계속한다. 그래도 제대로 연공이 안될 경우 연공을 중단한다.
이것은 마음이 산란해진 증거이니 묵념으로 연공을 대신한다

혼연 송 (魂衍頌)

내마음 착한마음
내마음 나쁜마음
나쁜마음 떼어내서
과녁을 만들어서
혼백(魂魄)은 큰활되고
진기(眞氣)는 활줄되어
착한마음 곧은 화살
과녁마다 뚫고지고
과녁마다 뚫고지고
나쁜마음 진멸(眞滅)되어
착한마음 가득하니
삼도(三途)를 넘나드는
삼망(三妄)아 물러가라

(2) 본도혼연(本途魂衍) - 모든 체질에 좋다

옷깃을 여미고 단정히 앉아서 전신의 긴장을 푼다. 마음을 차분히 가라앉히고 숨쉼을 의심치 말고 혼연송(魂衍頌)을 세 번 암송한다.

ㄱ 혼연송(魂衍頌)을 세 번 암송한 다음 전방 10자 거리쯤에 마음속으로 과녁을 만든다. 과녁이 세워졌으면 과녁은 나쁜 마음으로 가정하고 착한 마음을 화살로 삼아 과녁을 향해 한대 두대 수평으로 쏘아댄다. 화살을 쏜다 함은 진기(眞氣)를 쏘아 보냄이다.

ㄴ 화살은 두대 세대 많이 쏘아댈수록 쏘는 속도를 빨리 하여 화살이 날아가는 것이 눈에 보이지 않는다.

ㄷ 화살 백대를 모조리 명중시키고 얼마만한 시간대에 다 쏘았느냐를 마음속으로 측정해본다.

ㄹ 화살쏘기가 제대로 연공 되면 과녁을 20자 거리로 멀리 세우고 다시 연공 한다.
연공의 진척에 따라 과녁의 거리를 점점 멀리 세운다.

ㅁ 본도혼연의 연공의 진척에 따라 화살 쏘는 속도를 더욱 빨리 한다. 빨리 쏘기 위해 명중률이 떨어뜨리면 효과가 감퇴된다.

뜻을 하나로 세워 일 백일 동안 천부연기심공을 지성을 다해 연공 하면 마침내 큰 고동을 열어 성품을 트고 공완(功完)을 이룩할 수 있는 환골이신(煥骨移神)이 되었음이라.
망망대해와 같은 현방(玄房)에서 참다움을 찾는다는 것은 영적인 주검과 영적인 소생을 뜻한다. 죽어야 비로소 혼을 넓힐 수 있음이다. 선인도에서 살령혼연(殺靈魂衍)이라 일컬음은 이와 같다.

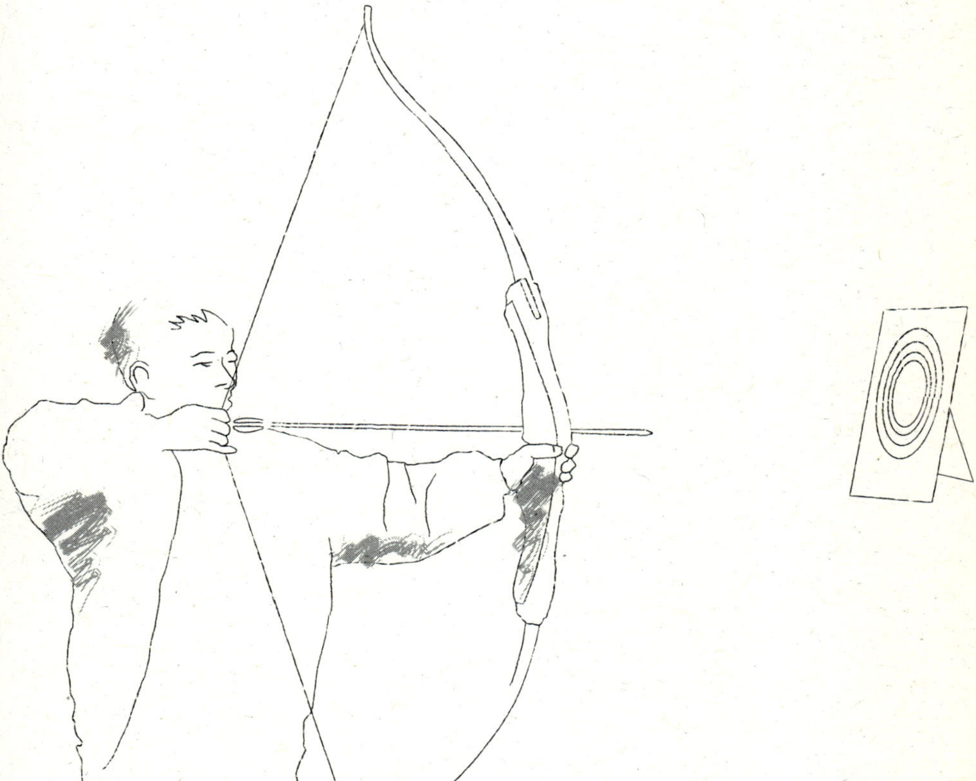

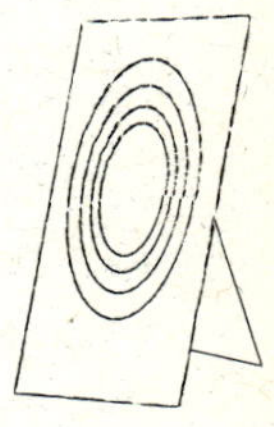

2. 물과 건강(健康)

우리 인체의 7할(割)을 차지하고 있는 물.
1-3%만 모자라도 심한 갈증을 느끼고 5%정도 모자라면 혼수(昏睡) 상태에 빠지고 12%정도 모자라면 귀중한 생명(生命)을 잃게 된다.

우리 몸의 혈액(血液)의 90%는 물로 이루어져 있다. 그러므로 좋은 물만을 복용해도 불편한 몸의 상당(相當)부분은 개선될 것이다. 물은 온도(溫度)에 따라 여러 형태(形態)를 지닌다. 온도가 낮으면 얼음이 되어 물에 뜨고 온도가 높으면 끓어올라 수증기의 형태가 된다. 물은 섭씨4도에서 가장 무겁다. 물은 세상의 무엇이든 녹인다(바윗돌을 뚫는 물)

물의 기능은 동식물의 생장촉진(生長促進) 체중증가(體重增加)에서 부터 지구 자체의 온도조절(뜨거운 여름의 소나기)과 정화(수증기로 증류된 구름상태에서 비나 눈이 내림), 인체에서의 땀 배출을 통한 체온조절(體溫調節)과 노폐물배출(老廢物排出)과 몸의 이상상태를 보여주는 정보의 기억(혈액검사 등)부터 공업용으로 윤활작용, 세척작용, 온도조절작용(자동차 엔진 과열방지 등)등 한마디로 물이 없다면 지구상의 모든 생명체(生命體)는 존재할 수 없다. 이런 이유로 우주(宇宙) 탐사 시 타행성에 물이 존재(存在) 하느냐 아니냐를 따지는 것이다.
이런 귀중(貴重)한 물이 인간들의 잘못된 공해문명으로 물이 오염(汚染)되어 정수된 물이나 생수를 먹는 게 일반화(一般化) 되어 있다.
한의학(韓醫學)에서의 물은(과거 오염이 없던 시절에) 다양한 용도(用度)로 사용되었고 물이 갖고 있는 성분(成分)과 함께 물이 갖고 있는 기(氣)의 정보(情報)를 이용하여 질병치료(疾病治療)에 이용하였다.
예(例)를 들자면, 정오(正午)에 길은 샘물을 양수(陽水)라 하여 딸을 낳을 경우에 약을 달여 복용하고, 자정(子正)에 나온 물을 음수(陰水)라 하여 아들 낳는 처방의 약 달이는 물로 이용하였고, 섣달 납일(臘日)에 온 눈이 녹은 물을 납설수(臘雪水)라 하여 성질이 차서 해독,살충,전염병치료,눈충혈치료,백납병치료등에 응용하였다.
입춘(立春)의 빗물을 부부가 한잔씩 마시고 자면 아기를 갖게 된다.

우박은 장맛이 나쁠 때 넣으면 좋다. 반천하수(半天河水 : 나무구멍에괸물)는 피부가 헌데 사용한다. 감란수(甘爛水 : 흐르는 물을 떠다 동이에 담고 국자로 저어 거품이 일어난 물)는 음(陰)이 허약한 것을 다스린다. 정화수(井華水 : 새벽에 첫 우물 물)는 술로 인한 열(熱)설사를 치료한다. 생숙탕(生熟湯 : 끓는물+찬물)은 곽란(廓亂)구토(嘔吐)에 좋고, 백비탕(끓는물)은 양기(陽氣)를 도와 순환(循環)에 좋고, 장류수(長流水;천리를 흐르는물)는 수족(手足) 말단병(末端病)과 대소변을 통(通)하게 한다. 장수(漿水 : 쌀뜨물)는 갈증(渴症)을 풀고, 지장수(누런흙물)는 모든 독(毒)을 해독(解毒)하고 곽란(廓亂)과 더위먹은 것을 치료하고 등등의 여러 용도로 물을 이용해 왔다.

그렇다면 어떤 물이 물 자체만 볼 때 현대적(공해시대에) 의미에 좋은 물일까?

① 물 속의 몸에 해(害)로운 유해 성분이 없어야 한다.
② 살아있는 물(끓이지 않은 용존 산소가 풍부한)이어야 한다.
③ 기(氣)가 있어야한다.
> 원래 물은 땅속에서 막 나올 때 지자기(地磁氣)의 영향과 천연적인 돌이나 바위의 영향 등으로 자성(磁性)을 띄고 있어 물에 기(氣)가 있으나 (지층에 게르마늄 함량이 많은 곳에서 자화수가 많이 나온다는 보고가 있다) 오래 흐르거나 오염(汚染)되면서 자성(磁性)을 잃어 버렸다(특히 수도물의 경우). 이런 경우 강철 자석(磁石)을 이용해 인공적(人工的)으로 자성(磁性)을 갖게 하면 자화수(육각수(六角水) : vital water)가 된다.

④ 몸에 좋은 미네랄(광물질 : 鑛物質)이 있어야 한다― 대부분의 정수기물은 증류수 물에 가까운 미네랄이 없는 물이다.
⑤ 일체의 화학첨가제(염소 같은 소독약)가 없어야 한다.

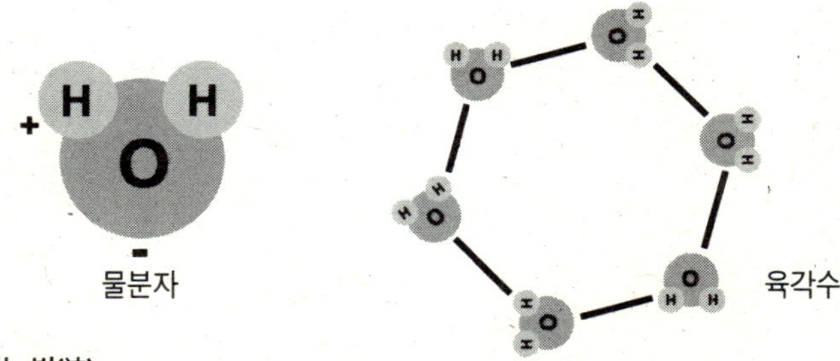

● 수돗물 살리는 법(法)
수돗물을 자화(磁化) 한 다음 오지 항아리(유약 안바른)에 하룻밤 받아놓았다가 찌꺼기를 가라앉히고 윗물을 떠서 사용한다.

3. 자화수에 대하여

자화(磁化)육각수(六角水) 만드는 법(法)

일반 가정용 수도관의 경우 동전모양의 네오디움 강철자석 두개를 (자석 1개에 약 4000가우스) 수도관(원수 파이프) 사이에 반대극성(N극 S극)끼리 마주보게 붙인다.(자석의 가우스(Gauss)가 너무 강해도 해롭다)

이렇게 하여 물이 자계(磁界)를 통과(通過)하면 물의 분자(分子)구조가 이온 활성화(活性化)되어 육각수(六角水)가 된다. 이 육각수를 자화수라 부른다. 자화(磁化)된 수도물(지하수)로 목욕(沐浴)을 해보면 피부가 부드러워진다는 것을 느낄 수 있다. 자화(磁化)한 후 역(力)삼투압(滲透壓) 정수기로 정수(淨水)해서 복용(服用)하면 좋다.

증류수(蒸溜水)나 역삼투압 정수기 물처럼 물 속에 미량(微量)의 미네랄(천이원소)이 없는 물은 자화(磁化)를 하려해도 자화(磁化)가 되질 않는다. 수도물의 경우 먼저 자화를 한 다음 정수(淨水)를 하면 자화수가 된다. 일단 자화(磁化)가 된 물은 끓여도 자화된 상태의 물의 분자구조(육각형고리구조)는 유지(維持)하여 자성을 잃지 않는다. 물은 100도에서 끓으나 자화된 육각(六角)고리구조는 섭씨700도 이상 되어야 풀어진다. 마그네틱테이프의 기억(記憶)소자(素子)가 자석(磁石)옆에 가면 지워지는 것처럼 자화수(磁化水)도 자장(磁場)이 흐르는 스피커나 TV 가까이에 있으면 자성(磁性)을 잃는다.

물은 온도가 높을 때 고리 구조(構造)가 5개의 사슬 구조나 5각형을 이루는데 온도(溫度)가 얼음처럼 낮으면 6각형(角形)의 고리 구조를 이룬다.
이런 육각형의 사슬 구조를 육각수라고 하는데 이 물이 몸안에 많이 존재하면 생명 기능을 향상(向上)시키는 역할을 한다.

지구(地球) 자체도 하나의 거대(巨大)한 자석(磁石)처럼 북극(北極)과 남극(南極)을 정점(頂点)으로 자계(磁界)가 흐르고 있다.
인간(人間) 역시 미약(微弱)한 자기(磁氣)가 몸 속에 흐르고 있다. 그러므로 부족한 자기(磁氣)를 보충(補充)받고 흐트러진 자기를 교정(敎正)받는다는 것은 몸 건

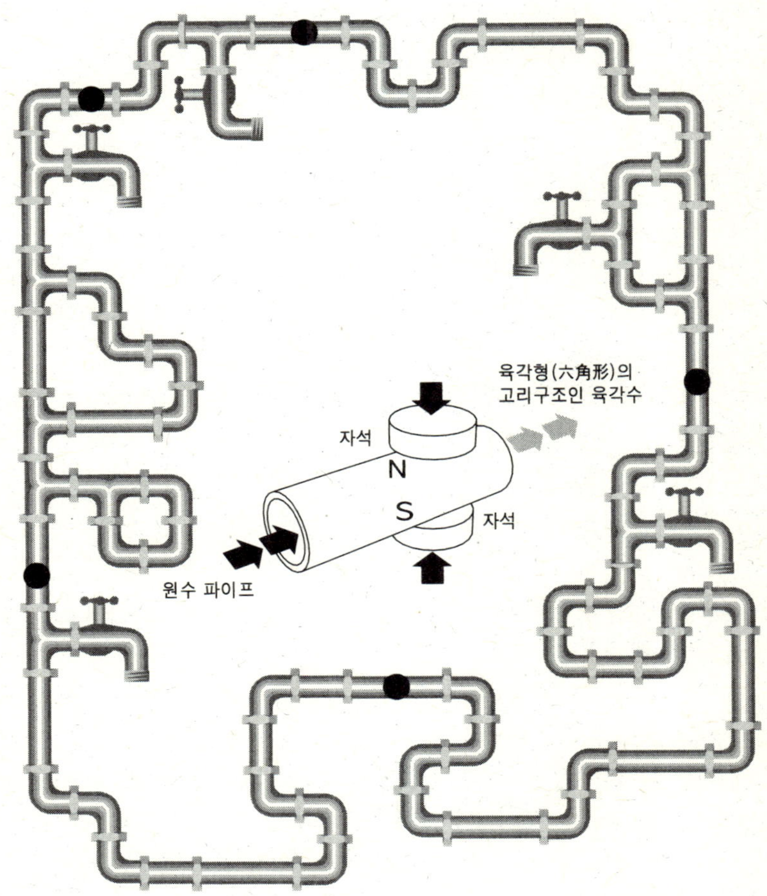

자화수 설치방법

강 유지에 중요(重要)한 요소가 된다.

우리 몸이 병(病)드는 것도 이런 자계(磁界)의 혼란(교란)된 상태라고 보면 된다. N극(極)과 S극(極)이 일정하게 배열(配列)된 상태(狀態)가 건강한 몸이라면 N극(極)과 S극(極)이 뒤엉킨 상태(狀態)가 질병(疾病) 상태로 보면 된다.

이런 경우 자석침(磁石鍼)을 이용(利用)하여 기(氣)교란(攪亂)을 교정(敎正) 해주기도 하고 침(鍼)을 통한 보(補;S극−자장이 N극에서 S극으로 흐르므로)사(瀉 : N극)를 해주어 치료(治療)를 한다.

그러므로 자기(磁氣)가 있는 흐트러지지 않은 물(자화 육각수)을 복용(服用)하는 것은 세포(細胞)에 활력(자화수를 흔들어서 복용하면 육각형의 물분자끼리 충돌을 일으켜 활성이 강화됨)을 불어넣어 질병 치료(治療)에 도움이 된다.

자화수(磁化水)는 육각구조를 이루어 세균(細菌)이나 바이러스가 물에 들어있어도 물 분자내(分子內)로 침입(侵入)하지 못해 수인성(水因性) 전염병(傳染病)의 예방 효과도 있다고 한다.

또한 인간의 몸에 맞는 자력(磁力)을 지닌 "자화수의 복용"은 물에 용존 산소(酸素)가 풍부해져 질병에 대한 면역력(免疫力)이 강화(强化)되고 식물이나 동물의 산란율(産卵率)과 성장(成長)을 촉진(促進)하고 산화철(酸化鐵)이 발생하지 않아 쇠로 만든 수도관의 녹을 예방(豫防)하는 등 환경, 건강, 미용, 청결등에 두루 응용(應用)될 수 있다.

이런 자화(磁化)된 물을 성인(成人)의 경우 1일 2L 정도 복용(服用)하면 몸 건강(健康)에 도움이 될 것이다.

눈(雪)의 결정구조(結晶構造)나 자화수(磁化水)를 전자(電子) 현미경(顯微鏡)으로 보면 육각형의 모양을 하고 심지어 종이에 감사(感謝) 사랑이란 단어(單語)를 써서 생수(生水) 병에 붙인 물이나 클래식 음악을 들려준 물의 결정구조는 육각형(六角形)이고 미움 질투 시기 분노 등의 글을 써서 병에 붙인 물이나 헤비메탈 음악을 들려준 물의 분자(分子) 결정구조를 보면 물의 모양이 찌그러진 것을 찍은 사진(寫眞)도(일본의 江本勝 : 에모토 마사루, 일본 MRA 연구소 소장이 찍음)있다.

감사(感謝)한 마음을 갖거나 좋은 음악(파동(波動), 음 : 音)을 들으면 몸 속의 물이 육각 구조가 되어 병(病)이 치료(治療)된다는 게 지나친 비약(飛躍)일까?

4. 술에 대하여

술은 한 나라의 문화(文化)가 담겨있다. 아쉽게도 현재의 우리 술에서 문화(文化)를 찾아 볼 수가 없다. 과거나(일제 때부터)지금이나 술은 세수(稅收) 확보의 대상으로만 파악(把握)되었기 때문에 전통 민속주의 보급, 계승과 술을 통한 국민건강관리 또는 술의 원료에 쓰이는 농산물의 재배와 수급문제, 알코올 중독으로 인한 치료문제를 비롯한 여러 문제들은 뒷전으로 밀려나 있었다. 최근(最近)에 와서야 양주(洋酒) 수입 개방으로 인하여 민속주(民俗酒) 제조를 불허할 명분(고집?)이 없어져 비로소 허가(許可)되어 소수(少數)의 민속주가 나오고 있는 실정이다.

우리조상들은 술을 "음식(飮食)"으로 여겨 왔다. 요즈음 고급술의 경우 남의 나라 술에 우리 입맛을 맞추는 형국이다. 우리의 좋은 술로 세계인의 입맛에 맞게 자랑할만한 좋은 술들이 개발되어 나오길 바란다.

술은 적당히만 복용하면 혈액 순환을 촉진(促進)하고 몸의 긴장(緊張)을 완화시켜 피로(疲勞)를 풀어 주는 작용을 한다. 한방에서는 약을 혈액(血液)을 통해 몸 전체로 빨리 퍼지게 하기 위해 약(藥)을 술에 타서 복용하기도하고 한약(韓藥) 처방 중에 술과 물을 반반씩 넣고 달이는 것도 있다.

흔히 술병에 보면 경고문으로 술은 "간암 간경화"를 발생케 한다고 쓰여져 있다. 과연 술이 간암 간경화를 발생케 할까? 아니면 술을 안 먹는 사람에게는 간암 간경화가 없을까? 현재 우리 나라의 술을 보면 한마디로 복용(服用)할 만한 좋은 술이 없다는 데에(대중적인 술의 경우, 특히 소주) 문제의 심각성이 있고 대중적(大衆的)으로 마실 수 있는 술은 몸 건강에 (특히 간장에)좋지 않은 술이 많다. 이는 불과 100년 전에는 그렇지 않았다. 일제 식민지를 거치면서 각 지방 고유의 민속주(民俗酒)나 가용주(家用酒 : 된장 간장 고추장 담그듯이 옛날에는 직접 집에서 술을 만들어 복용했다)를 말살(抹殺)하고 한 면(面)에1곳의 탁주(막걸리)공장을 허가하거나 한 도(道)에 한곳의 소주공장을 허가(許可)한 데에 근본적인 문제가 있는 것이다. 참고로 1916년에 상업적 주조장(양조장)이 12만 8000곳 자가(自家)주조장이 36만6700군데나 있었으나 1932년에는 자가주조장이 한곳밖에 안 남아 자가주조장의 면허(免許)가 아예 폐지되었다.

술은 크게 "증류주(소주)"와 "양조주(발효주)", "혼성주"가 있는데 증류주와 양조주가 주종을 이룬다. 증류주는 누룩등의 곡식으로 발효(醱酵)된 술을 증류(蒸溜)하여 만든 술이다. **증류주(蒸溜酒)**에는 소주, 위스키, 브렌디, 럼, 보드카, 진, 고량주 등이 있다. **발효주(醱酵酒)**에는 포도주, 맥주, 청주, 탁주 등이 있다. **혼성주(混性酒)**는 알코올에 약재나 과실, 색소, 감미료 등을 넣어 혼합하여 만든 술로 약주, 과실주라 하는데 리큐르(Liqueur)라고 부른다.

발효주인 백포도주를 끓어 증류하여 수증기(水蒸氣)를 냉각시켜 참나무(옥크)나 떡갈나무 통속에 넣어 숙성(熟成)시켜 만든 것이 꼬냑(브렌디)이란 술(열태양인 체질에 좋다)이다. 호프나 보리(몰트)같은 곡식을 발효시켜 만든 맥주(발효방식에 따라 상면(上面)발효맥주 하면(下面)발효맥주로 나누는데 하면 발효맥주를 Lager 라고 한다)를 증류하여 만든 것이 위스키이다. 이런 증류된 위스키를 참나무통에 넣어 저장하였다가 시판하는데 대개 12년 이상 저장된 위스키를 섞어(브랜딩)만든 것을 프리미엄 위스키라고 하는데 숙성(熟成)되어 모든 체질에 좋은 술이 된다. 증류주는 알콜도수가 높고 향기(香氣)만 있고 형체인 맛이 적기 때문에 술을 먹은 후에 뒤끝이 깨끗하다는 말들을 한다. 자동차연료로 비유(比喩)하자면 프로판가스나 무연 휘발유 등의 순도(純度)가 높은 술로 볼 수 있다.

거기에 비해 맥주 탁주 등의 곡주(穀酒)는 경유나 등유(燈油)에 비유하면 된다.

한의학적으로 보아도 증류주는 기(氣)가 강(强)한 술이라서 열량(熱量)이 많고 발효주는 기미(氣味)가 있어 영양물질이 녹아 있어 식사(食事)를 한 것처럼 든든한 작용을 한다. 이런 이유로 육체적인 힘든 일을 할 때 곡주를 먹으면서 일의 피로도 풀면서 에너지를 얻었던 것이다.

조선조 초의 명재상 정인지(鄭麟趾)는 막걸리는 생김새가 젖과 같다고하여 아기들이 젖으로 생명을 키워나가듯이 막걸리는 노인의 젖줄이라고 했다. 정인지를 비롯 문호 서거정(徐居正), 명신 손순효(蓀舜澣) 등은 만년에 막걸리로 밥을 대신했는데 병없이 장수 했다. 노인의 젖줄이라 함은 비단 영양 보급원일 뿐아니라 무병장수의 비밀을 암시하는 것이 되기도 한다.

그렇다면 좋은 술이란 무엇이고 술의 적당한 복용법과 해독법은 무엇일까?

첫째, 좋은 술이란 깨끗한 술이어야 한다.

깨끗하다는 것은 "자연적(自然的)"인 술이어야 한다. 술은 음식물처럼 위장에서 소화되어 소장에서 흡수되지 않는다. 위장에서 바로 간장으로 흡수되어 혈액을 통해 전신으로 순환하는 작용을 한다.(그러므로 술에 독소가 있다면 간장에 치명적이다) 이런 이유 때문에 한방에서 약의 효과를 혈관으로 보내 전신으로 신속히 순환을 시킬 필요가 있을 경우 한약을 술에 타서 복용하기도 한다. 술은 전통 민속주처럼 누룩을 발효(백세주?)시켜서 만든 술이 좋다.(술약 이라는 이스트를 써서 화학적으로 발효시키지 않고) 이런 술을 순수하게 단식 증류기로 소주(燒酒)를 내려 증류(蒸溜)하여 만든 술이라면 좋은 소주가 된다.

현재의 우리 나라 막걸리는 어떻게 만드는지 소주는 어떻게 만드는지?
대량생산하는 술 회사에서는 어떻게 술을 만들까? 이스트는 안 쓸까?

희석식 소주의 경우는 연속식 증류기로 증류한 95%의 고농도 알코올에 물을 타서 만든다. 물로만 희석하면 맛이 거칠고 주정(酒精)의 품질에 따라 향(香)과 맛이 일정치 않으므로 정제(精製)한 후 인위(人爲)적으로 각종의 첨가제(添加劑)를 넣어 맛을 만들어 낸다. 과거에는 사카린 같은 당분이나 조미료(M.S.G.)를 넣었다. 법(法)적으로 7가지 정도의 첨가제(添加劑)를 넣게 되어 있다. 대표적인 첨가제로는 사탕, 포도당, 구연산, 아미노산, 솔비톨, 벌꿀,스테비오사이드, 아스파탐등인데 화학적(化學的)으로 합성(合成)한 첨가제(添加劑)가 문제가 된다. 이런 몸에 좋지 않은 첨가제가 간장(肝臟)에 문제가 된다.
우리 나라에서 시판되는 소주나 막걸리 중에 이런 몸에 안 좋은 첨가제가 들어 있다면(법적으로는 문제없을 함량이겠지만) 다량(多量)을 **오랜 세월(歲月)에 걸쳐 복용**하면 인체에 축적(蓄積)되어 애주가(愛酒家)들의 간장(肝臟)과 신장(腎臟)에 손상(損傷)을 줄 것이다. 간장과 신장에 축적된 독소(毒素)는 끝내는 몸에 영향을 주어 건망증, 기억력장애, 말초신경장애, 안구운동이상, 운동실조, 정신착란, 위장병, 간경화, 간암등을 보이거나 치매라는 병이 걸릴 확률을 높여주고 우울증(憂鬱症)과 불안장애(不安障碍)도 동반 한다.

모든 체질에 좋은 술 중에 하나가 수수와 조로 소주(燒酒 : 증류식 소주)를 내린 고량주와 문배술 인데 술의 향(香)을 좋게 한다면 좋지 않을까 한다. 와인 같은 포도주의 경우도 집에서 직접 담가 복용해야한다. 왜냐하면 시판되는 포도주 속에는 대부분 무수아황산이라는 항산화, 표백 작용의 첨가제(添加劑)가 있기 때문이다.

순곡주(純穀酒)를 순수하게 소주(燒酒)를 내린 술은 어느 정도 많이 복용해도 몸에 치명적인 병(病)을 일으키지 않는다.

중국의 소주를 보면 40도(度)가 넘는데도 거부감이 없고 뒤끝이 깨끗하다. 순곡주를 첨가제 없이 순수하게 증류했기 때문이다. 그러니 굳이 양주(洋酒)를 먹을 필요가 전혀 없다. 요즈음엔 우리 나라도 순수한 술들이 나오기 시작하는 것 같다. 그러나 대중적(大衆的)이진 못하다. 우리 나라도 순수(純粹)하고 저렴한 가격(價格)의 좋은 소주(燒酒)가 나오기를 기대해 본다.

술이 순수(純粹)해야 술을 복용해도 이태백이 같은 시심(詩心)으로 좋은 시(詩)가 나온다. 순도(純度) 높은 술은 기분만 좋게 한다.

반면에 탁(濁)한 술 복용은 사람을 병(病)들게 하여 성질(性質)도 포악해진다.(몸에 독소가 축적되면 신경질이 난다)

둘째, 내 몸의 체질(體質)에 맞는 술이어야 한다.

체질(體質)에 맞는 술이란 술의 주성분(주정)이 무엇이냐에 따라 다르다.

예를 들면 적포도주는 양인체질(태양, 소양)에 좋은 술이다. 매실같이 따뜻한 성질의 술은 음인(소음, 태음)체질에 좋은 술이다. 현미쌀이나 찹쌀 같은 따뜻한 성질의 곡식으로 술을 빚었다면 음인 체질에 좋고 맥주처럼 보리같이 찬성질의 곡식으로 술을 빚었다면 양인체질에 좋다. 수수나 완두같이 평(平)한 성질의 곡류로 발효하여 증류한 고량주는 모든 체질에 좋다.

음인 체질이 찬 성질을 갖고 있는 술을 복용하려면 따뜻한 성질의 안주와 함께 먹는 것이 좋다. 맥주 안주에는 닭고기가 맞는 이유가 음식물의 성질을 중화시켜 모든 사람이 복용해도 해가 없게 하기 위한 것이다.

술의 해독법은 옛날과는 다르다. 첨가제가 없고 자연적으로 천연(天然)효모를 사용해 발효하여 만든 술은 다음 날 쉬고 생수나 녹차를 복용하면 된다. 포도주 같이 항산화제가 들어 있는 와인을 많이 복용한 경우에는 땀을 빼주는 목욕법과 운동, 마사지 등이 필요하다. 운동과 마사지로 림파관 내의 순환을 활성화시켜 독성물질의 배출을 용이하도록 해줘야 한다. 우리 나라 소주처럼 첨가제가 들어 있는 경우에는 해독작용이 있는 집된장, 북어 등으로 국을 만들어 복용하는 게 좋다. 증류수(蒸溜水)를 1일 1000cc 정도 복용하는 것도 도움이 된다. 땀을 가볍게 빼는 목욕을 겸하면 더욱 좋다.

5. 해독요법에 대하여

과거에는 독성물질 하면 기껏해야 기후의 변화로 인한 세균성 감기나 독감 바이러스 같은 경우와 음식물독(술독, 니코친독, 상한음식독 등) 약물독(부자, 초오) 동물독(독사) 등이 대부분을 차지하였다.

그러나 현재는 세균이나 바이러스, 진균 박테리아 등도 내성(耐性)이 생겨 더 독해졌고 이러한 균(菌) 차원을 뛰어넘는 공해독(公害毒)들이 지구촌 전체를 오염(汚染)시키고 있고 질병의 치료 역시 현재(現在)는 서양의학이 주류의학(主流醫學)으로 대두되어 온갖 화학약품(化學藥品)을 투여하는 중에 오히려 치료약(治療藥)이 독소(毒素)로 작용하여 몸에 축적(蓄積)되어 나타나는 지경에 이르렀다.

인간의 병도 역시 시대(時代) 상황에 따라 다르게 나타나기 때문에 이런 공해문명(公害文明) 시대에 살고 있는 인간(人間)의 질병 역시 해독(解毒)하는 방법을 모르고는 질병(疾病)의 근본적인 치료(治療)란 어려운 것이다.

아무리 좋은 치료 방법이나 치료원리가 있다 하더라도 해독을 해야 한다는 것은 가장 우선적이고 기초적인 치료이기 때문에 해독법(解毒法)을 모르는 의사(醫師)나 의학(醫學)은 앞으로의 공해문명(公害文明) 시대에는 질병(疾病)의 근본치료(根本治療)에서 멀어져 의학 자체가 쓸모 없어질지도 모른다.

그러므로 공해문명 시대인 현 시대에는 과거의 선현(先賢)들의 해독법에 대한 치료방법이나 처방(處方)을 참고하여 새로운 개념의 해독하는 약이나 예방법들을 개발해야 앞으로 인류는 건강한 몸 상태로 생존(生存)할 것으로 보인다.

어떤 질병이 있건 우선 해독(解毒) 여부를 먼저 진찰해 봐야만 한다. 비유(比喩)하자면 집수리(질병치료)할 때에 도둑(급성전염병, 독소병)이 침입하면 우선 도둑부터 내몰은 다음에 집수리(만성병치료)를 해야 되는 이치와 같은 것이다. 아무리 좋은 치료약도 몸 안에 독소(毒素)가 있는 한 치료약이 흡수(吸收)되지 않아 약효(藥效)가 나질 안고 오히려 부작용으로 고생을 할 수가 있기 때문이다.

인간의 몸에 독성물질이 축적되는 원인(原因)은 첫째, 공기 등을 통하여 바이러스나 박테리아 세균 등의 감염(感染)으로 인한 것과 **둘째, 구강(입)**을 통하여 농약 같은 유해 중금속(수은, 비소, 납, 카드늄 등)에 오염된 식품이나 물, 소금의 섭취, 화학약품(서양약)인 스테로이드계통의 약 또는 호흡기(천식 환자용 기관지 확장, 스테로이드 분사기)나 인스턴트 가공식품 등의 다량 복용, 각종의 식품첨가물(색소, 인공향등), 인공조미료(맛소금, MSG)의 대량유입으로 인한 경우, 각종 화학합성의 화장품류, 목욕용품, 머리 염색약(페놀 같은 유해 중금속의 피부를 통한 축적) 사용.

셋째, 직업적으로 전자파나 과도한 방사선(x-ray촬영 or 노출, 방사선 항암치료, 핵 실험)사용 등으로 나타난다. **넷째**, 마음의 평화가 깨져 분노나 지나친 스트레스 독한 마음 같은 독기(毒氣)를 품어도 몸에 독성 물질은 발생한다.

위와 같은 여러 독소 유발 물질이 몸에 축적되면 오장육부의 기능(機能)에 영향을 미쳐 각 체질에 따라 대사장애를 일으켜 염증(炎症), 가래 즉 담(痰) 같은 수독(水毒)이나 어혈(瘀血 : 탁한피,죽은피) 같은 혈독(血毒)등을 발생케 하여 온갖 증상의 병(病)을 유발 하든가 끝내는 암(癌)이나 백혈병(白血病)같은 무서운 난치병을 유발하는 원인물질이 되기도 한다.

첫번째 공기(空氣)를 통한 독소 감염에 대한 것은 사람에 따른 체력의 강약(병에 대한저항력), 면역력에 따라 똑같은 노출 상황에서도 감염되기도 하고 안되기도 한다. 이 경우의 독은 서양약을 통한 서양식 치료법이나 한의학을 통한 한방적 치료(한약)가 어느 정도 존재하고 있다. 그러나 그것 역시 바이러스(Virus) 같은 경우에는 서양식 치료법이 없어 예방주사란 방법만을 시행(施行)할 뿐이다. 그러나 예방주사 역시 바이러스가 변형(變形)되어 나타나면 속수무책인 경우가 되어 버린다.
두번째 구강을 통한 독성물질 축적(蓄積)의 경우도 알게 모르게 수 없이 많은 농약(農藥)을 통한 농산물 재배(栽培)로 인하여 피할래야 피할 수 없는 일이 되어버렸고 각종의 육류도 사육시 각종의 성장호르몬제, 항생제 등을 사료에 넣어 키워 공급되는 형편이다.
서양약(西洋藥)의 경우 부신피질 호르몬 계통의 스테로이드 제재나 항암제(抗癌劑) 같은 화학약품의 경우 장기간 복용(服用)하거나 입안으로 분무하면 약물자체의 독소(毒素)가 인체 내 유전자 구조에까지 영향을 미쳐 치료기회를 영원히 잃어버리는 경우까지 발생할 정도로 몸이 망가지는 경우도 있다. 인스턴트식품 역시 무해하다고는 하나 법적인 허용범위 내에 있는 여러 가지 방부제나 색소 인공조미료(MSG, 맛소금, 항산화제, 사카린)등의 식품첨가물(수백종류)이 첨가된 인스턴트 식품의 범람 등으로 인하여 나이 어린 성장기 때부터 섭취하여 인체 내 면역체계를 악화(惡化)시키는 요인이 되고 있다. 또한 우리가 평소에 사용하는 밥그릇, 물컵, 국이나 찌개 그릇 등이 플라스틱 용기라서 환경호르몬이 우리 입으로 들어간다.
세번째 독소는 현존하는 문명의 이기를 통한 각종 전자파(컴퓨터, 휴대전화기, TV, 전자레인지, 전기장판)의 과도한 노출로 인한 인체내 면역체계의 저하 그리고 진단 목적이건 치료 목적이건 과도한 X선을 통한 방사선 노출(과도한 방사선축적)로 인한 인체내 세포의 괴사 등으로 역시 몸에 손상을 준다.

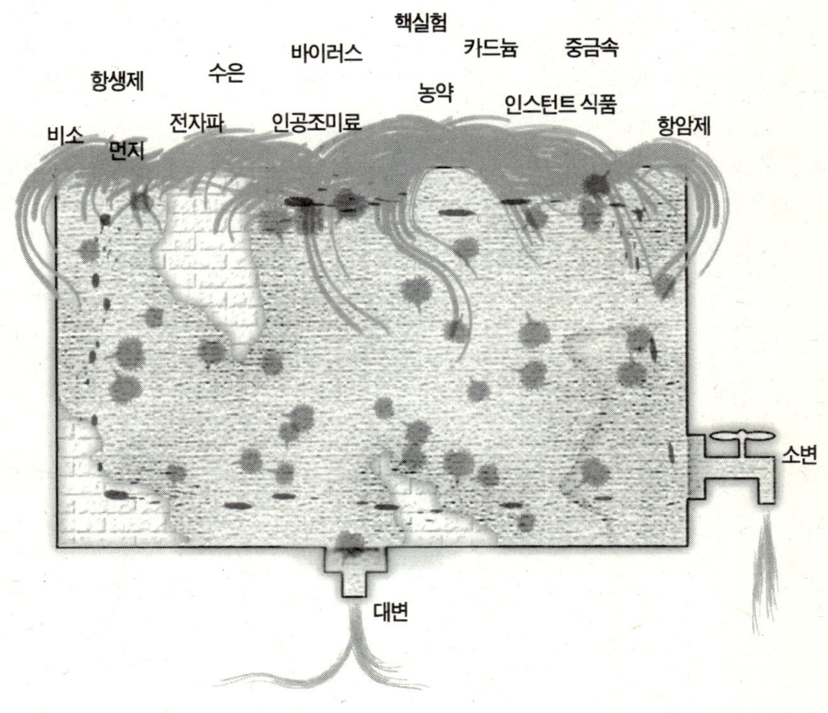

핵실험
바이러스
카드늄
중금속
항생제
수은
농약
인스턴트 식품
비소
전자파
인공조미료
항암제
먼지
소변
대변

요즈음 심지어 이웃나라에서의 핵실험으로 인한 방사능독이나 전쟁으로 폭탄에서 나오는 유황독 역시 강원도 심산유곡의 토양에서도 발견된다고 하니 방사선독(핵독) 유황독 하면 강 건너 불구경 하듯 할 일이 아닌 것이다.

기타 공해물질을 다루는 산업현장의 독소나 매연(자동차), 폐기물처리장의 독소(다이옥신)에 이르기까지 불과 100년 전만 해도 상상도 못한 "독소"들이 우리 생활 주변 가까이에 널려져 있는 실정으로서 이와 같은 여러 독성 물질의 축적으로 인한 질환이 빈발함에도 현재 의학적으로 노출 위험의 기준도 없고 원인 규명조차 못하는 실정일 뿐만 아니라 어느 정도 알고 있어도 해독하는 법조차 없는 실정인 것이다.

네번째 마음의 평화를 잃어버려 분노 등이 자주 발생하는 경우는 마음을 편안하게 갖는 수양을 하여야 한다. 이러한 현대의 공해문명으로 인한 독소에 대해서는 기존의 의서(醫書)에도 원인(原因)이나 증상(症狀), 또는 치료법(治療法) 같은 방법이 존재(存在)할리 없기 때문에 새로운 시야에서 연구하고 노력하여 위와 같은 여러 독소에 대하여 예방하고 치료하는 방법을 개발하여야 한다.

(1) 독소(毒素)에 대한 예방 치료법

첫째, 독성물질은 우선 피하는 게 가장 우선적인 예방법(豫防法)이다.

둘째, 내 몸을 건강하게 하여 오장육부의 원활(圓滑)한 대사를 유지(維持)시켜 설령 독성물질이 들어 왔어도 자연히 배출(排出) 시키도록 유도해야 한다.

세째, 몸에 과도한 독성물질의 축적으로 질병이 발생하여 계속적인 증상이 있으면 해독하는 약(藥)으로 적극적인 치료(治療)를 해주어야만 한다.

첫 번째 같은 경우 **독성물질을 피하는 방법**은 약간의 비용이 들더라도 오염 안된 깨끗한 천연생수를 구해 복용하거나 무농약 유기농법을 통한 농산물을 구입하여 복용하고 천연적인 자연 식품을 섭취하면서 화학약품의 섭취를 최소화하도록 하여야 한다.

전자파처럼 우리 생활에 직접 영향을 미치는 경우 역시 피해야 한다. 전기장판 사용을 금하고 전자레인지 바로 앞에서 몸이 노출되지 않도록 한다. 휴대 전화기는 이어폰을 끼고 사용한다. 평소에 사용하는 밥, 국, 찌개, 물컵은 유리나 사기 그릇으로 사용한다.

두 번째의 경우처럼 **건강한 몸을 만들기 위해서는** 운동(運動)을 주기적으로 하여 호흡(呼吸)이나 피부(皮膚)를 통해 땀을 배출시켜 몸 속의 여러 독성물질을 배출(排出)시켜 주는 것이 좋다. 또한 운동 시 또는 평소에 자연생수를 자주 복용하여 대소변으로 독소가 빠져나가도록 도와주는 것도 좋다.

특히 우리 몸의 하수도(下水道)장치인 림파선을 활성화 시켜야 한다. 림파관(淋巴管) 내의 림파액은 심장과 달리 배출기관이 없어 림프관벽의 수축작용, 골격 근육의 수축작용, 체액의 압력으로 이동하므로 운동은 림프순환과 해독에도 도움을 준다.

현대인은 독성물질(생활하수량)이 많아 림파시스템(하수도 처리 정수장)이 매우 격무에 시달려 림파관이 막히는 부작용이 잘 발생한다. 림파관이 막히면 림파관내의 백혈구등이 병균이나 이물질을 방어(防禦)하고 청소하는 등의 일에 방해를 받아 면역기능이 저하된다.

세 번째의 경우처럼 **치료할 정도의 독성물질이 있는 경우**는 운동이나 여러 가지 방법을 동원해도 몸의 독성물질이 제거되지 않는다. 이럴 때는 각각의 독소에 맞는 해독하는 약을 써서 적극적인 치료로 해독을 시켜야만 한다.

일반적인 해독의 민간요법으로는 북어(황태)를 반드시 "조선간장"만으로 간(짭잘하게)을 하여 국을 끓여 약처럼 1일3회 국물만을 미지근하게 식후 즉시 4 ~ 5일간 복용하고 독소가 심할 경우 최대 15일까지 복용하는 것이 좋다. 평소에 된장, 조선간장, 마늘 등을 복용하면 몸 안의 기생충(寄生蟲) 구제에도 좋다.

농약 같은 수은 독의 경우는 검정콩에 감초를 넣어 끓여 복용하거나 녹두 같은 해독식품을 이용한 숙주나물 녹두전 등을 평소에 자주 복용 해주는 것이 좋다.

하루에 한끼정도 잡곡밥(쌀+수수+보리)에 올리브유(압착(壓搾)하여 짠)로 계란(유정란)을 익혀(후라이) 넣은 다음 참깨소금과 들기름을 적당량 넣고 조선간장으로 간을 하여 비벼 먹으면 해독과 면역력 향상에 도움이 된다.

해독하는 치료약을 통한 해독법의 원리(原理)는 해독하는 일차적 기관이 간장(肝臟)이고 가래나 담(痰)이 비장(위장)에서 발생하므로 우선 간 기능과 비장기능을 개선하는 약과 함께 몸의 배설기관(排泄機關)인 신장(腎臟)의 대사를 활성화(活性化) 시키는 치료약(治療藥)에, 염증(炎症)이 있으면 염증을 없애는 약을 추가(追加)하여 독성물질(毒性物質)이 잘 배출되도록 하는것이 기본(基本) 치료법(治療法)이다.

서양 의학적으로 본다면 인체의 방어와 생명유지의 근본(독소제거, 폐기물제거, 백혈
구생성, 항체생성, 림프액, 영양소를 세포로 분배 등등)이 된다는 림파시스템을 가동시
켜 배독(排毒)을 한다고 볼 수 있다.

몸에 독성물질이 일정량 이상 축적(蓄積)되면 염증(炎症)가래(痰)같은 병리적 물질
이 발생하여 혈액을 타고 전신으로 순환하여 그 사람의 가장 허약한 곳에 침입하여 병
증상을 일으킨다.

(2) 독소(毒素) 축적(蓄積)으로 인한 증상(症狀)

대표적으로 독소가 담(痰)의 형태로 뭉친 곳이 견정혈(어깨관절과 뒷목사이)이며 요
즈음 양어깨가 딱딱하게 뭉쳐있는 견비통 항강통(뒷목통)이 많다.

예를 들면 어깨, 목, 허리, 무릎 등의 뼈마디와 근육이 저리고 아픈 신경통 관절염 두통
등의 여러 통증을 유발한다. 위(胃)나 장(腸)에 독성물질이 침입하면 소화불량, 복통,
설사, 어지러움, 메스거움(오심), 구토 등의 증상이 나타난다. 피부(皮膚)나 이비인후
과(耳鼻咽喉科) 계통에 작용하여 눈충혈, 눈피로, 갑작스런 시력저하, 각종 알러지, 아
토피 피부염, 두드러기, 코피, 기침, 인후통 등을 발생케 한다.

뇌막(腦膜)에 침입하여 뇌수막염을 일으키거나 심하면 간질도 발생케 하고 안면신경
에 침입하여 입이 삐뚤어지는 구안와사나 눈밑이 떨리는 틱 같은 증상을 일으키기도
하고 생식기(生殖器)에 침입하여 월경장애, 무월경, 월경출혈 등을 발생케 할 수 있고
몸의 면역체계를 저하시켜 자꾸졸림, 불면, 우울감, 짜증, 건망증 같은 극도의 "전신피
로증상"을 나타내게 된다.

각각의 증상(症狀)에 병명(病名)을 붙여 보자면 독감, 감기, 몸살, 산후풍, 갱년기장애
같은 수많은 병명(病名)을 붙일 수 있다.

독소증상을 잘 치료하게 되면 몸을 대청소하는 큰 효과가 나타난다.

이런 경우에 독성물질의 개념을 모른다면 각각의 증상(症狀)에 관절통 같은 경우 정
형외과적 치료나 침치료, 물리치료를 해야되거나 위장증상의 경우 단순 소화기 병으
로 간주하여 치료하거나 피로를 호소하는 경우 각종 비타민제나 보약개념의 한약 같
은 국소적인 증상을 개선하는 치료약을 복용하게 된다.

그러나 근본적인 원인 제거가 되지 않으면 치료효과가 나타나질 않고 오히려 몸이 더

괴로운 부작용이 나타나게 된다. 질병 치료시 독성물질의 침입이나 축적이 되었을 경우 사실 그 어떤 치료법 보다 독소증상을 가장 우선적으로 치료해 줘야한다.

가장 먼저 해독(解毒)한 후에(몸이 청소가 된 후에) 몸의 각 병 증상에 맞게 치료를 해야만 한다.

(3) 해독(解毒)시 반드시 지켜야 할 사항

첫째, 술을 반드시 금한다. 왜냐하면 독성물질이 있으면 대게 염증(炎症)이 발생하여 피가 뜨겁기 때문이다. 혈액의 염증에 술의 복용은 불난 집에 휘발유를 끼얹는 것이다. 사실 술을 복용 해보면 알 수 있다. 평소 주량의 반도 안되어 취하거나 몸의 상태가 바로 저하되고 병 증상이 악화됨을 느낀다.

둘째, 모든 동물성 고기(육식), 튀김요리, 인스턴트 가공음식을 금(禁)한다. 이유는 동물성 지방 역시 염증에 도움을 주기 때문이다.

셋째, 과로를 피하고 쉬어야 한다. 독이 몸에 존재하면 몸 속의 백혈구가 병균과 싸우고 있어 체내 면역이 저하되어 피로해지므로 과로(과도한 운동, 성생활)를 피하고 휴식을 해주는 것이 최상이다. 이러한 상황에서 운동하면 더 피로하고 운동하다가 몸의 부상(負傷)등이 와서 다치기 쉽다.

몸의 휴식(休息)은 또한 독소배출의 최상(最上)의 조건을 만들어 준다.

넷째, 육류(肉類) 대신 단백질은 된장국, 청국장, 콩나물, 기름기 적은 흰살 생선(명태, 대구, 가자미 등)같은 식품을 많이 섭취(攝取)해주는 것이 가장 좋고, 다음으로 야채와 과일을 골고루 복용하는 것이 좋다.

다시 한번 강조한다면 몸에 그 어떤 질병이 존재하면 현대인은 우선 독성물질의 존재 여부를 검사하여 독소가 있다면 우선 해독한 후에 원래 있던 질병을 치료하는 것이 가장 중요한 관건이다.

해독요법(解毒療法)! 이것이 현대인의 질병 특히, 난치병(難治病)을 가장 근본적으로 완치(完治)시킬 수 있는 비결이 된다.

한의학적으로는 식독(食毒), 수독(水毒), 혈독(血毒)을 대표적인 삼독(三毒)으로 보았다

(4) 해독해야할 대표적 독소의 종류

①독소(인플루엔자 virus / 각종세균 / 박테리아 / 기생충)
②약물독(steroid 계통의 화학약품독, 항암제 치료 후유증 독)
③농약독(수은독소), 수은제제 외용약독, 유해 중금속독
④방사능독(방사선치료 후유증, 과다한 방사능노출 독)
⑤폭탄독(전쟁으로 인한 유황독)
⑥식품첨가물독(방부제, 항산화제, 감미료)

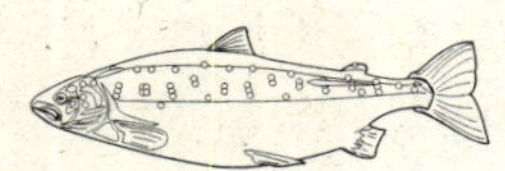

6. 음식의 성질에 대하여

(1) 식이요법의 원리

한의학적인 식이요법의 원리(原理)를 이해하려면 우선 한의학에서 음식물이나 약물이 갖고 있는 기미(氣味), 즉 물질이 갖고 있는 성질(性質)과 맛을 알아야 한다.

한의학에서 물질을 분석(分析)할 경우 어느 한 성분보다 그 물질이 갖고 있는 맛(味)은 시다(酸), 쓰다(苦), 달다(甘), 맵다(辛), 짜다(鹹)와 차고 덥고 따뜻하고 서늘한 한(寒), 열(熱), 온(溫), 냉(冷)의 성질을 파악하였다. 한열온냉의 온도(溫度)는 물리적인 변환(變換)으로 변하지 않는 그 물질이 갖고 있는 고유의 성질을 말한다.

예를 들어 "닭고기의 성질이 뜨겁다"고 말할 때 냉장고에 넣어 차게 해서 복용해도 닭고기의 뜨거운 성질은 남아 있어 열을 낸다.

반대로 "돼지고기가 차다"고 하는 성질 또한 아무리 뜨겁게 구워먹거나 끓여 먹어도 돼지고기의 찬성질은 그대로 남아 있어 몸의 열을 내린다.

대개 맛(味)이 쓰거나 짠 경우는 그 물질의 성질이 차거나 냉한 편이고 맛(味)이 달거나 매운 경우는 그 물질의 성질이 따뜻하거나 뜨겁다고 보면 된다.

질병치료시 뜨거운 열병(熱病)에는 찬 성질의 약을 사용하는 게 이치(理致)이다.

염증(炎症)에 사용하는 소염제(消炎制)의 경우 염(炎)이란 글자를 보면 불화(火)가 두개 있다.

염(炎)을 제거하는 약이 소염제이므로 소염제는 찬성질의 약인데 소염제의 약 맛을 보면 매우 쓰다. 한약 중에서 열병(熱病)에 쓰는 약이나 염증제거에 쓰는 약의 맛은 대개 매우 쓴맛을 갖고 있다. 그러므로 물질이 갖고 있는 구체적인 성분은 몰라도 맛을 통해서 그 물질이 갖고 있는 온도를 알 수 있는 것이다.

한냉(寒冷)과 온열(溫熱)의 중간에 존재하는 성질을 평(平)하다 하여 어느 한쪽으로 음식물의 성질이 치우치지 않은 것을 말한다. 평한 음식은 원래 평한 것이 있고 찬성질의 음식과 뜨거운 성질의 음식을 배합하여 인위(人爲)적으로 평(平)하게 만든 음식이 있다. 예를 들면 청국장은 원래 평한 성질의 음식이다. 찬성질의 오이에 뜨거운 성질의 부추를 배합한 오이소배기는 평(平)하게 만든 음식이다.

(2) 몸에 맞는 음식물

몸에 맞는 음식물은 사람에 따른 내장(위장)의 온도와 관련이 있다.

찬성질의 위장 온도를 갖고 있는 사람은 따뜻한 성질의 음식이 좋을 것이고 뜨거운 성질의 위장온도를 갖고 있는 사람들은 찬성질의 음식을 찾을 것이고 찬성질의 음식을 먹고 속이 편안함을 느낄 것이다.

위장 온도(溫度)도 병이 없는 상태에서의 생리적 온도가 있고 병이 있는 상태에서의 병리적 온도가 존재한다. 위장이 뜨거운 사람이 찬성질의 음식물을 좋아 하다가 병이 들면 오히려 찬물보다 뜨거운 성질의 음식물을 먹어야 속이 편하다는 호소를 한다.

이런 경우 치료를 하면 원래 자기 몸의 온도를 찾게 되는데 일시적으로 병 때문에 바뀐 병리적인 온도를 생리적인 온도로 잘못 알 수 있다.

사실 음식물의 온도를 가장 많이 이야기하는 것이 사상의학이다. 사상의학이 나온 후부터 각 체질에 따른 구체적인 식이요법을 이야기하였다. 사상의학에서 양인 체질의 위장 온도는 높고 음인 체질의 위장 온도는 낮다. 위장 온도가 가장 뜨거운(熱) 체질은 소양인이고 따뜻한(溫) 체질은 태양인이다. 위장 온도가 가장 찬(寒) 체질은 소음인이고 서늘한(冷) 체질은 태음인이다.

그러므로 가장 위장이 뜨거운 소양인 체질에는 찬(寒)성질의 음식이나 약(藥)을 복용해야 몸이 평(平)한 상태인 균형과 조화된 위장 상태가 된다. 이런 원리로 위장이 따뜻한(溫) 태양인 체질에는 서늘한(冷)음식이나 약(藥)의 복용이 가장 좋다.

음인 체질인 소음인은 위장이 가장 찬(寒) 체질이므로 뜨거운(熱)음식이나 약(藥)을 복용하는 것이 가장 좋다. 태음인처럼 위가 냉(冷)한 체질은 따뜻한(溫)성질의 음식이나 약(藥)이 가장 좋다. 이런 원리로 볶음밥, 누룽지 같이 열을 많이 가(加)한 음식은 뱃속이 찬 음인 체질에 좋다.

체질에 따른 식이요법의 큰 흐름은 **건강한 생리적(生理的) 상태(狀態)에서의 식이요법**을 말한다. 독감(毒感)으로 몸에 염증이 심할 경우 태음인 체질에는 소고기가 좋다 하더라도 독감 같은 질병이 있을 경우 금해야 한다. 당뇨나 중풍 같은 병이 있을 때도 그 병에 적합한 식이요법은 별도로 존재한다.

염증성(炎症性) 병이 있을 경우는 모든 체질에 동물성 지방인 육고기나 튀김요리를 삼가 하고 필요한 단백질은 콩이나 콩나물, 기름기가 비교적 적은 흰살 생선(명태, 우럭, 세꼬시, 대구 등)으로 보충하는 게 좋다.

몸의 질병이 아주 심한 경우는 체질에 따른 음식을 철저히 지키는데 좋고 어느 정도 **병이 심하지 않은 경우나 건강한 경우**는 자기 체질에 좋은 음식의 비율을 높이고 체질에 해로운 음식을 적게 복용하면 된다. 결국 체질에 이로운 음식과 해로운 음식을 혼합해

寒	冷	平	溫	熱
참치, 고등어, 공치, 오이, 돼지, 오리, 겉보리, 참외, 미나리, 고구마 맥주	배추, 산천어 새우, 오징어 낙지, 문어, 메밀 파인애플, 머루, 포도, 다래, 배, 상추, 들깻잎	양배추, 양상추 양파, 명태, 멸치 토마토, 된장, 청국장 조선간장, 익은김치 오이+부추	갈치, 소고기, 현미, 복숭아, 사과, 메실, 감자, 무, 파, 미역, 당근, 가자미 종류	조기, 우럭, 부추, 닭고기, 개고기, 붉은고추, 현미찹쌀, 귤, 오렌지, 인삼, 바나나

음식의 성질

복용하면 무방한 경우가 많다.

음식이건 약이건 한가지 음식이나 약이 단방(單方)으로 섭취하면 체질에 영향을 받으나 복합(複合) 처방을 구성해서 투약하거나 찬 음식 더운 음식을 섞어서 복용하면 중화(中和)되어 대부분의 체질 모두 섭취 할 수 있는 음식이 되는 것이다.

약의 경우에도 인삼을 인삼만으로 끓여 복용하면 소음인 체질(병이 있을 경우)에만 좋지만 인삼이 다른 여러 한약재와 배합하여 질병을 치료하는 처방이 되면 소음인 이외의 체질도 복용 할 수 있는 것이다.

산후에도 대부분 우리 나라에서는 미역국이나 늙은 호박을 먹는데 양인체질에는 미역이나 늙은 호박(성질이 따뜻해서)이 해롭다. 특히 산모가 미역국에 따뜻한 성질의 소고기를 넣고 끓여서 복용하면 열 소양인 체질은 오히려 얼굴이 붓는 것을 볼 수 있다. 양인체질에 맞는 미역국은 찬성질의 들깨가루, 조개등을 넣어 끓여 먹으면 성질이 평(平)해져서 먹어도 좋다.

우리 나라 음식 중에는 이런 원리로 섞어 놓아 모든 사람들이 복용해도 탈이 안 나도록 배합해 놓았다.

또한 발효(醱酵)되어 음식의 성질이 평(平)하게 되어 모든 체질에 좋은 음식이 있다.

배추는 성질이 냉하여 양인 체질에 좋고 무는 따뜻한 성질로 음인 체질에 좋으나 김치를 담아 발효되어 익으면 모든 체질에 좋은 음식이 된다. 달랑 무처럼 무(음인체질)와 무청(양인체질)을 같이 복용하면 모든 체질에 좋다.

수수, 노란콩, 양상추, 양배추, 양파, 신선초, 토마토, 명태, 콩나물, 된장(청국장) 등은 애초에 평(平)한 음식이다. 이런 음식은 모든 체질에 좋은 음식이다.

인간이 생명을 유지하는 것은 호흡(呼吸)을 통한 공기의 흡입(吸入)과 음식물을 통한 곡기(穀氣)의 섭취(攝取)로 인한다.

결국 우리 **몸을 만들고 유지(維持)시켜 주는 것은 음식물(飮食物)**이다. 내 몸의 체질에 맞는 자연적(自然的)인 음식을 복용(服用)한다면 질병의 예방(豫防)과 건강에 한 발 앞서 간다고 볼 수 있다.

평(平)한 음식의 예(例)

· 찬성질의 오이와 뜨거운 성질의 부추를 합한 오이소배기
· 뜨거운 성질의 개고기에 찬 성질의 들깨가루와 들깨잎을 넣은 보신탕
· 뜨거운 성질의 닭고기에 찬성질의 맥주의 복용
· 찬 성질의 돼지고기에 뜨거운 성질의 파채로 싸먹거나 고추장에 마늘을 갈아 돼지고기에 양념하여 복용
· 찬성질의 상추나 들깨잎에 따뜻한 성질의 쑥갓,소고기를 같이 싸서 복용
· 냉한 성질의 오징어에 뜨거운 성질의 초고추장을 찍어 복용
· 찬성질의 돼지고기를 뜨거운 성질의 계피 물에 삶아서(보쌈, 족발) 복용
· 찬성질의 냉면, 메밀국수에 뜨거운 성질의 고추장 양념이나 생무를 갈아 타 먹는다

〈부록참조〉

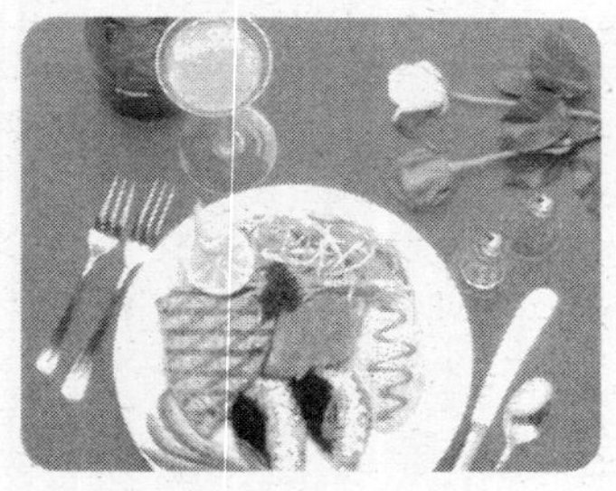

체 질

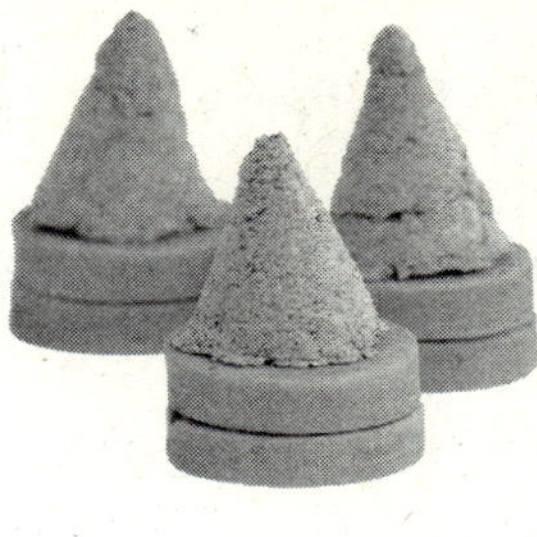

사상체질(四象體質)에서 음양으로 분류하여 팔체질(八體質)까지는 분류할 수 있어도 그 이상의 체질분류는 이치에서 멀어집니다.

이제마 선생은 태양(太陽)·소양(少陽)·태음(太陰)·소음(少陰)의 사상(四象)으로 나누시고 각각의 사상인(四象人)의 병증(病症)을 둘로 나누어 분류 하셨습니다.

두 병증(病症)은 몸의 겉과 속을 뜻하는 표병증(表病證) 리병증(裏病證)입니다.

각 사상(四象)에 표병증 리병증을 나누면 팔 체질(八體質)로 분류(分類)됩니다.

1. 체질(體質)이란?

체질(體質)이라는 뜻을 풀이 해보면 개체(個體)의 형질(形質)을 말합니다. 인간 개인(個人)의 몸(體)이 갖고 있는 형태(形態)에 성질(性質)이 있는 것을 말하는 것이지요. 형태(形態)가 몸이라면 성질은 마음입니다. 이런 이유로 컴퓨터는 형태(形態 : 틀)는 있지만 마음이 없기 때문에 체질이 존재(存在) 할수 없습니다. 성질(性質)은 성격(性格)과 기질(氣質)의 두 가지 요소(要素)를 보유하고 있습니다. 성격(性格)에는 의지(意志)의 소질이 있고 기질(氣質)에는 감정(感情)의 소질이 있습니다.

성격(性格)은 생리적 기초(生理的基礎) 위에 환경적(基礎)작용으로 결정(決定) 됩니다.

유전인자(遺傳因子)나 신체적(身體的) 특질(特質), 문화적 요인, 가족(家族), 친구(親舊), 교육(敎育)등의 영향(影響)을 받아 변화(變化)가 올 수 있습니다.

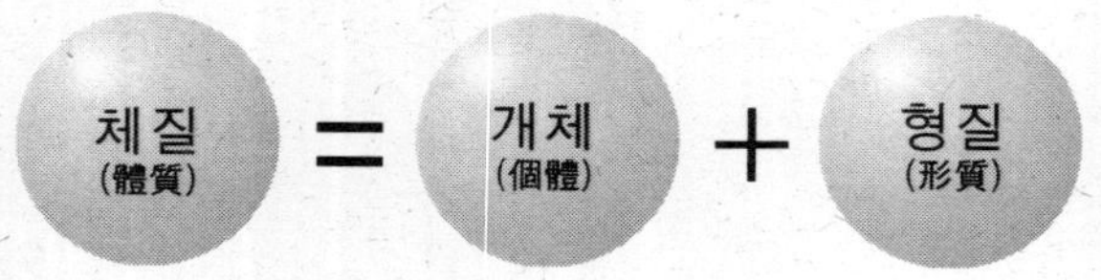

기질(氣質)은 개인의 정서적 반응(情緒的反應)의 특징(特徵)을 말하는데 경험(經驗)에 의해 변하기도 하나 주로 선천적(先天的)인 것에 고정(固定)되어 있습니다. 이 기질(氣質)에 대해서는 동양(東洋)에서는 황제내경(黃帝內經)이라는 한의학의 고전의서에서 논의(論議)가 되었고 서양(西洋)에서는 히포크라테스나 갈레누스가 체액병리설(體液病理說)과 사기질설(四氣質說)을 말함으로서 심리학(心理學) 분야에서 많이 응용하고 있습니다

그러나 체질(體質)에 의거하여 천부적(天賦的)으로 사람의 장부(臟腑)의 기능이

● 히포크라테스
BC 91년 아테네에서 로마로 옮기면서 그리스 의학을 로마에 전하였다. 히포크라테스의 체액병리설(體液病理說)에 반대하고 투약을 좋아하지 않았으며, 마사지와 수욕요법(水浴療法)을 중시하였다.
질병을 급성과 만성으로 구별함과 동시에 긴장과 경련을 분리하고 기관절개술(氣管切開術)의 창시자로 알려져 있다. 고형병리학설(固形病理學說)의 원조(元祖)이기도 하다.

허(虛)하고 실(實)함에 따라 생리(生理), 병리(病理), 약리(藥理)가 다르다는 사상의학(四象醫學)을 만들어 구체적(具體的)으로 인간의 질병(疾病)의 치료(治療)와 예방(豫防)에 응용할 수 있도록 새로운 의학(醫學)을 만든 것은 동무 이제마 선생이 최초(最初)라고 보면 됩니다.

사상체질은 인간이 태어나면서부터 생(生)을 마치는 순간까지 변치 않으며 대소(大小) 장부((臟腑)간의 길항작용(拮抗作用;상반되는 두가지 요인이 동시에 작용하여 그 효과를 서로 상쇄시키는 일)에 의하여 생리기능을 영위합니다.

사상 의학을 만든 이제마 선생이 말하기를 "내가 의학이 전해 온지 수 천년 후에 태어나서 옛사람들이 전해온 저술을 통하여 우연히 사상(四象)인의 장부(臟腑) 생리(生理)를 발견하게 되었다. 이는 종래의 의학과 확연히 다르므로 먼저 그 뿌리를 찾은 연후에 가지와 잎사귀를 취할 것이다." 하시고 "사상인의 장부기능이 대소(大小) 허실(虛實)이 있음은 천부적으로 되어진 품성(品性)이니 만치 재론(再論)의 여지가 없다"고 체질(體質) 고정론(固定論)을 말씀하셨습니다.

체질 사례

사실 1

갓난아이가 설사로 내원하였다. 소음인체질로 진단하고 분유를 복용하는데 무슨 물로 타는지 물어보니 보리차로 탄다하여 보리는 냉성식품이고 아이의 체질은 소음인이라서 뱃속이 찬 체질이니 생수를 끓여 분유를 타거나 현미 숭늉차로 분유를 타서 복용케 하고 돌려보냄. 수일 후 모친 내원 설사가 치료됐다고 신기해하며 자신의 병 진찰을 원함 (이런 경우 체질을 몰랐다면 설사병이나 장에 관한 약을 투여 했을 것임)

사실 2

체질에 관심 많은 딸아이 아빠가 대개 딸이 아빠체질 닮는다는 것을 알고 현미 숭늉차로 분유를 타 먹이길 원해 (아빠체질이 한성 태음인이므로) 그렇게 하시라고 아이를 보지 않은 상태에서 대답해 줌. 얼마 후 아이 아빠가 아이의 피부에 두드러기가 났다하여 직접 아이를 진찰해보니 의외로 아이의 체질이 한성 태양인으로 판명. 위의(임상례1) 경우가 생각나 분유를 보리차로 타거나 생수를 끓여 타 복용시키라고 알려주고 돌려보냄. 수일 후 아이 아빠 치료하러 내원하여 두드러기 없어짐을 말해줌(이 경우 역시 체질의학이 아니라면 피부 두드러기에 대한 약을 투여했을 것임)

이런 이유로 이제마 선생의 사상의학(四象醫學)의 원전(原典)인 동의수세보원(東醫壽世保元) 1914년판(版)의 서문(序文)을 쓴 한교연 이라는 이제마 선생의 제자(弟子)분의 글을 보면 사상의학이 얼마나 인류(人類)의 역사(歷史)에서 탁상공론(卓上空論)에 머물지 않고 실제 인간(人間)의 삶에서 중요(重要)한 발견(發見)인가를 알 수 있습니다.

[동의수세보원] (1914년판) 서문

하늘과 땅과 사람을 살펴볼 것 같으면 그 이치(理)는 하나일 뿐이니, 바로 만물을 생육시키는 기(生氣)를 운행·변화해 나가는 기틀인 것이다. 생명을 잘 키워 나가는 그 운행 변화의 근원을 '원(元)'이라 말하고, 그것이 공덕을 쌓으면서 근원을 잘 보존하는 것을 '도(道)'라고 한다. 아울러 말할 것 같으면 '태극(太極)'이고 나누어 부를 것 같으면 하늘·땅·사람이라는 '세 가지 극(三極)'이 된다.

태극은 음양이라는 양의(兩義)를 생기게 하고 양의는 사상(四象)을 생기게 하는 반면, 세 가지 극은 결국 이(理)와 기(氣)로 크게 하나로 묶어진다. 그러한 까닭으로 하늘에서는 춘하추동(四時)이 운행하고 땅에서는 동서남북(四方)이 정해지며 특히 사람에게 있어서는 사상(四象)이 생겨난다.

그 각각에는 줄고 늘고 차고 비우는 이치(消長盈虛之理)와 천 가지 만 가지로 변화 생성되는 기(化成應變萬殊之氣)를 갖추고 있는데, 깊이 연구하여 볼 것 같으면 결국 그러하도록 보존하고 키우고 낳고 하는 본성이 있어서 그러한 것이다. 그 본성이 그러할 수 있는 이치와 그러함으로써 이루어지는 공덕과 현상은 결국 하늘과 땅과 사람을 하나로 꿰고 있는 근원(元)으로 돌아가게 된다. 그러므로 천 가지 만 가지 서로 다른 기(氣)가 결국은 하나의 이(理)라고 하는 것이다. 이와 같으므로 양의니 삼이니 사상이니 오행이니 하는 특성들이 비록 서로 다르기는 하지만 하나의 근원을 오래도록 보존하여 키우는 이치는 하나뿐인 것이다.

그것이 실제 운용됨에 있어서 나머지는 품성의 이치로 논하게 되면 네 가지의 유형의 사상인(四象人)이 있게 된다. 마음에도 역시 그와 같은 이치로 희(喜)·노(怒)·애(哀)·락(樂)이라는 네 조각(偏)의 감정이 있게 되는데, 이것은 결국 오행의 원만함을 해치는 원인이 되는 것이다. 그러므로 오장육부에 생기는 병의 뿌리에도 서로 특색이 있게 된다. 그것이 본래의 모습대로 합해져 있어서 근원을 생육하는 면에서 논하게 되면 하나의 이(理)요 태극이 되는 것이다. 오로지 보존과 양육을 잘하느냐 못하느냐 하는 두 갈래의 노력에 따라서 결국은 세 가지의 등급이 이루어지게 되는 것이므로 기(氣)와 신(身)의 치료하는 방법은 그 두 길이 되는 것이다.

사람이 능히 그 뜻이 성실하고 마음이 발라서 그 성정(性情)을 폭발시키지 않거나 잘 조화시킬 수 있으면, 그가 사상(四象) 가운데에 어떠한 하나에 속하든 병이 없을 뿐만 아니라 장수하고 부귀를 누리며 이름이 하늘에 오르게 되는 것이다. 그러므로 그 마음을 일러서 '심천(心天)'이라 하고 그 심신(心神)을 일러서 '천군(天君)'이라고 한다. 성인(聖人)은 도덕이라는 지극한 삶의 표준을 세웠으므로 마음을 다스리는 훌륭한 의사이기도 하다고 말한다.

사람이 능히 뜻을 성실되게 못하고 마음을 바르게하지도 못하여 감정을 폭발시키고 조화시키지 못하게 되면, 네 조각으로 떨어져 나가는 감정에 감응함에 따라서 백 가지 병이 생긴다. 백 가지 병이 모두 사상(四象)에 뿌리를 두고서 결국은 요절(夭折) · 질병(疾病) · 우울(憂鬱) · 빈곤(貧困) · 악심(惡心) · 병약(病弱)이라는 여섯 가지 흉함에 이르는 것이다. 그럼에도 불구하고 병자는 병을 다스리는 최고의 요령이 바로 마음을 다스리는 길임을 알지 못할 뿐만 아니라, 의사조차도 병의 뿌리가 사상(四象)에 있다는 것을 모른다. 그래서 지금까지 온 세상의 그 많은 가슴 아픈 불행들이 곪아터지도록 손 한 번 제대로 써보지 못한 채 죽어가게 내버려 두어 왔던 것이다. 이런 상황이므로 동무(東武) 이제마(李濟馬) 선생이 그것을 깊이 걱정하여 이 책을 짓게 된 것이다.

열 셋이나 되는 경전에 실려 있는 성현들의 도덕이 어느 하나 우뚝하지 않은 것이 없건만, 끝내는 그 마음을 다스릴 줄 모르는 사람들의 병을 구할 수가 없음은 참으로 안타까운 일이다. 위로 중국의 신농(神農) · 황제(黃帝)로부터 아래로 요순(堯舜)에 이르기까지 삼대에 걸쳐서 이루어진 의학과 약학의 이론과 기술이 고명하지 않은 것이 아니었지만, 사상(四象)으로 나누어지는 사람의 병을 하나의 처방으로 다 치료할 수 없었던 것도 분명하였다. 지금까지의 여러 성현들이 못내 아쉬워했던 일이 아닐 수 없었다.

[동의수세보원]을 볼 것 같으면 그 이론은 비록 간단하지만 마음을 다스리는 요점과 병을 다스리는 요점을 함께 갖추고 있으면서도 이해하기가 쉽도록 되어 있다. 그리하여 세상에

미친 공덕과 혜택에 있어서 옛세 경전이나 신농·황제·요순에 의하여 제정된 문헌들을 넘어서고 있다 아니할 수 없다. 선생께서는 성인의 자질을 가지고 우리 나라 조선말기에 태어나시었지만 노년에 이르기까지 생활형편이 좋지 않았으므로 성인으로서의 큰 진리를 세상에 다 펴지 못하셨다. 세상에 남기신 공덕과 혜택은 이 책 하나에 그치지만, 만약 세상의 사람들이 이 가르침을 잘 지킨다면 이 하나만으로도 억만 년 토록 우리의 인생을 마음 놓고 맡길 수 있는 표준이 설 것이고 헤아릴 수 없는 심신의 건강을 누릴 수 있을 것이다. 이 책을 읽는 사람은 이 책이 단순히 우리 나라의 의술에 국한된 것이고 선생은 그저 병을 아주 잘 고치는 우리 나라의 의사였다는 정도로 인식함에 그치지 않도록 조심하여야 할 것이다. 이 책 속에 실려 있는 심신 건강의 큰 진리를 자세히 연구하여 보면 천국이 저 멀리 있지 않다는 것을 알게 될 것이다.

선생께서 대한제국 광무 4년(1900) 경자년에 돌아가시니 그 다음해에 여러 제자들이 선생께서 세상에 남기신 큰 진리의 공덕을 밝히기 위하여 이 책을 간행하게 되었다. 그 중 중판을 내었고 이 책을 항상 옆에 놓고 읽는 사람들이 갈수록 많아지니, 이 책은 장차 온 세계에 널리 보급되리라는 것쯤을 굳이 혜안을 가진 사람이 아니라도 알 수 있는 일이었다.

근래에 서울 소안동에 있는 보급서관의 김용준 사장이 이방면에 소양을 가지고 있으면서 이 책이 번번이 간행되지 못하여 선생의 공덕과 혜택이 널리 퍼지지 못하고 있는 현실을 보고 깊이 느낀 바 있었다. 출판비가 많이 소요됨에도 불구하고 이미 책을 다 꾸며놓은 뒤에 나를 찾아와서는 내가 일찍이 선생의 문하에서 가르침을 받으면서 자라났으므로 내가 검증을 하고 서문을 써야 한다고 말하였다. 나는 아직 배우는 사람으로서 어찌 학문의 깊고 큼을 욕되게 할 수 있을까마는 감히 물리치지 못하고 분수에 넘치는 행동인 줄 알면서도 이 글을 써서 선생께서 남기신 큰 뜻을 세상에 알려 볼까 한다. 아무쪼록 여러분들의 넓은 용서를 바란다.

서기 1914년 음력 정월
성당(誠堂) 한교연(韓敎淵) 씀

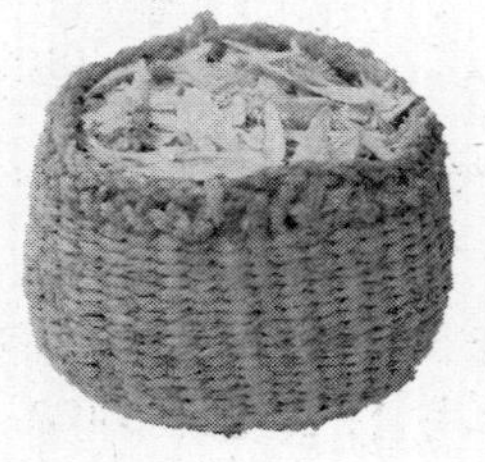

● 동의수세보원

활자본. 4권 2책. 1894년(고종 31)에 일부를 간행, 계속 증보하다가 저자가 죽자 1901년(광무 5)에 제자인
김영관(金永寬)·한목연(韓穆淵) 등이 유고를 정리, 완간하였다.
저자의 사상의학설(四象醫學說)을 집성한 저서로서, 성명론(性命論)·사단론(四端論)·확충론(擴充
論)·장부론(臟腑論)·의원론(醫源論)·광제설(廣濟說)·사상인변증론(四象人辨證論)의 7편으로 나누
어 각각 그 의방(醫方)과 치방(治方)을 서술하였다. 인체를 그 기질과 성격에 따라 태양(太陽)·소양(小
陽)·태음(太陰)·소음(小陰)의 사상(四象)으로 나누고, 질병을 치료하는 데 있어서는 증증(症證)보다도
오히려 체질에 중점을 두고 시술해야 한다고 주장하였다.
질병치료에서 종래와 같은 음양오행설의 공론에 의존하지 않고 환자의 체질에 중점을 둔 것은 한의학의
전통을 벗어난 획기적인 학설로 평가되고 있다.

2. 왜 사상의학인가?

사상(四象)은 주역(周易)에서 말하는 태양(太陽)·소양(少陽)·태음(太陰)·소음(少陰)을 이르는 말입니다. 주역은 우주 만물(萬物)의 변화(變化)를 음양을 통한 변화 원리로 풀이한 책이라고 하겠습니다.
'만물은 변화한다' 는 생각은 주역의 가장 기초(基礎)가 되는 것입니다.
태극(太極)에서 음양(陰陽)이 나오고 음양(陰陽)에서 사상(四象)이 사상(四象)에서 팔괘(八卦)로 분화(分化)됩니다. 자연계에서도 수정란(受精卵)이 분화하여 2개가되고 2개가 분화하여 4개가되고 4개가 다시 8개로 분화(分化) 되는 것을 봅니다.
왜 하나의 수정란이 둘로 분화(分化)된 다음 2에서 4로 4에서 8로 분화되는지 이유를 알지 못 합니다.
옛날 사람들은 이런 현상을 자연계의 이치(理致)라고 받아 들였습니다. 콩 심은 데 콩 나고 팥 심은 데 팥이 나는 것도 하나의 이법(理法)입니다. 수많은 콩 속에 하나의 팥을 넣어 심었다고 팥이 콩으로 나오게 되는 것이 아니지요.
자연계의 이법(理法)을 부호화(符號化)해서 만든 것이 역경(易經)이라고 보면 됩니다. 4라는 숫자는 무극(無極)에서 3번 분화(무극 → 태극 → 음 양 → 사상)해서 나온 것입니다. 사상(四象)에서 음(陰)과 양(陽)으로 분화된 것이 팔괘(八卦)입니다.
주역의 64괘(卦)가 나오는 것이 8괘(卦)의 기초(基礎)에서 나타나는 것입니다.
사상체질(四象體質)에서 음양(한열 : 寒熱, 표리 : 表裏)으로 분류하여 팔체질(八體質)까지는 분류할 수 있어도 그 이상의 체질분류는 이치에서 멀어집니다.
이제마 선생은 태양(太陽) 소양(少陽) 태음(太陰) 소음(少陰)의 사상(四象)으로 나누시고 각각의 사상인(四象人)의 병증(病症)을 둘로 나누어 분류 하셨습니다.
두 병증(病症)은 몸의 겉과 속을 뜻하는 표병증(表病證) 리병증(裏病證)을 말하며 각 사상(四象)에 표병증 리병증을 나누면 팔체질(八體質)로 분류(分類) 됩니다.

사상에서 분화된 팔체질을 보면 태양인표병증, 태양인이병증·소양인표병증, 소양인이병증·태음인표병증, 태음인이병증·소음인표병증, 소음인이병증으로 나눌 수 있습니다.
장부의 한열로 팔체질을 보면 태양인에서 표병증이 열태양인 이병증이 한태양인

소양인에서 표병증이 한소양인 이병증이 열소양인 태음인에서 표병증이 한태음인
이병증이 열태음인 소음인에서 표병증이 열소음인 이병증이 한소음인 으로 보면
됩니다.

체질＼병증	표병증	이병증
태양인	열태양인	한태양인
소양인	한소양인	열소양인
태음인	한태음인	열태음인
소음인	열소음인	한소음인

88페이지 체질분류 참조

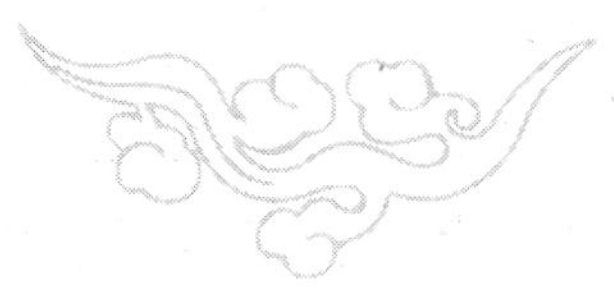

3. 사상체질의학(四象體質醫學)

사상체질의학은 이제마 선생이 창안(創案)한 의학인데 지금까지 알려진 것에 비해서 활용도(活用度)가 낮은 것이 체질을 정확(正確)히 감별하지 못하는데서 오는 어려움 때문으로 보인다. 이제마 선생 스스로도 체질을 찾는데 어려움을 느껴 체질을 찾기 위한 여러 가지 일화(逸話)가 전해져 내려온다. 그 만큼 체질감별이 어렵다는 의미를 지닌다. 지금까지 한의학에서 사상의학만큼 사람마다 체질을 표현하는 용어(用語)나, 분류방법, 체질감별, 판정이 다르고 주장하는 바가 다양하고 잘못된 설명으로 원전(原典)에서 동떨어진 경우가 많은 경우도 있었다. 심지어 체질이 없다고 주장하거나 체질에 따른 식이요법이나 섭생법이 달라 어느 것이 맞는 말인지 몰라서 아예 체질을 모르는 것이 낫다고 생각하는 분들도 있다.

앞으로 체질을 객관적(客觀的)으로 정확히 감별하는 방법이 나온다면 임상적으로 많은 도움이 되는 주류의학으로 인정(認定)받는 게 시간문제 일만큼 의학적 가치는 뛰어난 학문이다. 수 천 년의 동양의학 역사에 있어서 사상(四象)이라는 객관(客觀)에 따라 인간의 성질(性質), 생리(生理), 병리(病理), 처방(處方)등을 저술한 것은 이제마 선생의 사상의학이 최초(最初)라고 보면 된다.

체질의학의 치료법은 인간이 타고난 장부(臟腑)의 균형이 바르지 못할 때 바로잡아 그 사람이 본질적(本質的)으로 타고난 상태(선천적인 건강상태)로 환원(還元)시키는 방법이다. 가장 효과적인 사상의학의 치료는 사람의 질병이 발생을 했을 때 우선 체질적인 방법으로 그 사람이 갖고 있는 장부(臟腑)를 조절(調節)하면 치료가 되는 병적 상태(狀態)를 알아야한다.

질병상태가 병증상이 너무나 두드러질 경우에는 병 증상에 맞는 치료를 한 후 체질의학으로 장부균형을 잡아 치료를 마무리하는 게 좋다.

예를 들자면 교통사고를 당해 가슴에 멍이 들고 통증을 호소하는 환자를 치료할 경우 첫 번째로 타박(打撲)이라는 어혈을 치료하는 증상약(症狀藥)을 투여하는 것이 순서이다. 그후에 체질에 맞게 사고로 놀랜 심장이나 신장을 치료해주어 그 사람이 타고난 본질(本質)적인 장부(臟腑)의 균형을 잡아주면 된다. 질병 상태가 체질치료 만으로 치료가 되는 상태라면 병의 증상이 깊지 않다고 봐도 무방하다.

시대환경(時代環境)이 사상체질 치료 만으로의 질병치료를 어렵게 하기도 한다.

현대는 각종의 독성물질이 많아 해독치료가 많이 필요하다. 몸 안에 독성물질이 많아서 질병이 나타난 경우에 타고난 체질에 따른 본질치료(本質治療)로 몸 안의 독성물질을 해독한다는 것이 힘든 경우가 있다. 이런 몸 상태에서는 몸 증상에 따른 해독약(解毒藥)을 복용한 후에 체질치료로 가는 게 효과적이다.

또한 생명(生命)을 위협(威脅)하는 응급상황(應急狀況)에서는 체질을 떠나 대증(對症)적 방법으로 신속(迅速)하게 치료하는 게 필요하다. 예를 들어 갑작스런 호흡곤란으로 숨이 찰 경우에는 체질을 떠나 기관지확장을 시키는 처치(處置)를 하고 어느 정도 안정이 된 경우 체질치료가 효과적인지 증상을 변별하는 변증치료가 효과적인지를 결정해 치료를 해야 한다.

질병을 치료함에 있어 어느 한가지 방법이나 학문만으로 지구상의 모든 질병을 치료한다는 것은 무리가 있다. 서양 의학적 방법이건 동양의학적 방법이건 그 사람에 가장 적합하고 부작용 없고 효과적인 치료가 어느 것인지를 아는 것이 필요한 것이다.

질병치료에 있어 나의 학문적 방법이 아닌 타 학문적 방법을 자세히 연구해보지 않고 편견(偏見)을 갖고 무시하거나 치료를 방해한다면 그런 의사는 생명을 사랑하지 않는 의사로서 업(業)이 쌓여 응분의 괴로움이 그의 삶에 드리울 것이다. 수 천 년(數千年)동안 인류(人類)의 질병치료를 담당해온 한의학을 미개(未開)한 야만인인 주술사가 치료하는 방법인양 인식되어 온 것이 한국이란 나라에서 벌어진 역사이다.

모르면 겸손하게 배우는 것이 인간의 도리이다. 우리가 우리것의 귀함을 모르고 배척하는 사이 앞으로 한의학관련 치료기술이나 제품도 서양의 나라에서 수입(收入)될 것만 같은 우려(憂慮)가 든다.

또한 단순한 생각으로 ‘체질의학만으로 모든 병을 치료할 수 있다고 주장(主張)한다면 공해물질이 없던 조선시대 이전에는 가능하지 않았을까?’ 라고 생각해 본다.

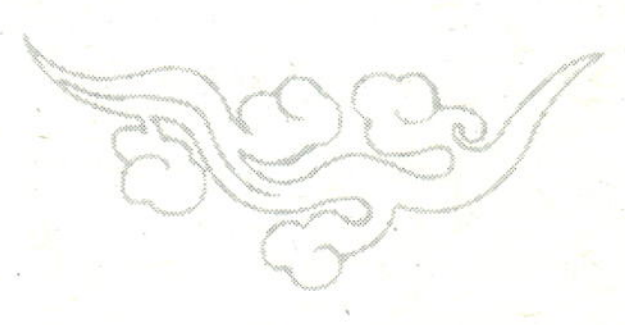

4. 사상체질(四象體質)

사상인의 체질을 찾아내려면 현재로써는 사상체질에 관한 처방약(處方藥)을 투여(投與) 해본 경험 많은 한의사(韓醫師)의 판단(判斷)을 받는것이 가장 정확(正確)한 방법(方法)이다.

사상체질을 찾아내려면 사람의 외모(얼굴모양, 몸통과 몸 전체의 생김새, 손모양, 손톱모양)와 심성(心性), 목소리, 질병(생리적 병리적상태), 걷는 모습, 평소의 기호 등을 종합(綜合)하여 판단해야 한다.

사람의 외모(外貌)를 본다면 사상(四象)에서 한열(寒熱)의 팔체질(八體質)로 나눈 것에서 배합(配合)되어 나타난다.

같은 열태양 체질이라도 부모가 모두 열태양인인 부모 사이에서 태어난 열태양인이 있고 열태양, 한태음부모 열태양, 열소양부모 열태양, 한소음부모 등등의 여러 경우(境遇)의 수(數)에 따라 태어난다.

같은 열태음인 이라도 부모의 체질이 어떤가에 따라서 외모를 보면 약간씩 다름을 볼 수 있다. 이것은 외모 뿐만 아니라 성정(性情)에서도 나타난다.

같은 한태음인 이라도 음인(陰人) 부모사이에서 태어난 한태음인 보다 부모중 한 사람이 양인체질인 경우 약간의 양인(陽人)의 끼가 보이는 한태음인 체질로 외모를 보면 약간 다르다. 형제나 자매는 부모 중 어느 한쪽의 체질을 대부분 닮아 태어나는데 간혹 할아버지 할머니 또는 외할아버지 외할머니를 닮아 태어나는 체질도 있다.

부모가 체질이 서로 다를 경우 그 사이에서 태어난 형제나 자매 중에 같은 체질이라도 부여(賦與)받은 체질의 전형적(典型的)인 모습을 하는 사람도 있고 다른 체질이 약간 섞인 이미지를 풍기기도 한다.

이제마 선생이 주장한 사상(四象)은 일생(一生) 동안 바뀌지 않는 불변(不變)의 체질을 말한다. 여덟 가지의 **전형적인 체질유형(類型)**을 알게 되면 어떤 체질의 부모사이에서 태어난 체질인지도 유추(類推)가 가능하다.

사상체질은 사상에서 팔 체질까지로 분화(分化)되는 것이 이치(理致)다. 팔체질에서 조합(8×8)되어 주역의 64괘(卦)처럼 64체질로 나뉘는 게 아니다.

동양인(東洋人)은 조상 대대로 음인(태음인·소음인)비율이 많이 배합되어 얼굴
모양이 넙적하고 평평한 편이다. 서양인(西洋人)은 조상 대대로 양인(태양인·소
양인)비율이 많이 배합되어 얼굴모양이 둥글한 편에 입체적으로 튀어나와 보인다.

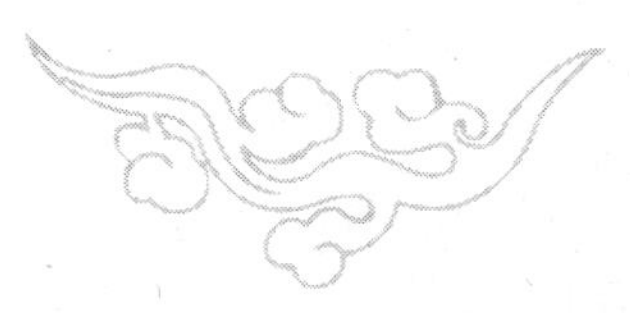

5. 체질분류(體質分類)

사상의학(四象醫學)을 구체적으로 기록한 책인 동의수세보원(東醫壽世保元)에 보면 사상인을 장부(臟腑) 대소(大小)로 체질(體質)을 분류하였습니다.

폐대간소(肺大肝小)한 체질을 **태양인** 비대신소(脾大腎小)한 체질을 **소양인** 간대폐소(肝大肺小)한 체질을 **태음인** 신대비소(腎大脾小)한 체질을 **소음인**으로 명명(命名) 하였습니다. 여기서의 대소(大小)라는 것은 형체학적으로 크다는 의미보다는 내장 기능이 실(實)하고 허(虛)하다는 것을 내포하고 있습니다.

양인체질인 태양인 · 소양인은 인체의 상부인 **폐장, 비장 부위**가 실(實)하여 몸통의 상체부위가 강해 보입니다. 반면에 인체의 하부인 간장, 신장 부위는 허(虛)하여 몸통의 하체부위는 약해 보입니다.

반면에 **음인 체질인 태음인 · 소음인**은 인체의 하부인 **간장, 신장 부위**는 실(實)하여 몸통의 하체부위가 강해 보이고 인체의 상부인 폐장, 비장 부위는 허(虛)하여 몸통의 상체부위는 약해 보입니다.

> 몸통에서 **폐장 부위**는 양쪽 겨드랑이에서 양쪽 젖꼭지부위 까지를 말하고 **비장 부위**는 양쪽 젖꼭지 밑에서 명치부위 까지를 말합니다.
> 명치에서 배꼽까지를 **간장 부위**로 보고 배꼽에서 아랫배 부위를 **신장 부위**로 봅니다.

폐장의 하부구조를 체질에서는 위완(위와 식도가 만나는 명치부위), 혀, 귀, 두뇌, 피부, 모발로 봅니다.

비장의 하부구조를 체질에서는 위(胃), 양유방, 눈, 등상부, 근(筋)으로 봅니다.

간장의 하부구조를 체질에서는 소장, 배꼽, 코, 허리척추, 육(肉)으로 봅니다.

신장의 하부구조를 체질에서는 대장, 생식기, 입, 방광, 뼈로 봅니다.

태양인 표병증은 해역증(解㑊證)이라 하여 요즈음 병명으로는 파킨슨씨병이나 루게릭병과 비슷한 증상을 보입니다. 부아(폐의 옛말)가 치밀어서 척추가 허약하여 질병이 발생하므로 폐의 열(熱)이 원인이 됩니다. 이 체질을 열 태양인으로 봅니다.

태양인 이병증은 열격증(噎膈證)이라 하여 요즈음 병명으로 식도경련 식도협착증으로 반위(反胃)가 되어 토하는 증상인데 소장기능이 냉(冷)합니다. 이 체질을 한태양인으로 봅니다.

소양인 표병증은 비장이 찬기운을 받아 피부가 찬 체질인데 이 체질을 한소양인으로 봅니다.

소양인 이병증은 위장의 열기운을 받아 몸 속이 뜨거운 체질인데 이 체질을 열소양인으로 봅니다.

태음인 표병증은 위완이 찬기운을 받아 피부가 서늘한 체질인데 이 체질을 한태음인으로 봅니다. 폐가 건조하고 찬체질에 속합니다(肺燥寒).

태음인 이병증은 간장이 열기운을 받아 간장이 뜨거운 체질인데 이 체질을 열태음인으로 보며 간장이 건조하고 뜨거운 체질에 속합니다(肝燥熱).

소음인 표병증은 신장이 열을 받아 피부가 뜨거운 체질인데 이 체질을 열소음인으로 봅니다.

소음인 이병증은 위장이 찬 기운을 받아 위장이 찬 체질인데 이 체질을 한소음인으로 봅니다.

> 사상의학속에는 팔강(음양, 표리, 한열, 허실)이 내포(內包)되어 있습니다. 음체질 양체질로 음양(陰陽)이, 표병증 이병증으로 표리(表裏)한열(寒熱)이, 사상체질에 따른 장부(臟腑) 대소(大小)로 허실(虛實)이 있습니다.

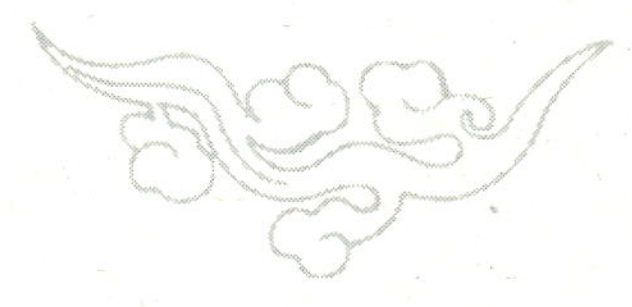

6. 태양인(太陽人)

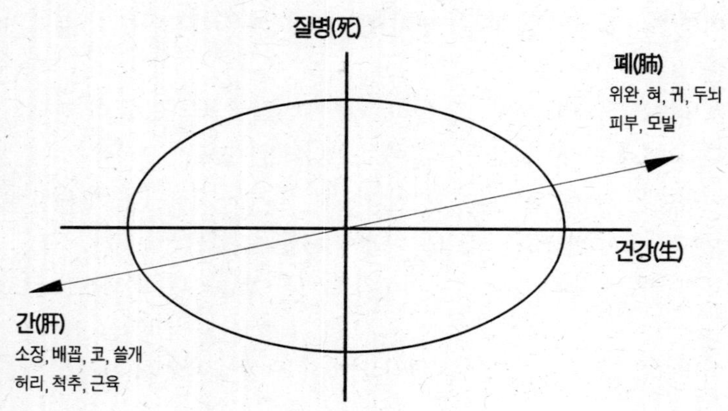

· 태양인(太陽人)의 상징(象徵)은 용(龍)이고 기품(氣稟)은 과단성(果斷性)과 패기(覇氣)다.

· 감각(感覺)은 청력(聽力)인 귀가 발달되어 있다. 오케스트라에서 태양인 지휘자가 잘못된 미세(微細)한 소리를 찾아낸다.

· 성품(性品)은 매사에 물러섬이 없고 나아가려는 기운이 강하고 지도력(指導力)이 강하다. 독선적(獨善的)인 성격이 있고 과장심(誇張心), 자존심(自尊心)이 강하다.

· 행동(行動)은 강직(剛直)함을 보여준다.

· 건강(健康)의 기준은 소변이 잘나오면 되고 요통(腰痛)은 중병(重病)의 전조증(前兆症)이다.

● 장부대소에 대해
태양인의 경우 폐대간소 하다는 것은 폐기능이 강하고 간기능이 약한 상태로 좌측의 그림처럼 간과 폐가 적당한 기울기로 존재할 때 즉, 적당한 불균형 상태를 건강한 것으로 본다. 기울기가 한쪽으로 더 기울면 질병상태로 된다. 간장과 폐장은 서로 상대적으로 영향을 주는데 간 기능이 안 좋아지면 폐 기능 역시 안 좋아지고, 간 기능이 좋아지면 폐 기능도 좋아진다.

질병의 정도에 따라 한쪽 장(臟)만 치료 할 수도 있고 양쪽 장(臟)을 동시에 치료해야 할 경우도 있다.

좌측의 폐대간소 도표에서 보듯이 질병치료시 태양인은 폐장기운이 강하므로 폐장기운을 빼내는 사법(瀉法)을 간장기운이 약하므로 간장기운을 보하는 보법(補法)을 사용한다.

태양인의 주 장기(臟器)인 폐장, 간장이외의 비장, 신장은 같은 양인체질인 소양인에 준해서 비대신소로 보면 된다. 만일 태양인이 비장과 신장에 질병이 오면 비장의 기운을 사하는 사법(瀉法)의 치료와 신장의 기운을 보하는 보법(補法)의 치료를 하면 된다.

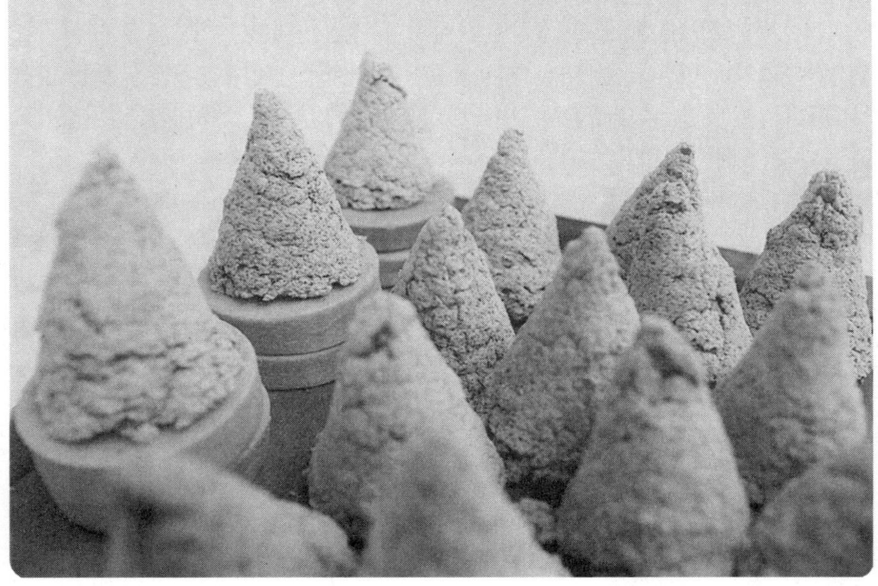

(1) 열(熱) 태양인(太陽人)

태양인(太陽人) 표병증(表病證) ●해역증(解㑊證)

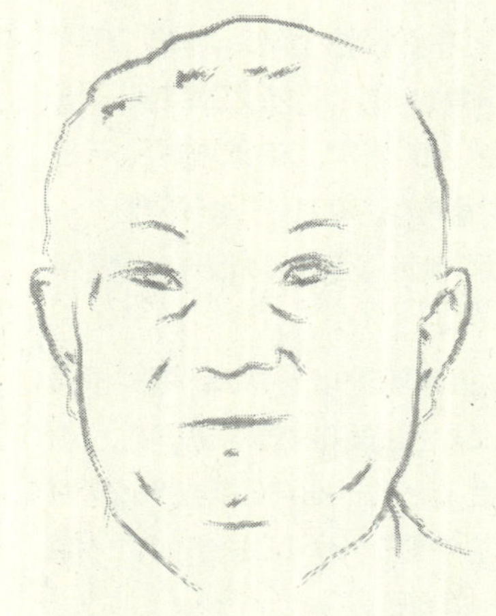

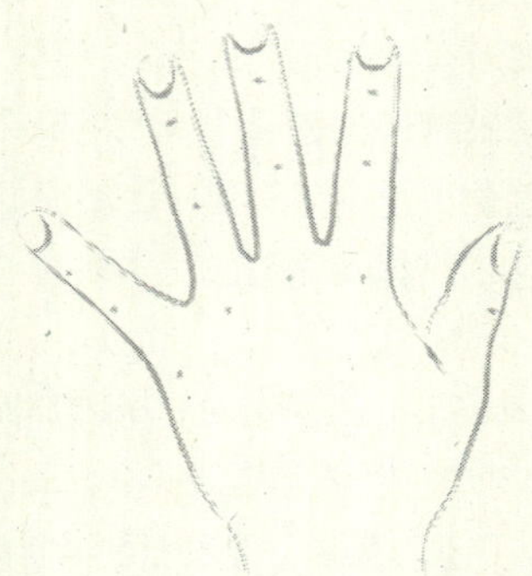

손가락이 짧은 편이고 손톱의 양선이 안은 좁고 밖은 넓어진다
손톱 단면은 약간 볼록하다

열태양인의 열(熱)은 '폐열(肺熱)'을 말한다. 폐에 열(熱)이 많아 성격이 급하고 화(火)가 나면 밖으로 표시(表示)가 나서 질병도 겉에 나타나는 표병증(表病證)이다. 급(急)한 성질(性質)로 일의 추진은 빠르나 너무 시대나 사회보다 앞서 나가는 주장(主張)이나 이론 또는 일을 하다 불같이 일어나거나 손해(損害)를 보는 양면성(兩面性)이 있다. 폐의 옛말이 부아인데 폐가 열이 많으므로 부아가 잘 치밀어오는 경향성(傾向性)이 많다.

열태양인은 얼굴 생김새가 열태음인(熱太陰人)과 비슷하다. 체형은 가슴이 넓고 떡 벌어져 있어 자신만만(自信滿滿)한 모습을 하고 있다. 여자의 경우에는 가슴이 벌어져 옷맵시가 안 난다. 얼굴이나 몸의 체형이 정사각형으로 넓적한 편이며 머리가 크고 눈매가 힘이 있고 배가 앞으로 나오고 몸 전체가 강골(强骨) 이미지를 풍긴다.

폐(肺)가 강(强)해 하늘의 기운(氣運)을 많이 받아 바람을 잘 일으키는 기질(氣質)이며 운동가(데모, 시민운동, 개혁가) 중에 많이 있다.

자기(自己)를 신격화하는 교주(敎主)로 행세하는 사람 가운데 대부분은 열태양인의 체질로 보면 된다. 극공무사(極公無私 : 지극한 공으로 사사로움이 없다)한 마음이 있어 깊은 산 속에서 나라와 민족 인류(人類)를 위해 기도(祈禱)하거나 비영리(非營利) 민간단체(民間團體)를 만들어 공공(公共)의 이익을 추구(追求)하는 일을 보람으로 삼는 사람 또한 주로 태양인의 체질이다.

귀(耳)가 발달하여 하늘의 시간(天時)을 잘 들어 미래(未來)를 보고 투자(投資)하는 직관(直觀)이 발달하고 예언(豫言)하는 선지자(先知者) 기질이 있다.

한태음인은 예민해서 소음(騷音)이 있으면 잠을 못 자는 반면 열태양인은 귀가 소리에 민감해서 못 잔다.

폐기(肺氣)가 강(强)해 목소리도 굵고 우렁찬 경우가 많고 고음(高音)을 잘 내는 성악가, 가수를 보면 열태양인이 대부분이며 장시간을 노래를 불러도 지치지 않는 면이 있다.

예리(銳利)한 직관(直觀)과 풍부한 상상력으로 장편소설을 쓰는 대문호나 천부적인 작곡가, 소설가 같은 예술인이 많은 체질이다.

사업을 하여도 태음인처럼 한걸음 한걸음 성장시키는 것이 아니라 기발한 발상(發想)으로 새로운 것을 창조, 발명하여 한순간에 대재벌의 반열에 올라간다.

태양인은 타고난 건강(健康) 체질(體質)이다. 그래서 잔병치레를 잘 하질 않는다. 그러나 간기능(肝機能)이 약(弱)하므로 기름기 많은 육류(肉類)나 기름에 튀긴 음식, 인스턴트 가공식품의 섭취는 삼가야 한다.

항상 푸른 야채나 기름기 적은 생선 등을 섭취하여 몸에서 부족한 청색소(靑色素)인 간의 포도당(葡萄糖)을 보충해 주어야 한다.

음식은 조개탕(해물탕)처럼 담박(淡泊)하고 깨끗한 음식이 태양인에 좋다.

태양인은 간(肝)이 약하여 간염(肝炎)이나 황달(黃疸)에 걸리기 쉽고 목이나 허리 같은 척추(脊椎)가 약하다. 강직성(强直性) 척추염(脊椎炎)이란 질병(疾病)이 열태양인 병(病)이다. 여자(女子)의 경우 간기능(肝機能) 허약(虛弱)으로 자궁(子宮)의 윤기(潤氣)가 말라 불임(不姙)이 많다. 간장 혈액(血液) 부족으로 일단 병(病)이 들면 오래 앉아 있지 못하고 기대어 앉거나 눕기를 좋아한다.

그리고 감기(感氣)가 들면 허리와 척추 뼈에 통증(외감요척병 : 外感腰脊病)이 온다.

태양인은 얼굴색이 검으면 몸이 안 좋은 것이고 맑은 흰색이면 건강(健康)하다는 표시이다. 분노(忿怒)를 잘 내면 노기(怒氣)가 뇌(腦)로 직승(直昇)하여 해역증

(解㑊證)이라는 다리에 힘이 빠져 무력(無力)해지고 오래 걷지를 못하는 오늘날로 말하면 파킨슨씨병이 온다. 파킨슨씨병이라고 진단(診斷) 받은 사람은 태양인 체질로 보면 된다. 열태양인의 바람직한 치료법은 "계심애(戒深哀) 원진노(遠嗔怒)"라 하여 **깊은 슬픔을 경계하고 진노를 멀리** 해야 한다.

하체(下體)가 약하므로 하체를 강화(强化)시키는 기마(騎馬)자세를 하면 도움이 되며 폐 기능이 실(實)하므로 폐열(肺熱)을 빼내면 좋은데 그 방법은 말을 많이 하거나 노래, 운동(골프스윙, 테니스), 냉(冷)녹차, 냉수욕(冷水浴)으로 폐열(肺熱)을 덜어내야(瀉) 도움이 된다. 호흡법은 내뱉는 숨(날숨)을 길게 하는 것이 좋다.

태양인은 전 인구(全人口) 대비 1% 이내의 드문 체질이다.
밖으로 드러내기를 좋아하는 체질(體質)인데다 역사(歷史)상 이름을 떨친 사람이 많기 때문에 쉽게 볼 수 있다

	이로운 음식	해로운 음식
곡물류	모든 조개 종류, 흰쌀, 메밀, 보리, 팥, 검정깨, 검은콩, 흰콩, 들깨, 쥐눈이콩 된장, 청국장, 수수, 콩나물	현미찹쌀, 현미쌀, 율무
채소류	모든 푸른 채소는 다 좋다, 배추, 양배추, 들깻잎, 생시금치, 상추, 고사리, 생강, 양파, 오이, 후추	생무우, 당근, 도라지, 마늘, 붉은고추, 더덕
어육류	등푸른 생선(산천어, 꽁치, 참치), 오징어, 낙지, 문어, 게, 새우, 굴, 전복, 뱅어, 붕어, 계란흰자, 명태, 멸치, 농어, 삼치, 미더덕, 도루묵, 아구	대부분의 육류, 조기, 삼계탕, 고등어, 갈치, 계란노른자
과실류	포도, 머루, 다래(키위), 단감, 앵두, 모과, 망고, 딸기, 파인애플, 배, 아오리사과 (푸른 색), 메론	밤, 붉은 사과, 은행, 복숭아, 귤, 바나나
기타	초코렛(코코아), 포도당주사, 꼬냑, 와인, 위스키, 젓갈, 영지버섯, 표고버섯, 골프, 녹차, 우유	인삼, 녹용, 설탕, 인공조미료, 커피, 금니, 담배, 아트로핀주사, 송이버섯, 맵고 뜨거운 음식은 해롭습니다.

질병 시에는 이로운 음식 위주로 건강 시에는 해로운 음식은 이로운 음식과 섞어 복용.

(2) 한(寒) 태양인(太陽人)

태양인(太陽人) 이병증(裏病證) ➡ 열격증(噎膈證)

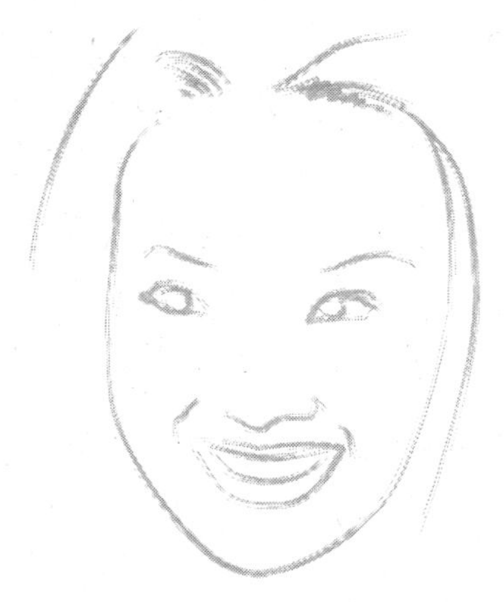
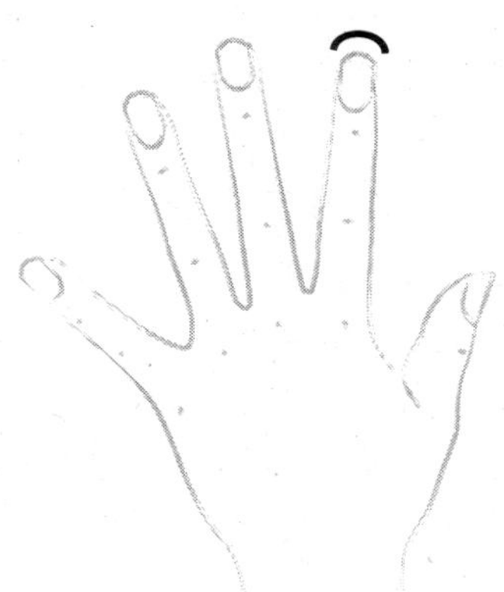

손까락 통통하고 길면서 손톱 양선이 평행선을 달리며
손톱단면은 볼록하다

한태양인의 한(寒)은 "소장(小腸)의 찬 기운"을 말한다.
찬 성질을 갖고 있어 분노(忿怒)가 있어도 몸 안으로 삭이는 경향(傾向)이 많다.
한태양인은 기질(氣質)이 열태양인과 비슷하나 한체질(寒體質)의 특성인 꼬장꼬
장하고 세심하고 차갑고 냉정하고 까다로운 면이 있다. 대쪽이라는 말을 듣는 깐깐
한 성격이다.
독선적인 성격이 있어 단체생활보다는 개인적인 일, 사업에서 두각을 나타낸다.
외모(外貌)는 열태양인과는 전혀 다르다. 열태양인이 살집이 있는 비만형인데 비
하여 한태양인은 소장(小腸)이 냉(冷)하여 영양의 흡수가 약하여 마른 체형(體型)
에 목이 긴 모습을 하고 있다. 얼굴이나 피부색이 희고 목이 길고 몸 전체가 마르고
호리호리하며 흡사 소음인으로 착각을 할 수 있다. 마른 몸에 목소리가 카랑카랑
한데다 강단(剛斷)이 있어 보여 열소양인으로 보이기도 한다. 얼굴은 둥근 역삼각
형에 이마가 뒤로 누운 경우나 앞으로 나온 경우가 많다. 눈매 역시 야심찬 모습으
로 여자의 경우 끼있어 보이는 얼굴을 하고 있다. 평소의 목소리는 마른 체구에 비
해서 야물게 나오는 편이고 야릇한 느낌(여자)의 특이한 목소리를 낸다.

연설 잘 하는 달변가 중에 한태양인이 많다.

체질에 안좋은 음식을 먹으면 먼저 장(腸)에 문제가 생겨 설사(내촉소장병 : 內觸小腸病)를 잘하는 편이다.

한태양인 체질에 잘 오는 병(病)은 이병증(裏病證 : 몸 내부병)으로 열격반위증(噎隔反胃證)이라 하여 위완(胃脘 : 명치)이나 위구(胃口 : 위의 입구)부위가 상(傷)하여 나타나는 식도경련이나 식도협착증 식도암 같은 병이 잘 생긴다. 이 병의 원인은 분노(忿怒)가 폭발(爆發)함으로 인하여 질병이 발생한다.

바람직한 치료법은 '원진노 단후미(遠嗔怒 斷厚味)'라 하여 **진노(震怒)를 멀리하고 기름진 음식을 금(禁)**해야 한다.

간기능(肝機能)이 약하므로 인스턴트 가공식품이나 느끼한 음식을 삼가하고 함부로 약(藥)을 먹는 것을 주의(注意)해야 한다.

한태양인 역시 분노(忿怒)로 인하여 뇌에 문제를 일으켜 파킨슨씨병, 루게릭병 같은 근육무력증(筋肉無力症) 등이 잘 발생한다. 간장(肝臟) 허약(虛弱)으로 척추

	이로운 음식	해로운 음식
곡물류	모든 조개 종류, 흰쌀, 메밀, 보리, 쌀, 수수, 흑임자, 들깨, 된장, 청국장, 콩나물, 쥐눈이콩(서목태)	현미찹쌀, 현미쌀, 율무, 검정콩
채소류	모든 푸른 채소류는 다 좋다, 배추, 들깨잎, 양배추, 쑥갓, 생시금치, 상추, 고사리, 생강, 양파, 오이	생무우, 당근, 도라지, 마늘, 붉은고추
어육류	돼지고기, 등푸른 생선(꽁치, 참치), 오징어, 낙지, 문어, 게, 새우, 굴, 전복, 뱅어, 계란흰자, 명태, 멸치, 농어, 삼치	대부분의 육류, 조기, 삼계탕, 계란노른자, 고등어, 갈치
과실류	모도, 머루, 다래(키위), 감, 앵두, 모과, 배, 딸기, 파인애플, 아오리사과(푸른색), 망고, 메론	밤, 붉은사과, 은행, 귤, 복숭아
기타	쵸코렛(코코아), 포도당주사, 와인, 위스키, 영지버섯, 표고버섯, 골프연습, 녹차, 후추	인삼, 녹용, 설탕, 인공조미료, 커피, 금니, 아토로핀주사, 담배, 송이버섯, 맵고 뜨거운 음식은 해롭습니다.

질병 시에는 이로운 음식 위주로 건강 시에는 해로운 음식은 이로운 음식과 섞어 복용.

(脊椎)가 약(弱)하여 허리병, 목병(목디스크), 무릎관절병과 병이 깊어지면 식도 질환(食道疾患)이 발생한다.

건강의 척도(尺度)는

첫째, 대변(大便)이 매끄럽게 나오고 덩어리가 크고 양(量)이 많으면 좋다.
둘째, 소변(小便)은 양(量)이 많고 자주 보아야 한다.
셋째, 얼굴빛은 희어야 하고 검어서는 안 된다.
네째, 살갗은 말라야 하고 살이 쪄서는 안되며 명치 밑에 단단한 덩어리가 있어도 안 된다.

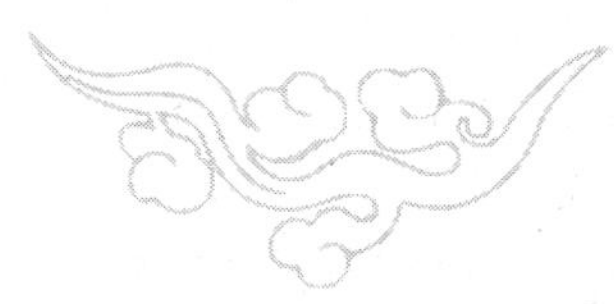

7. 소양인(少陽人)

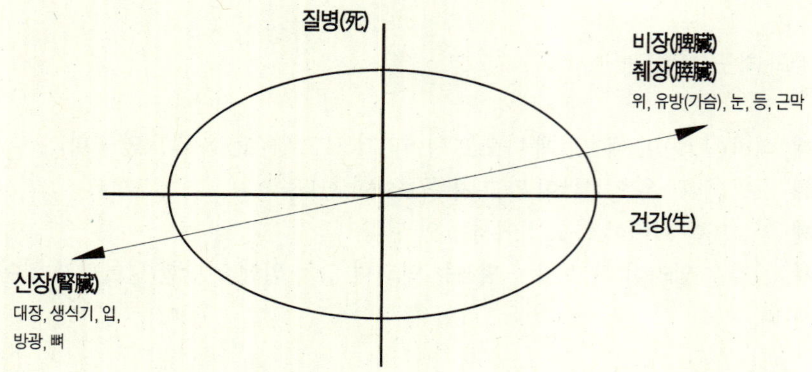

- 소양인(少陽人)의 상징(象徵)은 말(馬)이고 기품은 날쌔며 명쾌(明快)함이다.
- 감각(感覺)은 시각(視覺)인 눈이 발달하였다. 눈치가 빠르다.
- 성품(性品)은 돌진적이고 외부활동을 좋아하며 가정을 경시하는 경향이 있다.
  짧은 재주를 믿고 잘난체 하며 급한 성질로 불안한 거동이 있다.
- 행동(行動)은 경망(輕妄)스럽고 명민(明敏)하다.
- 건강(健康)의 기준은 대변불통이면 중병(重病)이고 대변이 잘 나오면 건강하다.

위의 비대신소 도표에서 보듯이 질병치료 시 소양인은 비장기운이 강하므로 비장기운을 빼내는 사법(瀉法)을 신장기운이 약하므로 신장기운을 보하는 보법(補法)을 사용한다.
소양인의 주 장기(臟器)인 비장, 신장이외의 간장, 폐장은 같은 양인체질인 태양인의 준해서 폐대 간소로 보면 된다.
만일 소양인이 폐장과 간장에 질병이 오면 폐장의 기운을 사하는 사법(瀉法)의 치료와 간장의 기운을 보하는 보법(補法)의 치료를 하면 된다.

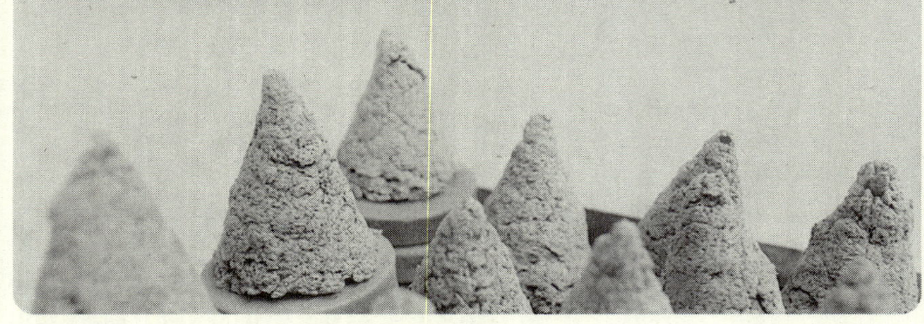

"

(1) 열(熱) 소양인(少陽人)

소양인(少陽人) 이병증(裏病證) ◐ 위수열이열병(胃受熱裏熱病)

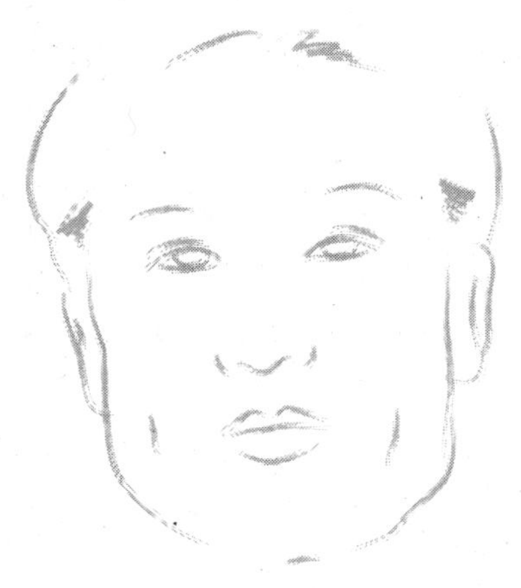

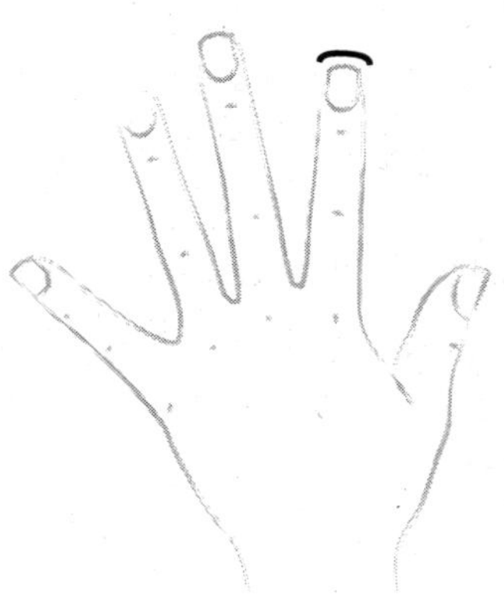

손바닥이 좁고 손가락은 긴편이고 손톱의 양선이 평행을
달리면서 단면은 약간 볼록하다.

열소양인의 열(熱)은 '위장(胃腸)의 열'을 말한다. 위장에 열이 많아서 뱃속이 뜨거운 체질이다. 직선적(直線的)인 기질이라 순간적인 분노(忿怒)나 화(火)를 제어하지 못해 사고 칠 가능성이 있는 체질이다.

화(火)가 나면 말보다는 행동(行動)이 먼저 앞선다. 피부온도는 차고 몸 내부의 온도는 뜨거워 겉인 표(表)와 리(裏)인 속의 온도가 달라 화(火)가 나도 겉으로는 웃을 수 있다.

얼굴의 형상(形狀)이 그야말로 말같이 길쭉한 야무진 인상으로 이마가 튀어나오고 하관(아래턱)부위가 빈약(貧弱)하다. 몸의 체형은 상체보다 하체가 길다. 엉덩이가 가볍고 걸음걸이가 흔들거려 가벼워 보인다. 여자의 경우 둔부(臀部)가 튀어나오고 하지 골격이 오(○)자 다리가 많고 유방(乳房)이 작은 편이다.

소양인 체질은 신장의 음기(陰氣)인 호르몬이 부족하여 성 기능이 약(弱)할 것 같지만 발기(勃起)와 관계되는 신장(腎臟)의 양기(陽氣)인 명문화(命門火;부신기능)가 강(强)해서 성(性) 행위 횟수가 많은 체질이다. 이런 체질적 특성 때문에 열소양인이 바람을 많이 피울 가능성이 높다. 신장기능 허약으로 하체(下體)가 약하여 다리를 잘 뺄 수 있다. 소양인 체질이 헌병(憲兵)처럼 움직임이 없이 오래 서있으면 관절에 무리가 온다.(구립이상신(久立而傷腎) : 오래 서있으면 신장이 상한다)
위장의 열(熱)이 많아서 술을 조금만 먹어도 가슴이 뛰고 얼굴이 발적(發赤)되어 못 먹는 사람도 있고 위열(胃熱)로 인한 구취(口臭)가 잘 발생하고 소화력(消化力)이 너무 왕성하여 밤늦게 먹고도 아침에 배고프다고 느끼는 체질이다. 위장에 산이 많아 위산과다로 인한 위염·위궤양을 잘 일으키고 돼지기름을 사용해 만든 짜장면을 먹을 때 위장의 열을 함유한 타액(침)이 돼지기름을 녹여 짜장면에 국물이 고인다. 손바닥 발바닥 겨드랑이의 땀이 많은 편인데 지나치게 많으면 위열(胃熱)을 치료해야 한다. 이런 이유로 열성(熱性)의 매운 음식을 먹으면 딸꾹질이나 설사(泄瀉)가 난다.

소양인은 일을 만들고 개척(開拓)하고 시작하는 추진력(推進力)은 강(强)하나 신장기능이 약해 일을 조직(組織)하고 끈기 있게 마무리하는 뒷심이 부족하다. 일의 시작은 불같이 용(龍)머리처럼 일어나나 끝에 뱀(巳)꼬리처럼 흐지부지될 소지가 있다. 외향성(外向性)을 갖고 있어 영업이나 외근직이 적성에 맞다. 임기응변이나 기회 포착에 강해 순간적인 어려움을 피해 나간다.
승부근성이 강하여 게임이나 포커, 노름 같은 잡기를 좋아한다. 일을 벌일 때 로비에 능하고 사업에 문제가 발생하면 사기(詐欺)같은 행동도 불사한다.
바람 피다 들켜도 결정적인 증거가 없으면 당돌하게 시치미를 잡아뗀다.
사업하다 완전히 망해도 집착이 강하지 않아 쉽게 포기하고 다시 시작한다.
고민이 있어도, 잠자리가 불편해도, 잠자는 곳이 일정치 않아도 잠은 깊게 잘 자는 편이다. 말의 속도도 빨라 상대방과 따질 때 속사포처럼 말을 한다. 화(火)를 내도 쉽게 잃어버리고 슬픈 연속극을 보고 울다가도 금새 까르르 웃는다. 자기 주장이 강해 스스로는 편하게 지낸다. 덜렁대는 편이고 깊게 고민하는 것 자체를 싫어해서 깊게 고민하는 사람(태음인)을 보면 답답해하고 태음인들은 소양인을 진실성이 없고 남에 대한 배려가 없다고 생각한다. 동적(動的)인 체질이라 가벼운 춤 노래를 좋아한다. 신장이 많이 허약(虛弱)해지면 잘 놀랜다. 감기(感氣)가 들면 방광병(膀胱病 : 하복부통, 열감견비통, 꼬리뼈통, 새끼발가락통, 소변질환)이 잘 온다.
열소양인 체질은 항상 덜렁대지 않도록 침착성(沈着性)을 기르고 신장(腎臟)을 강화시키고 위(胃)의 열(熱)을 내려서 인내심(忍耐心)을 기르는 것이 좋다.

외향성이 강하기 때문에 집안 일에는 소극적(消極的)이어도 친구집 이삿짐을 날라
주는 일 따위에는 적극적(積極的)인 체질로 얼핏 경박(輕薄)하게 보이기는 하나
봉사정신(奉仕精神)과 책임감(責任感)이 강하다.
목적을 위해서는 수단방법을 가리지 않고 돌진하는 스타일이다. 이런 이유로 꼬신
후에는 시지 부지 될지언정 열소양인 남자가 술집이건 결혼상대이건 목표를 정하면
여자 꼬시는데는 돈 보석 꽃다발 등을 안 아끼고 동원(動員)하는데 일가견이 있다.
돈이 거덜날 때까지 돌진한다.(음인은 돈이 아까워 힘들고 자기 쓸 목은 남겨둔다)

일을 하다 마음에 안 들면 마음속으로 삭이질 못하고 입바른 소리를 잘 한다.
혼(魂)내다가도 상대가 잘못을 뉘우치면 즉시 동정하는 마음으로 돌아서서 금세
그 잘못을 잊어버리고 재론(再論)하지 않는 뒤끝이 없는 체질이다. 솔직 담백한 성
격이라 마음속에 있는 것을 다 털어놓고 조그마한 꾸밈새도 싫어한다. 비교적 물욕
(物慾)이 적어 돈을 착실히 모아두지 않고 있으면 써버리는 스타일이다. 또 돈 같
은 이해타산(利害打算)에는 약(弱)해 부족하면 빌리는 것에 부담을 덜 느낀다.
잔병치레를 하지 않는 편이라 몸을 혹사(酷使)시키는 경향이 있어 병이 오면 갑자
기 심하게 나타난다. 그러나 적절한 치료를 하면 치료속도 또한 빠르다. 질병도 성
생활도 속전속결(速戰速決) 체질이다.
중풍이 와도 예고(손이 저리고 감각이 없어지는 증상) 없이 갑자기 뇌출혈로 오고,
암이 와도 췌장암같이 금방 사망하기 쉽기 때문에 평소에 조심하고 병이 나면 치료
를 서둘러야 한다.

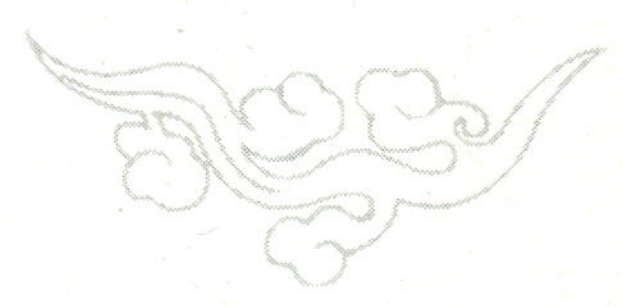

	이로운 음식	해로운 음식
곡물류	흰쌀, 보리, 밀, 팥, 검정콩, 흰콩, 검정참깨, 조,들깨, 녹두, 수수, 메밀, 쥐눈이콩, 피, 된장, 청국장, 콩나물	현미쌀, 현미찹쌀, 찹쌀, 땅콩, 흑미, 옥수수
채소류	배추, 오이, 상추, 양배추, 가지, 미나리, 우엉, 애호박, 양파, 풋고추, 익은 무우김치, 생시금치, 고구마, 들깨잎, 상추	당근, 생강, 마늘, 생무우, 붉은고추, 감자, 늙은호박
어육류	돼지고기, 오리고기, 장어, 굴, 등푸른생선(고등어, 꽁치, 참치), 삼치, 해삼, 전복, 가물치, 복, 우렁, 계란노른자, 자라, 농어, 명태	염소, 소고기, 개, 닭, 노루고기, 우유, 곰탕, 미역, 계란흰자, 조기, 게, 새우, 갈치, 연어, 광어, 우럭, 도다리
과실류	포도, 참외, 토마토, 단감, 배, 수박, 딸기, 자두, 아오리사과(푸른색), 석류, 망고, 메론	귤, 오렌지, 사과, 바나나, 복숭아, 매실
기타	구기자, 결명자, 녹차, 맥주, 와인, 소주, 맥아당, 포도당, 식혜, 영지, 두유, 보리차	인삼, 꿀, 카레, 커피, 설탕, 후추, 노란색, 스트렙토마이신, 붉은색, 계피

질병 시에는 이로운 음식 위주로 건강 시에는 해로운 음식은 이로운 음식과 섞어 복용.

열소양인 체질에 잘 오는 병

비장(췌장) 기능의 항진으로 인한 병(당뇨 · 췌장염 · 비장비대 · 당뇨 · 췌장염 · 췌장암)과 위장의 열로 인한 병(편도선염 · 구취 · 위염 · 위궤양 · 위암), 신장 기능이 약하여 발생하는 병(신장염 · 신장성 고혈압 · 요통 · 슬통 · 골절상 · 관절염 · 골다공증 · 노인곱추병 · 우울증 · 버거씨병 · 불임 · 전립선염 · 중이염 · 이명 · 비염 · 알러지성 비염 · 축농증 · 중풍)

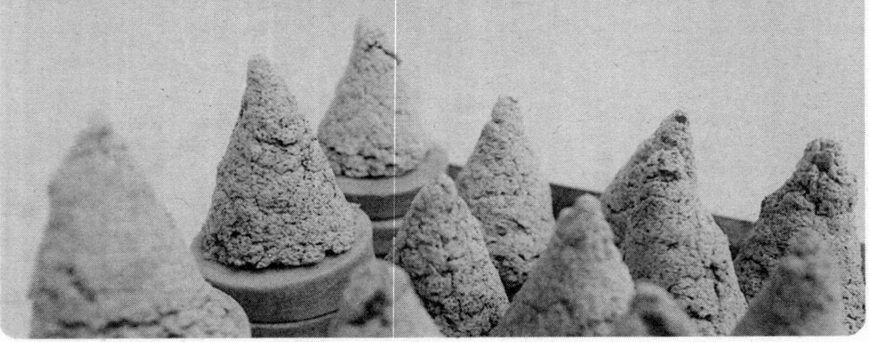

(2) 한소양인(寒少陽人)

소양인(少陽人) 표병증(表病證) ◐ 비수한표한병(脾受寒表寒病)

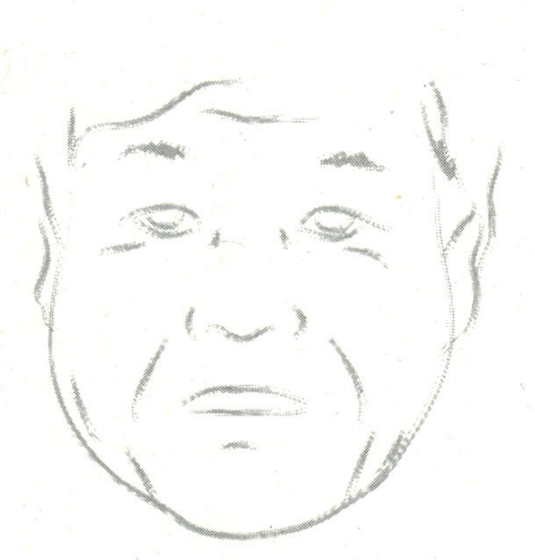

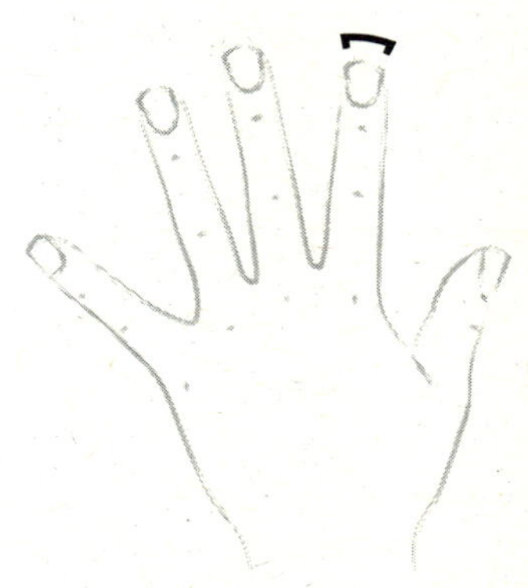

손가락은 짧은 편이고 손톱 양선은 안에서 밖으로
넓어지면서 끝이 올라온다.

한소양인의 한(寒)은 비장(脾臟)이 찬 기운을 받아 피부 겉의 온도가 찬 체질을 말한다. 한소양인 역시 위장의 온도는 뜨겁다. 그래서 목욕에는 뜨거운 물, 먹는 물은 찬물이 좋다. 한소양인은 얼굴이 호빵처럼 둥글면서 넓적하고 이마가 넓으면서 밖으로 나오고 광대뼈가 나와서 언뜻 열태음인 체질로 보인다. 양쪽 볼의 살이 나오고 아래턱 양옆이 나와 볼낙 같은 느낌을 준다. 만화 영화에 나오는 아톰이나 뽀빠이 마누라 올리브 같은 이미지를 갖고 있다. 눈매는 깜찍하고 반짝이는 경우도 있고 인도 사람처럼 눈이 큰 남방계(南方系) 같은 모양을 하고 있다.

상체부위인 얼굴, 몸통 등이 통통하고 살이 쪄 보이나 손과 발은 작고 발목은 가늘어 보행 시 거위나 오리처럼 뒤뚱거리는 모습이다. 보행시 발자국은 양발바닥 앞쪽이 밖으로 향하는 형태다. 목소리는 가볍게 빠른 속도로 말하는 전화 상담원(相談員) 같다.

찬성질의 한(寒)성을 갖고 있기 때문에 속상해도 속으로 삭히는 면이 있고 속으로 부글부글 끓어도 겉으로 웃어서 천사(天使)같은 성격(性格)이라는 말을 듣는다. 심장이 약하여 싸우기를 싫어한다

화가 나도 차분하고 조리 있게 말을 하면서 전혀 밖으로는 심(甚)하게 화(火)난 내

색을 안 한다. 가슴에 화(火)가 맺혀 신장기능이 약해지는 결흉증(結胸證)이 잘 발생한다. 복잡한 것을 싫어하는 단순한 성격이며 큰 발명보다는 발명한 것을 갖고 꼼꼼하게 물건을 만들고 상품화하는 재주(才操)가 있다.
신장(腎臟)의 양기(陽氣)가 있어 성생활을 좋아하는 편이다.
신장(腎臟)의 음기(陰氣)는 약하여 골수(骨髓)가 부족하고 비장(脾臟)의 한기(寒氣)가 과잉되어 조혈(造血)기능에 문제가 발생하면 빈혈증세를 느끼고 얼굴이 창백하고 멍이 잘 드는 골수성(骨髓性) 백혈병(白血病)이 올 수 있는 체질이다. 열소양인에 비해서 순(純)한 인상(印象)을 주고 열소양인 보다는 부드러운 편이다.

한소양인 체질에 잘 오는 병

비장의 한기(寒氣)로 비장이 약해져 병이 오는데, 골수생성이 약하여 골다공증(骨多孔症)이 잘 발생하고 뼈가 약하여 잘 부러지고 하체 허약으로 다리를 잘 삔다. 쥐가 잘 난다.
골수 부족으로 악성빈혈이나 관절염으로 무릎통증, 무릎뼈 또는 고관절에 인공뼈 수술을 많이 한다. 대장기능이 약하여 장염, 설사, 속을 끓인 부인의 경우 자궁근종·난소낭종 등이 잘 발생하고 직장암 같은 병이 온다. 신장기능 허약으로 얼굴이 잘 붓고 오줌소태, 성병, 전립선염(前立腺炎), 요통이 잘 발생한다. 비장·신장 기능의 부조화로 골수성 백혈병이 오는데 이병의 환자는 한소양인 체질로 보면 된다.

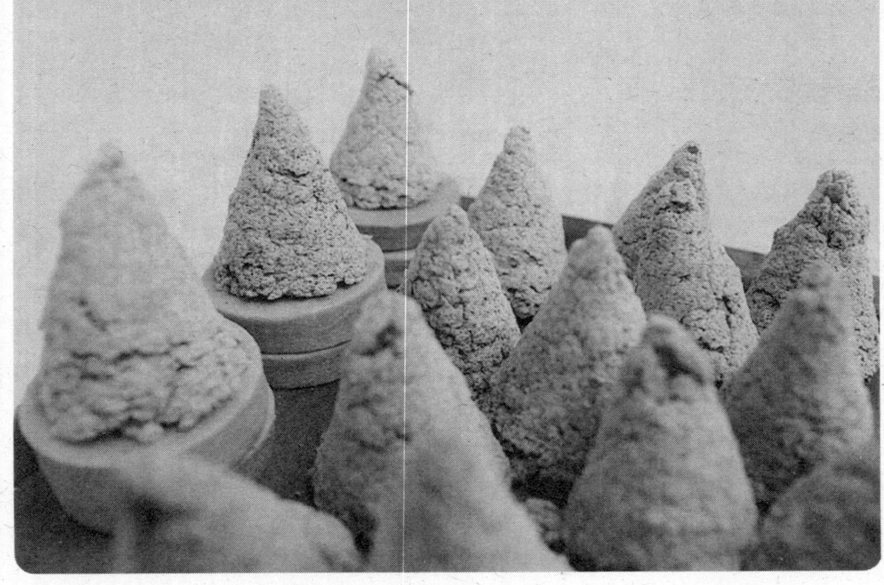

	이로운 음식	해로운 음식
곡물류	흰쌀, 보리, 검은팥, 흰콩, 현미, 향미, 수수, 된장, 청국장, 검은깨, 들깨, 콩나물, 쥐눈이콩(서목태)	현미찹쌀, 찹쌀, 검정콩, 메밀, 붉은팥
채소류	배추, 양배추, 미나리, 애호박, 오이, 생시금치, 양파, 우엉, 감자, 가지, 녹두, 익힌 무김치, 고구마, 상추, 풋고추, 들깻잎	당근, 파, 생강, 마늘, 생무우, 붉은고추, 늙은호박, 느타리버섯, 송이버섯
어육류	돼지고기, 오리고기, 계란, 전복, 굴, 해삼, 자라, 돼지뼈국, 미역, 재첩국, 모시조개, 농어, 가물치, 등푸른생선 (고등어, 꽁치, 참치)	염소, 개, 닭, 노루고기, 우유, 곰탕, 새우, 게, 조기, 갈치
과실류	포도, 참외, 토마토, 단감, 수박, 귤, 딸기, 배, 아오리사과(푸른색), 자두, 석류, 망고, 메론	오렌지, 사과, 바나나, 복숭아, 매실
기타	구기자, 결명자, 영지, 녹차, 맥주, 와인, 소주, 식혜, 맥아당, 포도당, 표고버섯, 두유, 보리차	인삼, 꿀, 커피, 설탕, 후추, 스트렙토마이신, 노란색, 붉은색, 계피, 카레, 페니실린주사

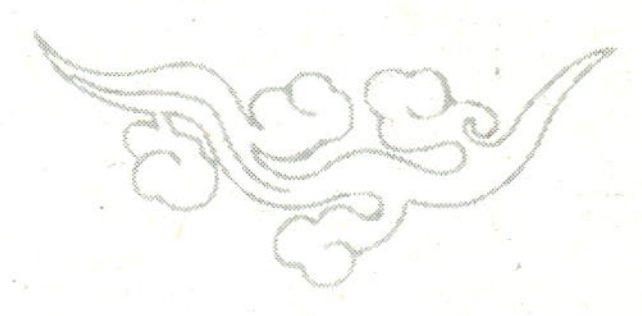

8. 태음인(太陰人)

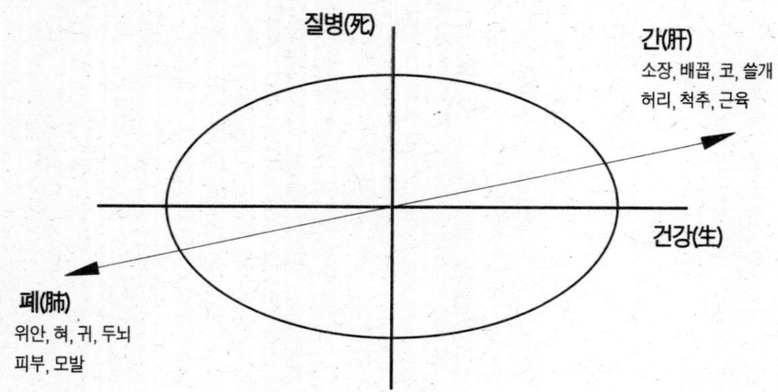

· 태음인(太陰人)은 상징(象徵)이 소(牛)이고 진중(鎭重)하고 의젓함이다.

· 감각(感覺)은 후각(嗅覺)인 코가 발달되었다.

· 성품(性品)은 언행이 듬직하고 처세가 능하나 탐욕심이 강하고 가정을 중히 여기고 사회를 경시한다.

· 행동(行動)은 너그럽다

· 건강(健康)의 기준은 땀이 나면 건강하고 설사는 급히 치료해야 한다.

위의 간대폐소 도표에서 보듯이 질병치료시 태음인은 간장기운이 강하므로 간장기운을 빼내는 사법(瀉法)을 폐장기운이 약하므 로 폐장기운을 보하는 보법(補法)을 사용한다.

태음인의 주 장기(臟器)인 간장, 폐장이외의 비장, 신장은 같은 음인체질인 소음인에 준해서 신대비소로 보면 된다.

만일 태음인이 신장과 폐장에 질병이 오면 신장의 기운을 사하는 사법(瀉法)의 치료와 비장의 기운을 보하는 보법(補法)의 치료 를 하면 된다.

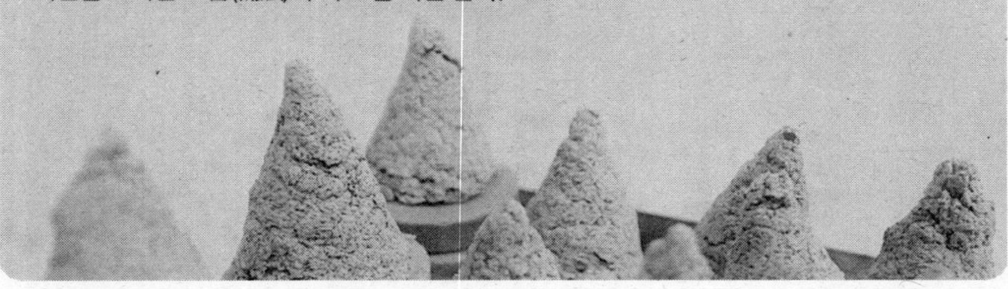

(1) 열태음인(熱太陰人)

태음인(太陰人) 이병증(裏病證) ➲ 간수열이열병(肝受熱裏熱病)

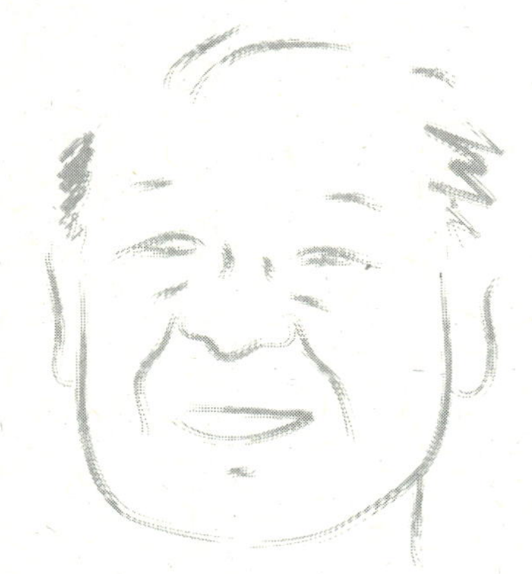

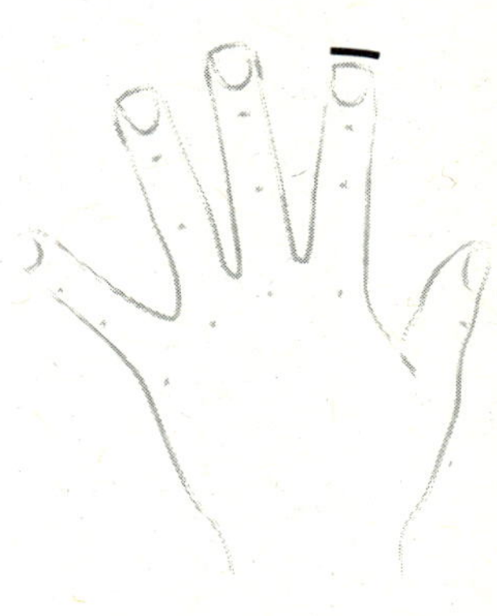

손바닥이 넓고 손가락이 굵고 짧다.
손톱은 삼각형모양으로 평평하다.

열(熱) 태음인은 간열(肝熱)이 많고 한(寒) 태음인은 위완(胃脘)이 냉한 체질이다. 그래서 질병이 나면 열태음인은 맨 먼저 간(肝)에서 병이 오고 한태음인은 위완(胃脘)에서 온다. 열태음인은 간(肝)에 열(熱)이 많아서 질병이 잘 발생하는 체질이다. (간수열이열병[肝受熱裏熱病])

전체적인 몸의 형태(체형)는 살이 쪄서 씨름선수 같은 인상을 준다. 얼굴은 넓은 사각형의 형태로 이마가 평평한 편이다. 얼굴은 황소를 연상하면 된다. 눈매는 흡수형(吸收型)의 소(牛) 눈을 연상하면 된다. 간열(肝熱)로 인하여 피부색이 검고 어두운 인상을 준다. 엉덩이가 무거워 집안에서 하루종일 놀기를 좋아한다. 여자의 경우 유방(乳房)이 크고 애교가 적고 무뚝뚝한 인상을 갖고 일(사업)하는 것을 좋아한다. 현실적이고 일을 좋아하는 체질로서 사업가(事業家)에 많은 체질이다. 통통한 갈비집 여주인 상(相)이다.

폐기운(肺氣運)이 약(弱)해 허스키한 목소리에 고음(高音)처리가 안 된다. 가수(歌手)는 많지 않은 편이다. 말을 별로 하지 않는 편인데 필요한 말만 하고 침묵하며 변덕(變德)스럽지는 않다. 간이 커서 흡수하고 취하는 흡취지기(吸聚之氣)가 강해 음식이건 재물이건 취(聚)하려는 강한 면이 있다. 우스운 소리로 열태음인은 음식만 잘 먹여주면 불만이 없다고 한다.

평소에 땀이 많아 찬밥을 먹어도 땀을 흘린다. 오히려 땀을 흘리지 않으면 질병이 있다고 볼 수 있다. 그래서 태음인은 땀구멍이 크다. 운동이나 온수욕을 통하여 땀을 빼면 간의 열(熱)이 땀을 통하여 배출되어 개운함을 느낀다. 기관지나 폐가 약하기 때문에 담배를 금해야 하고 등산(登山) 같은 운동으로 약한 폐(肺)를 강(強)하게 해 줘야 한다. 간의 열로 인하여 술을 자주 마시는 것은 해(害)롭다. 알콜농도가 낮은 맥주나 매실주 감자술 정종, 쌀이나 찹쌀 수수 등으로 빚은 곡주(穀酒)는 해롭지 않다.

폐 기운이 약(弱)하므로 집안의 벽지나 자주 입는 옷 색깔은 밝은 흰색 계통이 좋고 진한 청색(푸른색) 계통은 해롭다. 간(肝)에서 단백질(蛋白質)을 많이 필요로 하므로 대부분의 육류(肉類)는 몸에 이롭다. 포도당(葡萄糖)은 과잉 상태로 태어난 체질이라서 포도 같은 과일의 대량(大量)섭취나 포도당 링겔 주사보다는 알부민 같은 단백질의 보충이 좋다. 포도주를 복용 시는 단백질 안주가 좋다.

폐가 약(弱)해지면 상대 장기(臟器)인 간에 영향이 온다. 결국 열태음인도 간(肝)이 우선이므로 담배를 많이 피우면 폐암(肺癌)뿐만 아니라 간암(肝癌)도 올 수 있다. 폐(肺)가 약(弱)해 에어콘 바람이나 공기 나쁜 밀폐된 공간에 있으면 피로(疲勞)를 금방 느끼고 등산(登山)은 하면 할수록 힘이 난다. 몸에 습(濕)이 많아 살이 잘 찌고 뇌경색 같은 중풍이 잘 오므로 운동을 규칙적으로 하는 게 좋다. 감기(感氣) 시에는 두뇌(頭腦)로 병이 온다. (외감두뇌병 : 外感頭腦病)

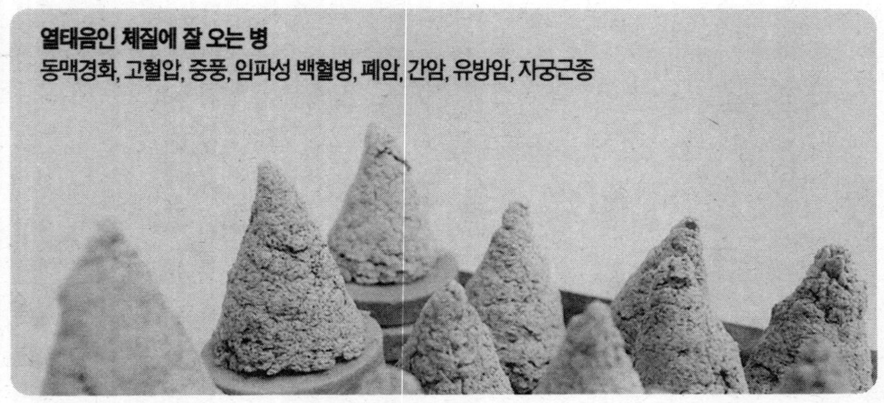

	이로운 음식	해로운 음식
곡물류	현미찹쌀, 현미쌀, 통밀, 모든 콩, 수수, 땅콩, 옥수수, 된장, 청국장, 콩나물, 쥐눈이콩(서목태), 참깨, 붉은팥	흰쌀, 흰찹쌀, 흰밀, 녹두, 메밀, 들깨, 흑미, 조, 보리
채소류	시금치, 도라지, 연근, 더덕, 송이버섯, 알로에, 당근, 양배추, 무, 브로콜리, 마늘, 쑥갓, 양파, 파, 치커리, 익은 배추김치, 부추, 감자	상추, 숙주, 생배추, 생들깨잎, 고구마, 오이
어육류	모든고기 특히 소고기, 닭고기, 명태, 장어, 연어, 조기, 갈치, 멸치, 김, 미역, 계란, 홍합, 미꾸라지, 우유, 대구, 광어, 우럭, 도다리, 병어	게, 새우, 낙지, 오징어, 조개, 삼치, 미더덕 등푸른생선(고등어, 꽁치, 참치), 오리고기
과실류	복숭아, 사과, 오렌지, 호두, 잣, 밤, 은행, 살구, 귤, 붉은색 토마토, 물렁감	포도, 코코아(쵸코렛), 단감, 배, 딸기, 참외, 수박, 자두, 석류, 망고
기타	커피, 두부, 버섯, 오룡차, 칡차, 영지버섯, 스쿠알렌, 흰색 벽지나 옷, 막걸리, 찹쌀술, 매실주, 둥굴레차, 황설탕, 도토리묵, 축구, 농구, 탁구, 조깅, 배드민턴, 검도	독한 술, 담배, 모과차, 흰설탕, 수영(냉수욕), 인삼, 진한 푸른 색 벽지나 옷, 녹차, 포도당주사, 단전호흡, 골프스윙, 테니스, 배구

질병 시에는 이로운 음식 위주로 건강 시에는 해로운 음식은 이로운 음식과 섞어 복용.

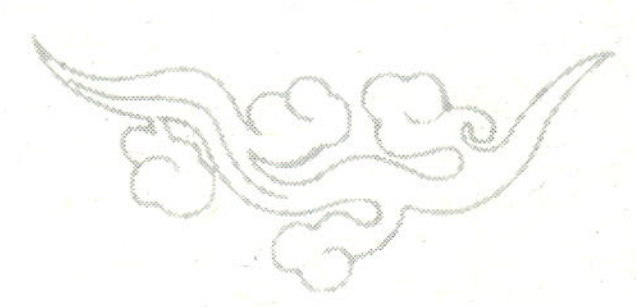

(2) 한태음인(寒太陰人)

태음인(太陰人) 표병증(表病證) ➡ 위완수한표한병(胃脘受寒表寒病)

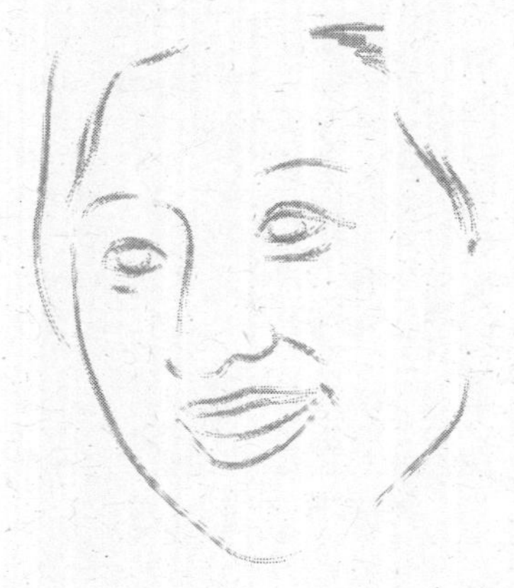

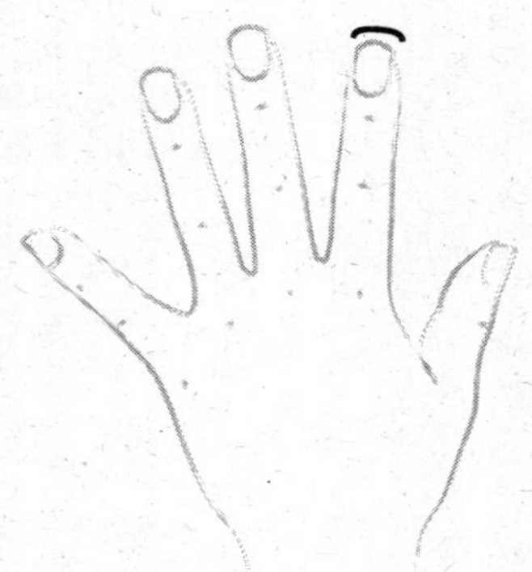

손가락이 굵고 흰 편이고 손톱은 양선이 평행을 달리며
단면은 평평한 편이다.

한(寒)태음인의 한(寒)은 위완(명치부위로서 위와 식도가 만나는 위의 분문부)부위가 차서 피부 겉의 온도(溫度)가 냉(冷)한 체질이다. 암소(牛)를 연상하면 되는 체질이다. 얼굴의 광대뼈가 약간 나와 있다. 냉(冷)한 체질이므로 일반적으로 피부색이나 얼굴색이 하얀 편(便)이고 추위를 잘 탄다.

몸의 체형(體型)이 배가 나온 비만형도 있으나 마른 체형도 있다. 폐(肺)의 표현(表現)인 모발(毛髮)이 가늘고 머리숱이 적고 피부(皮膚)가 약(弱)한 편이다. 위(胃)가 찬 한소음인(寒少陰人)과 병증(病症)이 비슷하고 열소음인(熱少陰人)과 외모(外貌)가 비슷하여 이제마 선생도 태음인 · 소음인 구분하는 법(法)을 써놓았다. 후각(嗅覺)이 예민하여 사람을 만날 때 인간성이 좋은지 안 좋은지 여부를 냄새로 맡는다.

신(神)이 약(弱)하여 작은 일에도 걱정을 많이 하고 예민(銳敏)한 편이다. 열태음인이 무뚝뚝한 데 비해 한태음인은 상냥하고 애교도 좀 있어 술집 마담 역할을 꼼꼼하고 차분하게 해낸다.

완벽주의(完璧主義)적인 기질(氣質)이 있어 본인 스스로 피곤(疲困)할 정도로 생각이 많고 의심이 많아 까다롭기로는 8가지 유형(類型)의 체질 가운데 으뜸을 다

툰다. 신경쇠약증(神經衰弱症)이나 우울증(憂鬱症) 기질이 있어 뚜렷한 질병의 원인을 모르면 신경안정제(神經安靜劑)가 오히려 잘 듣는 편이다. 자신보다 남이 나를 어떻게 볼 것인가에 초점(焦點)이 맞춰져 있다. 남에 대한 배려(配慮)가 많은 편이다.

정신(精神)이 약(弱)하여 타인(他人)에게 싫은 소리만 들어도 번민(煩悶)하며 날밤을 새거나 꿈을 많이 꾸는 경우가 많다. 집착(執着)이 강하여 일이 해결이 안되면 다음 일을 잘 하지를 못한다.

위장의 상부(上部)가 냉(冷)하여 몸에 안 맞는 음식이나 약(藥)을 먹으면 금세 거부반응(拒否反應)을 일으켜 명치 부위가 잘 체(滯)하는 체질이다.(내촉위완병 : 內觸胃脘病) 찬 성질의 양약(洋藥)을 복용하면 금방 위(胃)가 불편하다는 것을 알고 약처방(藥處方)이 맞으면 위완에서 바로 느낀다. 서정적(抒情的)인 감정이 있어 시나 수필을 쓰는 작가 체질이다. 사업가(事業家)에 많이 있는데 돌다리도 두드리는 꼼꼼함으로 부도(不渡)가 잘 안 나는 편이다. 금융계(金融界), 교육계(敎育界)에 적성(適性)이 맞는 체질이다.

추위 또한 잘 타서 한여름에도 찬물에 목욕을 못한다. 순(順)한 인상을 주면서 깔끔한 인상이다. 여자의 경우 미인대회(美人大會)에 가면 동양적인 이미지의 미인 중에서 많이 볼 수 있다. 폐기능(肺機能)이 약(弱)하므로 코로 찬바람이 들어오면 감기(感氣)가 잘 오고 피부(皮膚)나 모발(毛髮)이 약(弱)하여 탈모증(脫毛症)을 일으키기 쉽다. 여성의 경우 심장의 허열(虛熱)로 인하여 브래지어를 착용하면 답답해 한다.

폐(肺)가 건조하고 냉(冷)하여 혈액(血液)의 온도(溫度)가 저하(低下)되면 부딪친 데도 없는데 피멍이 보인다. 비교적 땀이 없는 편이고 땀이 나도 주로 얼굴에 나타난다. 위장이 냉하므로 항상 따뜻한 물(뜨겁지 않은 온수)로 목욕을 하거나 따뜻한 물을 먹어야 몸에 해가 없다. 간(肝)이나 심장(心臟)에 열(熱)이 있는 경우는 찬물을 몸에서 원하는 데 이럴 때는 찬물을 입안에 머물게 하여 체온으로 온도를 올린 다음 삼키면 좋다.

신경이 예민하여 장(腸)도 문제를 잘 발생케 하는데 특히 직장(直腸) 이상으로 아랫배가 불편(不便)하여 통변이 고르질 못하고 치질(痔疾) 같은 병이나 요통(腰痛), 골반(骨盤) 부위의 통증이 많다. 기관지(氣管支)와 폐(肺)가 약(弱)한 체질이라서 목소리가 힘들어 보이고 말수도 많지 않고 말의 속도는 느리면서 더듬거린다.

그러므로 등산(登山)으로 폐 기능을 강화(强化)시켜야 한다.

찬바람에 의한 '알러지성 비염'이란 병(病)이 가장 많이 발생하는 체질이다. 담배로 인하여 폐(肺)의 부(腑)인 위완(胃脘)에 영향이 미쳐 위암(胃癌)이 발생하기 쉬운 체질이다. 열태음인과 같이 따뜻한 성질을 가진 매실주(梅實酒)나 현미나 수수 같은 곡식(穀食)으로 발효시킨 곡주(穀酒)는 해가 없다. 차(茶)로는 율무차, 오미자차, 오룡차가 맞는데 임신(姙娠)중엔 유산(流産)의 위험이 있으므로 율무차를 삼가야 한다.

관절이나 뼈, 척추(脊椎) 등이 약하여 무릎 통증이 자주 오고 늘 다리에 힘이 없다고 호소한다.(각퇴무력[脚腿無力]) 냉기(冷氣)로 인한 관절통이 잘 오는데 따뜻한 물에서의 목욕(沐浴)이 해결 해준다. 무릎뼈가 퇴행(退行)되어 인공관절(人工關節) 수술을 받는 경우가 있다. 한(寒)태음인 병(病)은 폐(肺)나 위완(胃脘)에 찬 기운(氣運)을 받아서 발생하는 경우가 가장 흔하며 치료(治療)시에는 위완(胃脘)을 따뜻하게 하고 폐기능(肺機能)을 윤택(潤澤)하게 해줘야 한다. 공기(空氣)가 나쁜 현대 도시 생활로 폐(肺)가 약해 비교적 암(癌) 발생 확률(確率)이 높은 체질이 한태음인이다.

마음에 집착(執着)이 강하고 밖으로 표출을 하지 않아 심장(心臟)에 화(火)가 많고 애간장(肝臟)이 녹아 마음을 맑게 하는 청심(淸心)의 치료가 필요하다.

한태음인 체질에 잘 오는 병
해소, 천식, 기관지염, 기관지 확장증, 기흉, 폐암, 위암, 쓸개암, 대장(직장)암, 피부병(켈로이드), 위하수, 위염, 십이지장궤양, 인슐린 비의존형 당뇨, 황달, 선천성 심장병, 월경불순, 생리통, 난소낭종, 알러지성 비염, 류머티스 관절염, 요통, 슬통, 견비통, 정맥류, 공항장애

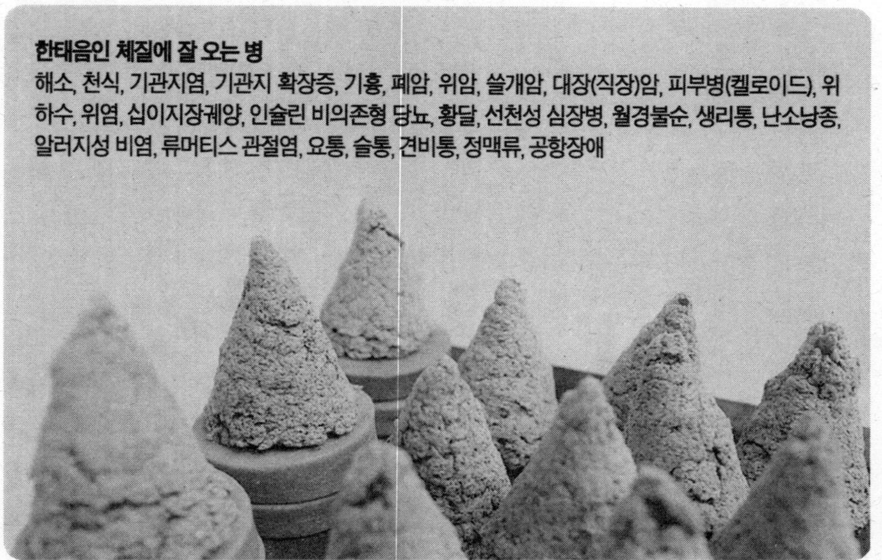

	이로운 음식	해로운 음식
곡물류	현미찹쌀, 현미쌀, 모든콩, 밀, 수수, 참깨, 땅콩, 옥수수, 율무, 된장, 청국장, 쥐눈이콩(서목태), 콩나물	흰쌀, 흰찹쌀, 녹두, 검정콩, 메밀, 보리
채소류	시금치, 도라지, 연근, 더덕, 파, 알로에, 당근, 무, 양배추, 마늘, 쑥갓, 익은 배추김치, 양파, 부추, 감자, 고추장	상추, 숙주, 생배추, 오이, 고구마, 들깨잎
어육류	모든고기 특히 소고기, 명태, 장어, 조기, 연어, 갈치, 멸치, 김, 미역, 계란, 미꾸라지, 대구, 홍합, 병어	돼지고기, 오리고기, 등푸른생선 (고등어, 꽁치, 참치) 굴, 게, 새우, 낙지, 오징어, 조개, 삼치, 미더덕
과실류	사과(부사, 홍옥), 복숭아, 오렌지, 호두, 잣, 밤, 살구, 귤, 토마토(붉은색), 은행	아오리사과, 참외, 망고, 바나나, 포도, 딸기, 배, 코코아(쵸코렛), 수박, 자두, 석류
기타	녹용, 사과야구르트, 두부, 버섯, 오룡차, 황설탕, 스쿠알렌, 막걸리, 영지버섯, 오미자차, 찹쌀술, 둥굴레차, 송이버섯, 도토리묵, 밤꿀, 매실주, 프리미엄 맥주	커피, 우유, 진한 푸른색 벽지나 옷, 녹차, 인삼, 독한 술, 담배, 모과차, 흰설탕, 소주, 수영(냉수욕), 단전호흡, 포도당주사

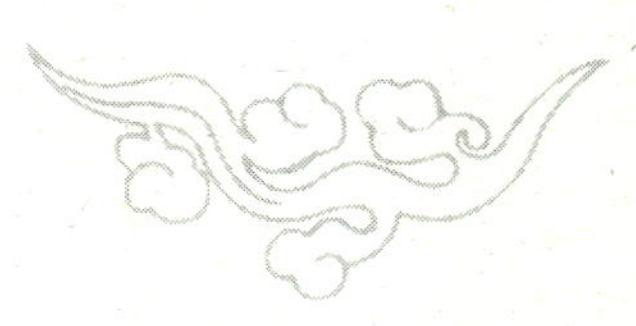

9. 소음인(少陰人)

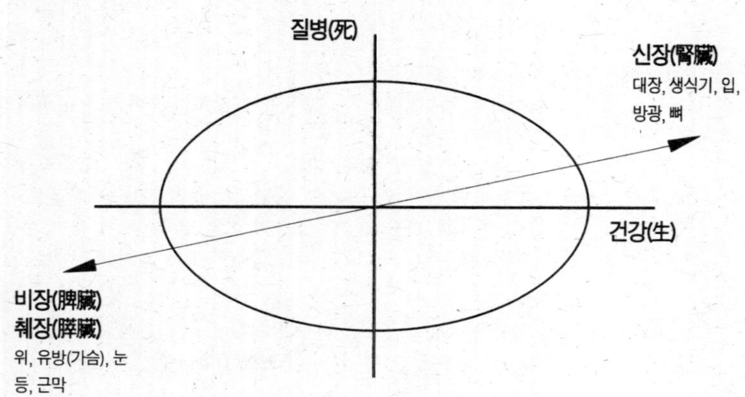

· 소음인(少陰人)은 상징(象徵)이 나귀이고 잔재주가 많고 얌전하며 온순하다.

· 감각(感覺)은 미각(味覺)인 입이 발달되었다.

· 성품(性品)은 사색적이고 깐깐하고 세밀하고 질투심이 있다.

· 행동(行動)은 섬세(纖細)함과 우유부단(優柔不斷)함이 있다.

· 건강(健康)의 기준은 소화가 잘되면 건강하고 설사나 소변이 시원하지 않으면 병이 깊다.

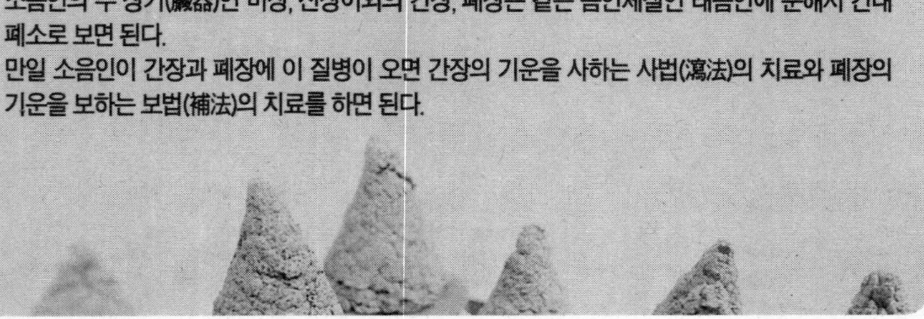

위의 신대비소 도표에서 보듯이 질병치료 시 소음인은 신장기운이 강하므로 신장기운을 빼내는 사법(瀉法)을 비장기운이 약하므로 비장기운을 보하는 보법(補法)을 사용한다.

소음인의 주 장기(臟器)인 비장, 신장이외의 간장, 폐장은 같은 음인체질인 태음인에 준해서 간대 폐소로 보면 된다.

만일 소음인이 간장과 폐장에 이 질병이 오면 간장의 기운을 사하는 사법(瀉法)의 치료와 폐장의 기운을 보하는 보법(補法)의 치료를 하면 된다.

(1) 열소음인(熱少陰人)

소음인(少陰人) 표병증(表病證) ◐ 신수열표열병(腎受熱表熱病)

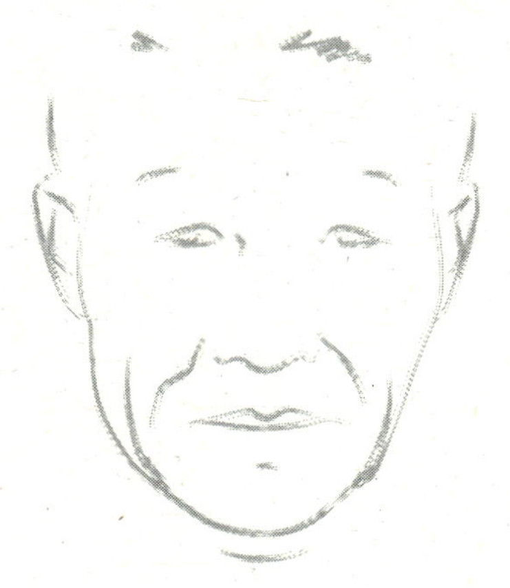

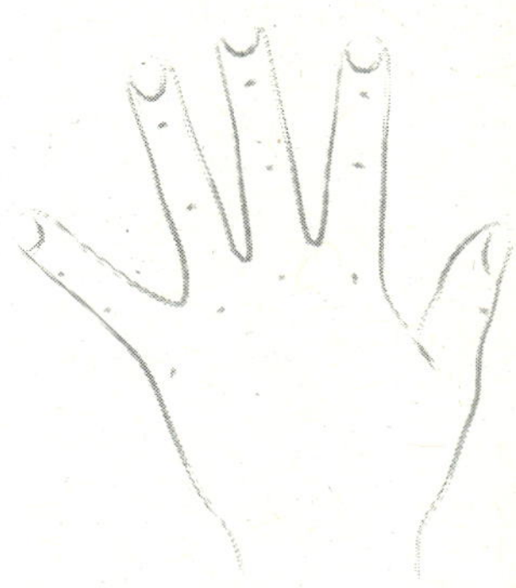

남자는 손바닥이 넓고 손가락이 굵다. 손톱은 양선이 손톱
끝 쪽으로 넓어지면서 평평하다.

열(熱)소음인의 열(熱)은 신장(腎臟)의 열(熱)이다.

신장(腎臟)이 열(熱)을 받아 피부(皮膚)가 뜨거운 체질이다. 신장(腎臟)의 호르몬
인 음기(陰氣)는 강(强)하나 신장의 양기(陽氣)는 약(弱)하다.

얼굴은 순(順)해 보이고 살이 없어 양쪽 볼 밑 부분이 오목한 편이다. 얼굴은 나귀
처럼 갸름한데 남자의 경우 손을 보면 손바닥이 넓고 손가락이 굵고 짧은 경우도
있다.

얼굴색은 희고 성격(性格)은 급(急)한 면도 있고 약간 덜렁대면서도 신경질을 잘
내나 고민(苦悶)을 가슴속으로 간직하는 내성적인 성격이다. 여성스런 성격을 많
이 갖고 있어 잘 토라지고 골내는 면이 있다. 눈에 정기(精氣)가 적은 흡수형(吸收
型) 안구(眼球)다. 피부가 부드럽고 밀착(密着)하여 땀이 적다.

상체보다 하체가 튼튼하고 전체적으로 몸의 균형이 잘 잡혀 있다. 키는 대개 작은
편이나 큰 사람도 있고 용모(容貌)가 잘 짜여 있어 여자는 오밀조밀하고 예쁘며 애
교가 있다. 몸이 대부분 마른 편이고 적게 자주 먹는 편이면서 소화는 잘 되고 살은
잘 찌지 않는다. 몸에 균형(均衡)이 잡혀서 걸을 때는 자연스럽고 얌전하며 조용하
고 침착(沈着)하다.

지나친 이론이나 천박한 제스처를 쓸 때에는 도리어 야비(野鄙)하게 보인다. 가끔 한숨을 쉬는 일이 있어 남 보기에 고민이 많은 사람처럼 보인다.

피부온도는 뜨거우므로 목욕은 찬물의 냉수욕(冷水浴)이 좋다. 만일 소음인(少陰人)이 사우나를 하거나 뜨거운 물로 목욕을 하면 양기(陽氣)가 빠져 기운(氣運)이 없어지고 어지러운 증상이 나타난다. 소극적(消極的)인 성격(性格)이 있고 고민 있는 문제가 있으면 속으로 품어 간(肝)에 기(氣)가 막히는 간기울결(肝氣鬱結) 상태로 목이 답답하고 뭔가에 체(滯)한 듯한 매해기(梅核氣)란 병이 온다

체구(體軀)에 비하여 강단(剛斷)이 세고 웬만해서는 별로 병(病)이 없는 튼튼한 체질이다. 겉으로 유연(柔軟)해도 속은 강(强)한 물(水) 같은 체질이다. 작은 일에도 세심(細心)하고 과민성(過敏性)이 있어 늘 불안정(不安定)한 마음을 갖는다. 수양(修養)이 안되면 아전인수(我田引水)식으로 이기적(利己的)이고 실리(實利)를 위해서는 수단과 방법을 가리지 않는다. 남의 가족(家族)보다 자기 가족만 챙기는 경향이 있다.

자기가 맡은 일은 빈틈없이 처리를 잘 하고 윗사람에게 비위(脾胃)를 잘 맞추어 지나친 아첨(阿諂)도 한다. 자기가 한 일에 남이 손대는 것을 싫어하고 남이 잘 하는 일에 질투(嫉妬)가 심(甚)하여 "사촌이 논을 사면 배가 아픈" 체질(體質)이다.

편사심(偏私心)이 많아 남을 오해(誤解)하기 쉽고 한번 마음먹은 것은 쉽게 풀리지 않으므로 한 말을 또 하고 또 하고 되풀이한다. 필요하면 해묵은 꼬투리를 자꾸 끄집어내어 현재의 상황(狀況)에다 꿰 맞추길 능사(能事)로 한다. 매우 타산적(打算的)이어서 적은 손해(損害)도 보지 않으려고 하고 인색(吝嗇)하다.

자기보다 강(强)한 자 앞에서는 일단 후퇴(後退)하지만 다른 기회(機會)를 엿보아 측면(側面)에서 보복한다. 하지만 조직을 배신(背信)하는 일을 잘 모르는 충직(忠直)한 참모형(參謀型)이다. 버리는 것을 아까워해서 옷이나 물건을 오래 사용하여 소음인의 경우 인색(吝嗇)하고 짜다(수전노)는 비난을 듣기 쉽다. 살림살이는 소음인(少陰人)인 여성이 제일 잘 한다. 깔끔하고 착실하며 신장(腎臟)이 튼튼해서 아기도 잘 낳고 매사에 치밀(緻密)해서 밖에 나돌지 않아 그야말로 알뜰살뜰한 가정을 꾸민다.

그러나 심신(心身)이 병들면 식구들과 조화(調和)를 이루지 못하여 질투(嫉妬)가 심해 작은 일에도 마음을 끓이고 늘 불안정(不安定)하고 조급(躁急)한 마음을 가

지므로 신경증(神經症) 질환이 많다. 소음인(少陰人)의 병(病)은 기(氣) 부족으로 오는 병이다. 비장(脾臟)의 기(氣)가 부족해 어쩌다 간혹 소화(消化)가 안 되는 경우가 있다. 이런 경우 소화제(消化劑)보다 비장의 원기(元氣)를 보(補)하는 치료(治療)를 우선해야 한다. 위장(胃腸)의 온도(溫度)는 차므로 항상 뜨거운 물이나 따뜻한 성질의 음식을 먹어야 한다.

신장의 열(熱)로 인하여 아랫배에 뭔가 걸리는 것 같거나 가슴이 답답하다고 호소를 잘 한다. 신장의 열이 인후(咽喉)부에 영향을 주어 갑상선 질환, 편도선염, 천식을 유발하고 흡연자(吸煙者)의 경우 비인강암, 후두암이 잘 발생한다. 기부족(氣不足) 체질이므로 건강(健康)할 때는 땀이 잘 나지 않으나 병(病)이 심하면 땀이 잘 나온다. 이 상태를 망양증(亡陽證)이라 하는데 이런 경우 급(急)히 기운을 보충(補充)시켜야 한다.

감기가 오면 등 쪽으로 병이 온다 (외감배부병:外感背部病)

	이로운 음식	해로운 음식
곡물류	현미쌀, 현미찹쌀, 검정콩, 흰콩, 조, 누룽지(누룬밥)수수, 흑미, 참깨, 옥수수, 쥐눈이콩, 된장, 청국장, 콩나물	흰쌀, 보리, 팥, 메밀, 녹두(숙주), 흰밀가루
채소류	감자, 아욱, 쑥갓, 냉이, 컴푸리, 양배추, 무, 부추, 생강, 마늘, 파, 양파, 참기름, 익힌 시금치, 당근, 익은 배추김치, 고추장	오이, 고구마, 생배추, 상추, 들깨잎
어육류	닭고기, 개고기, 염소, 뱀, 노루, 참새, 꿩, 비둘기, 뱀장어, 미꾸라지, 소고기, 미역, 홍합, 멸치, 뱅어, 조기, 은어, 가제미, 갈치, 계란, 명태	돼지고기, 생굴, 게, 새우, 오리고기, 등푸른생선(고등어, 꽁치, 참치)
과실류	귤, 오렌지, 복숭아, 사과(붉은색), 청포도, 토마토, 대추	호도, 감, 참외, 수박, 적포도, 배, 석류, 딸기, 아오리사과, 자두, 망고
기타	인삼, 카레, 꿀(아카시아), 후추, 정종(찹쌀술), 백포도주, 노란색, 수정과, 송이버섯, 매실주, 우유	맥주, 얼음, 녹차, 흰설탕, 커피, 영지버섯

질병 시에는 이로운 음식 위주로 건강 시에는 해로운 음식은 이로운 음식과 섞어 복용.

(2) 한(寒)소음인(少陰人)

소음인(少陰人) 이병증(裏病證) ◐ 위수한이한병(胃受寒裏寒病)

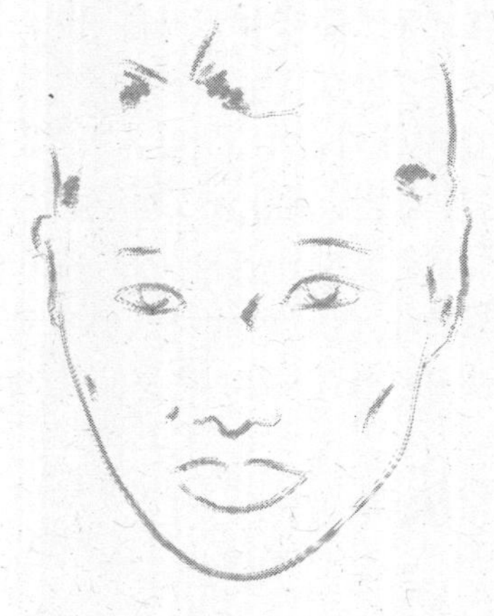

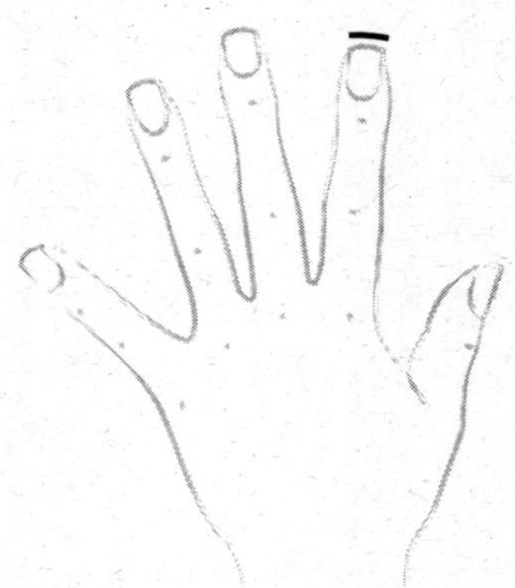

손바닥과 손가락이 살이 없어 깡마른 듯한 모양으로
손톱은 평평하다.

한소음인(寒少陰人)의 한(寒)은 위장(胃腸)이 찬 것이다. 위장(胃腸)이 차서 몸의
내부인 뱃속이 찬 체질이다.

8가지 유형의 체질 중에서 위장의 온도가 가장 찬 체질이다. 몸의 형태는 열(熱)소
음인과 비슷한 데 열소음인 보다 말라 보인다. 살집이 없어서 뼈만 앙상하게 보일
정도다. 얼굴은 살이 없어 뼈가 나온 것 같아 얼굴 양옆의 아래턱뼈가 튀어나와 보
이는 경우도 있다. 이마가 평평하고 아래턱이 튀어나온 주걱턱의 얼굴은 한소음인
얼굴이다.

살쪄 보이는 것이 소원이라고 할 정도로 너무 마른 체질이다. 살이 없어 바지가 흘
러내려 멜빵을 멘다.

그러나 이 한소음에서 간혹 의외로 태음인(太陰人)으로 착각(錯覺)할 정도로 통통
한 체질의 한(寒)소음인이 있기 때문에 주의해야 한다(이런 경우는 부모님 중 한
분이 태음인 체질인 경우나 병이 심하게 되면 살이 찐다)

"조용히 호박씨 깐다"는 말처럼 일을 소문내지 않고 처리한다.

위장이 약(弱)하여 먹는 음식의 양(量)이 적고 성격(性格)은 예민하고 까다롭다.

위장(胃腸)이 약하여 잘 체(滯)하고 차멀미나 두통(頭痛)이 발생하고 기운이 없으면 위가 무력(無力)해서 위하수, 탈장 등이 온다. 위장에서 흡수하는 문제가 발생하여 설사(泄瀉)가 발생하면 빨리 치료해야 한다.

손을 만져보면 싸늘한 느낌을 주는 경우도 있다. 살이 없어 정맥(靜脈) 혈관이 살갗 겉으로 퍼렇게 드러나 보인다. 저혈압성(低血壓性)의 체질이다. 몸 내부의 온도가 차서 혈액(血液)이 잘 정체(停滯)되어 이유 없이 피멍이 잘 드는 체질(體質)이고 추운 겨울에는 손끝에 동상(凍傷)이 잘 발생한다.

체구는 말라 힘이 없어 보여도 깡은 있다. 다리가 살이 없어 보행(步行)시 옷을 입지 않고 뒤에서 보면 오(○)자 다리처럼 보인다. 평지(平地)를 걷는 산책이 좋고 마라톤 같이 오랫동안 뛰는 운동이 적성(適性)에 맞다.

꼼꼼한 성격이라 작고 꼼꼼한 방면의 뜨개질이나 수를 놓는 일을 잘한다.

한소음인 체질에 잘 오는 병

위장(胃腸)의 온도(溫度)가 차서 병이 발생하므로(내촉위장병:內觸胃腸病) 항상 물은 뜨거운 것으로 먹어야 한다. 뜨거운 물이나 숭늉이 좋다. 피부(皮膚) 온도(溫度)는 열(熱)소음인과 같이 뜨거우므로 목욕(沐浴)은 냉수욕(冷水浴)이 좋으며 뜨거운 물로 목욕하면 어지럽다. 신경(神經)이 까다로운 편이고 밖으로 문제를 표출하지 않고 삭히기 때문에 갑상선기능 항진증, 신경성장염이나 과민성대장증후군, 오줌소태도 잘 온다. 위장이 차고 생각을 너무 많이 해서 발생하는 병(病)으로는 위염, 십이지장염, 위궤양, 위하수, 위무력, 차멀미, 앞머리통증(前頭痛), 위암이다.

소음은 위장병이 위장의 온도가 차서 오므로 양약(洋藥)같은 찬성질의 소염제(消炎劑)로는 치료가 잘 되지 않는다. 위장이 예민하여 몸에 맞지 않는 약을 잘못 쓰면 급성황달처럼 간(肝)에 염증이 잘 발생하는 체질이다. 몸 내부의 찬 기운으로 인하여 여드름, 가려움증, 알러지성 비염, 부종, 신장염, 성병, 방광염, 위암, 전립선암, 신장암, 맹장염(충수염), 축농증, 류마티스 관절염, 불임, 생리통, 생리불순 같은 병도 잘 발생한다. 병이 깊어지면 장티푸스나 이질, 설사 같은 증상이 나타난다.

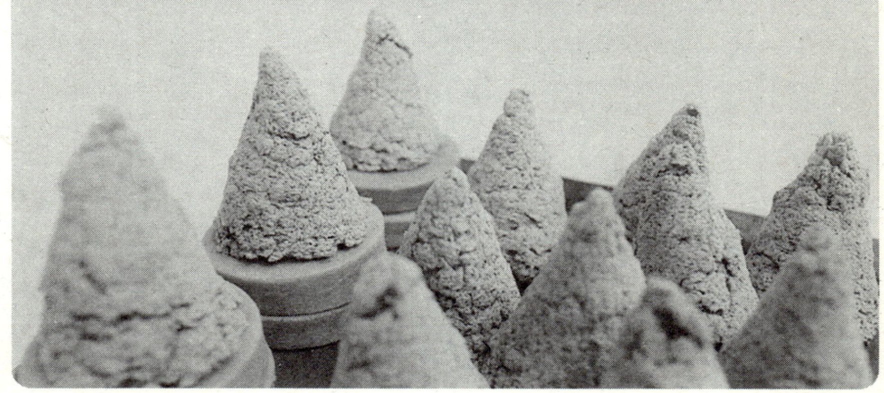

음(陰)	이로운 음식	해로운 음식
곡물류	현미쌀, 현미찹쌀, 참쌀, 통밀, 흰콩, 누룽지(누른밥) 조, 수수, 흑미, 참깨, 쥐눈이콩, 옥수수, 된장, 청국장, 콩나물	검정콩, 흰쌀, 보리, 팥, 메밀, 녹두(숙주), 흰밀
채소류	감자, 아욱, 쑥갓, 냉이, 컴푸리, 양배추, 무, 부추, 생강, 마늘, 파, 양파, 참기름, 익 힌시금치, 당근, 익은 배추김치, 고추장, 당근	오이, 고구마, 생배추, 상추, 들깨잎
어육류	닭고기, 개고기, 염소, 뱀, 노루, 참새, 꿩, 비둘기, 뱀장어, 미꾸라지, 소고기, 미역, 홍합, 멸치, 뱅어, 조기, 은어, 가제미, 갈치, 계란, 명태	돼지고기, 생굴, 게, 새우, 오리고기, 등푸른생선(고등어, 꽁치, 참치)
과실류	귤, 오렌지, 복숭아, 사과(붉은색), 토마토(붉은색), 대추, 바나나	푸른 토마토, 포도, 참외, 수박, 배, 석류, 딸기, 아오리사과, 자두, 망고
기타	인삼, 카레, 꿀(아카시아), 후추, 정종(찹쌀술), 노란색, 수정과, 송이버섯, 매실주	우유, 포도주, 맥주, 얼음, 녹차, 흰설탕, 커피, 영지버섯

질병 시에는 이로운 음식 위주로 건강 시에는 해로운 음식은 이로운 음식과 섞어 복용.

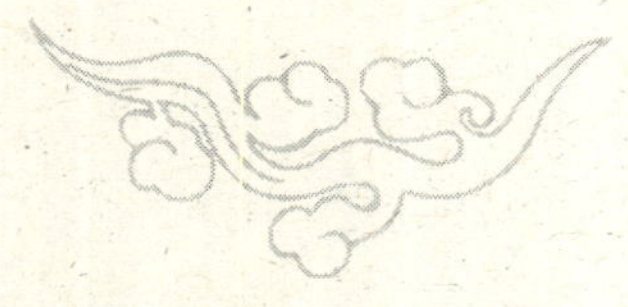

10. 체질(體質)에 적합한 운동에 대하여

운동(運動)은 동물(動物)에 존재한다. 식물(植物)은 움직일 수가 없다. 움직일 수 없으므로 식물은 자기가 사는 곳의 기후나 토양에 순응(順應)해서 살 수밖에 없다. 이런 이유로 식물을 보면 식물이 사는 곳의 온도나 토양 같은 주위환경을 알 수가 있다.

움직임이 있는 것을 동물(動物)이라고 한다. 동물은 발이 있어서 이동(移動)을 할 수 있다. 나에게 맞는 기후나 땅을 찾아 유목민(遊牧民)처럼 떠날 수 있다.

인간(人間) 같이 서서 걸어다니는 존재(存在)를 기립지물(起立之物)이라 하는 데 중력(重力)을 받고 있다.

운동(運動)이라는 한자의 운(運)자를 보면 책받침(辶)에 수레거(車) 위에 민갓머리(冖)가 올라와 있다. 수차(水車)같은 물레방아를 연상케 한다. 동(動)자를 보면 무거울 중(重)과 힘력(力)자가 합해져 강한 힘이 움직임을 나타낸다. 결국 운동은 평소보다 강한 힘으로 물이 물레방아를 돌리듯이 움직이는 것을 뜻한다.

운동(運動)에는 전신순환운동(조깅, 등산)인 유산소 운동과 웨이트트레이닝 같은 무산소 운동으로 나눈다. 신체부위에 따라 상체운동(골프, 검도) 하체운동(축구, 달리기) 전신운동(태권도, 유도)이 있다.

운동(運動)은 우리 몸의 혈액순환(血液循環)을 원활하게 하여 동맥경화, 심장병, 고혈압 등으로 인한 중풍(中風)을 예방하고, 소화기능을 활성화시켜 장(腸)을 좋게 함으로써 변비를 예방한다. 그리고 뼈 속으로 혈액을 공급하여 골다공증을 예방하는 등 여러가지 유익한 작용을 한다. 독성물질을 땀이나 호흡으로 배출시켜 해독작용을 하기도 한다.

운동은 육체적인 강인함뿐만 아니라 정신적인 자신감도 불어넣어 준다. 그래서 운동을 하면 육체와 정신이 건강해져서 얼굴색이 밝아지고 관상도 바뀌어 자신의 운명 또한 좋은 방향으로 흐르게 된다.

운동을 건강유지를 위해서 하는 경우도 있고 운동선수같이 직업적으로 하는 경우도 있다. 운동 역시 체질에 맞는 운동을 하는 게 효과적인데 운동선수같이 프로의 세계에서는 자기 체질에 맞는 운동을 해야 몸이 견딜 수 있고 두각을 나타낼 수 있다.

한때 '내 몸에 맞는 운동으로 질병을 고친다'는 말이 유행하기도 했는데, '내 몸에 맞는 운동'이란 결국 '체질에 맞는 운동'이다.

양인 체질인 태양인과 소양인은 몸의 기운이 상체에 몰려있어서 상체에 비해 하체가 약하다. 그러므로 상체를 덜어내는 운동을 많이 하여 상·하체 균형을 맞춰 주는 게 좋다. 하체가 약하다고 하체를 단련하면 된다고 생각하기 쉬운데 체질의 본성(本性)을 후천적인 노력으로 극복한다는 것은 무리(無理)다.

음인 체질인 태음인, 소음인은 몸의 기운이 하체에 몰려 있기 때문에 하체에 비해 상체가 약하다. 그러므로 하체를 덜어내는 운동을 많이 하여 상·하체(上下體) 균형을 맞춰 주는 게 좋다. 체질의 약한 곳을 보완하는 운동은 너무 무리하지 말고 가볍게 해 줘야 한다. (우측 체질별로 좋은 운동 참조)

가장 이상적인 운동은 유산소 운동이고 유산소 운동은 콘크리트길보다는 공기 맑은 야외의 흙길에서 하는 것이 가장 좋다. 그러므로 운동 중에 가장 좋은 운동은 등산(登山)인 것이다.

운동은 기상 후 30분 후에 걷기부터 가볍게 시작하는 것이 좋다.

노약자나 운동을 처음 시작하는 분은 매일 20~30분을 팔을 흔들며 걷기 10분, 조깅 10분(10분에 700M갈 정도의 속도)을 꾸준히 하는 게 좋다.

건강한 사람은 팔을 흔들며 걷기 10분 후 숨이 찰 때(사점 : dead point)까지 전속력의 조깅을 한번 한 후 10분 조깅(10분에 700M 갈 정도의 속도) 10분 걷기의 30분 운동을 격일로 하는 게 좋다. 뛰게 되면 몸 안의 물(몸의 70~80%가 물)분자 끼리 충돌을 일으켜 불필요한 노폐물이 가래의 형태로 배출이 된다. 운동 후 이온음료 같은 것보다 생수(生水)를 복용하는 게 좋다. 여름같이 땀 배출이 많은 경우 생수(生水)에 구운 소금을 조금 타서 복용한다.

운동을 직업(職業)으로 하려는 사람의 경우는 체질에 적합한 운동을 반드시 참고(參考)하여 내가 하려는 운동이 우선 내 체질에 맞는지를 알고 나서 피나는 연습(練習)을 해야 두각을 드러내고 대성(大成)할 수 있다.

프로운동선수로 나가려면 반드시 선천적(先天的)인 체질과 운동(運動)이 맞아야 성공(成功)할 수 있는 것이다. 역(逆)으로 프로운동선수로 성공한 사람을 통해 체질을 자연히 알 수도 있는 것이다. 야구나 골프 같은 상체운동으로 두각을 나타내는 사람을 보면 양인(陽人) 체질이다. 축구(골키퍼 제외)같은 하체운동으로 두각을 나타내는 사람은 음인(특히 태음인) 체질이다.

체질(體質)과 운동(運動)이 적합하다면 체질에 따른 식이요법과 관리를 해준다면 그 분야(分野)에서 성공(成功)할 수 있다. 이런 이유 때문에 체질을 아는 것은 하늘이 부여해준 자기의 본분(분수)을 아는 것으로 시간낭비, 허송세월 할 필요를 없게 해주는 면(面)이 있다. 모든 운동선수(運動選手)를 체질에 맞게 선발(選拔)하여 체질에 의거(依據)해서 관리한다면 세계적인 선수로 만들 확률이 높아진다.

자기의 체질에 맞게 운동을 한 후에 피곤하지 않고 상쾌(爽快)한 기분이 들면 자기 몸에 맞는 적당한 양(量)의 운동을 한 것이다. 운동 후 피로를 느낀다면 운동량(運動量)을 줄이거나 질병으로 운동 할 몸 상태가 아니라고 보면 된다.

태양인	소양인	태음인	소음인	모든 체질에 좋은 운동
골프 테니스 수영 배구 야구	100m달리기 골프 야구 테니스	축구 농구 검도	수영 마라톤 탁구	등산 배드민턴 태권도 합기도 유도

체질별로 좋은 운동

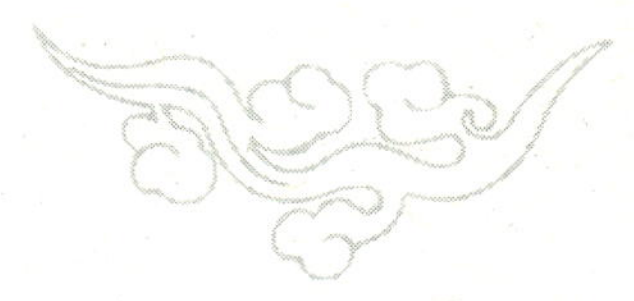

11. 체질에 적합한 목욕법(沐浴法)

생활이 윤택(潤澤) 해지면서 사우나나 온천욕(溫泉浴)을 즐기는 사람들이 많아졌다. 옛날에야 가마솥에 물을 데워 연중행사로 어쩌다 몸의 때를 벗기는 게 고작이었으나 요즘은 건강(健康)을 위해서 수시로 목욕탕을 찾는 사람들이 많아졌다. 그러다 보니 목욕탕 안에 이발소 미용실에다 잠자는 수면실까지 생겼다. 게다가 전국적으로 수많은 온천(溫泉)이 개발되어 '온천 문화'가 생길 정도까지 되었다.
목욕(沐浴)을 하고 싶어하는 인간의 본능은 엄마 뱃속의 양수(羊水) 속에서 있었던 태아(胎兒) 때의 그리움 때문에 형성된 것이라고도 한다. 유럽 쪽에는 목욕을 통하여 휴양도 하고 관절염 같은 병을 치료하는 '스파 떼라피(Spa Therahy)'라는 곳이 로마시대 때부터 있어 왔다.

물은 생명(生命)이다. 깨끗하게 하는 작용도 있지만 몸에 미네랄 같은 이로운 물질을 몸으로 공급하는 측면이 있다. 또한 물은 몸에서 체온을 조절하는 작용을 하게 되는데 사실 좋은 물에서 목욕을 하면 몸에도 좋고 어느 정도 질병의 치료 효과도 있다.
그것은 사람의 피부가 맡은 역할 때문으로 우리 인체는 사실 폐로 숨쉬는 직접 호흡보다 피부를 통한 간접 호흡량이 더 많다. 다시 말해 온몸으로 산소를 마시는 것이다.
그래서 좋은 물에 몸을 담그면 물 속의 유익한 성분(미네랄 등의 광물질)이 피부속으로 녹아 들어가 모세혈관과 임파선을 거쳐서 전신으로 퍼져 몸 전체에 작용하는 것이며 결국 물로써 병을 치료할 수도 있는 것이다. 그런데 물에는 온도가 있어 체질에 따라 각기 다르게 작용한다. 어떤 사람은 열탕을 좋아하고 어떤 사람은 냉탕을 좋아하는가 하면 냉탕과 열탕을 번갈아 들어가길 좋아하는 사람도 있다.
건강센타 같은 곳에 가보면 "온탕 냉탕을 번갈아 들어가는 것이 좋다. 피부가 이완과 수축을 반복하면서 교감신경과 부교감신경이 자극 받아 피부를 단련시켜 주기 때문에 질병을 예방할 수 있다"고 한다. 과연 그럴까?

목욕(沐浴)에도 체질에 따라 각기 다른 목욕법(沐浴法)이 있다. 온탕(溫湯)이 맞느냐 냉탕(冷湯)이 맞느냐는 먼저 각 체질의 피부온도(皮膚溫度)를 고려해야 한다.

피부(皮膚)의 온도에는 한열온냉(寒熱溫冷)이 있다. 우리 몸의 체온(體溫)을 중심으로 하여 아주 차가운 것이 한(寒)이고 아주 뜨거운 것이 열(熱)이다.

아주 뜨겁지 않고 따뜻한 정도가 온(溫)이고 아주 차갑지 않은 시원한 정도가 냉(冷)이다.

사상체질에서 피부온도가 가장 뜨거운(熱) 체질이 소음인(少陰人)이고 비교적 따뜻한(溫) 체질이 태양인(太陽人)이다.

그러므로 소음인과 태양인 체질에는 찬물이 좋다. 소음인에게는 아주 차가운(寒) 물이 좋고 태양인에게는 서늘한(冷) 물이 좋다.

그래서 소음인(少陰人) 체질이 뜨거운 물에 몸을 장시간(長時間) 담그거나 사우나를 하면 피곤(疲困)하고 심(甚)한 경우 어지럽다고 한다. 소음인(少陰人)은 땀을 많이 빼면 몸에 해(害)로운 체질인데, 소음인이 땀을 흘리면 망양증(亡陽症)이라 하여 급히 기(氣)를 보충해서 땀을 막아주는 약(藥)을 써야 한다. 이런 이유로 '북극곰 수영대회'니 하는 등의 겨울철 야외 물놀이는 소음인이나 태양인 체질에 적합(適合)하다.

반면(反面)에 피부온도가 아주 차가운(寒) 체질은 소양인(少陽人)이고 시원한(冷) 체질은 태음인(太陰人)이다. 그러므로 소양인은 뜨거운 열탕(熱湯)에 몸을 담그거나 사우나를 하면 좋고 태음인은 따뜻한 온탕(溫湯)에서 목욕하면 좋다. 특히 태음인체질의 경우 온수욕(溫水浴)으로 땀을 내면 간(肝)의 열(熱)이 땀을 통해 빠져 나오기 때문에 평소에 자주 땀을 내주면 좋다.

목욕탕에서 냉탕과 열탕을 번갈아 들어가는데 몸에 좋지 않은 목욕법이다. 특히 여자의 경우는 찬물과 더운물 목욕을 할 경우 찬 기운인 한사(寒邪)가 자궁에 영향을 미치면 자궁근종(子宮筋腫)의 원인이 되기도 한다.

태양인 소음인 체질은 냉수욕이나 찬물에서 목욕을 하고 체온(體溫)의 온도인 37℃ 정도의 실내온도나 물로 샤워를 하는 것이 좋고 태음인 소양인 체질은 온탕이나 열탕에서 목욕을 하고 체온(體溫)의 온도인 37℃ 정도의 실내온도나 물로 샤워를 하는 게 몸 건강에 좋다.

대개 과음주(過飮酒)한 다음날 사우나에 가서 땀을 빼는데 소양인과 태음인에겐 효과를 발휘하지만 소음인과 태양인에게는 과도한 사우나와 열탕목욕은 해(害)롭기 때문에 소음인, 태양인은 사우나나 열탕에서 땀을 조금만 빼고 찬물(소음인)이나 서늘한 물(태양인)에서 목욕을 하여 피부열(皮膚熱)을 식혀 술독을 다스리는 것이 좋다. 그래서 수영 같은 서늘한 물에서 하는 운동에는 태양인이나 소음인 체질이 적합하다. 그런데 요즘 수영장(水泳場)은 물이 문제다. 소독을 위해 락스 같은 온갖 소독약(消毒藥)을 다량 살포한다.

이런 소독약 성분 중 염소(鹽素)가스가 '트리할로메탄'이란 성분이 되어 수면(水面) 위로부터 30㎝ 두께로 막을 형성한다. 우리가 수영(水泳)하는 높이가 수면으로부터 30㎝이므로 결국 숨쉴 때마다 폐(肺)로 유해가스를 들여 마시게 된다. 특히 폐(肺)가 약한 태음인(한태음인) 체질에 있어 소독약(消毒藥)이 다량 있는 수영장에서의 장시간 수영은 삼가 해야한다. 만일 그런 곳에서 태음인이 수영(水泳)을 한 경우에는 뜨거운 물로 목욕을 하여 약간의 땀을 배출시켜 냉기를 빼내고 소독약(消毒藥) 독을 해독해야 한다.

결국 목욕이나 수영도 좋은 물(자연 그대로의 천연수)이라는 기본(基本) 위에서 자기 체질(體質)에 맞는 온도(溫度)에서 해야 몸에 이로운 것이다.

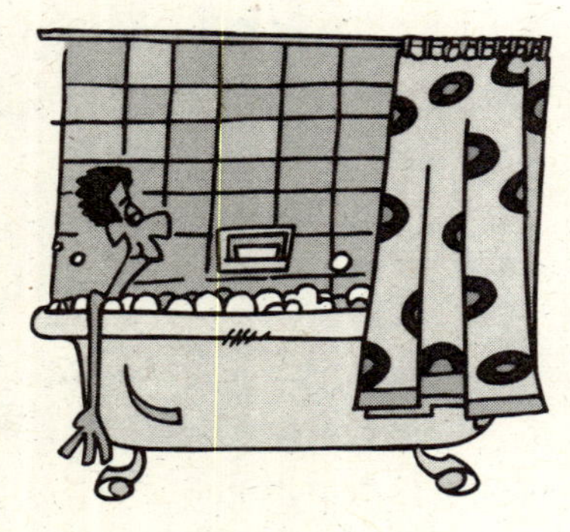

12. 체질에 따른 등산(登山)

산(山)은 대기(大氣)의 영양소라고 보면 된다.

우리 눈에는 보이지 않지만 산(山)에는 각종의 몸에 유익한 기(氣)(천기天氣, 지기地氣, 수기水氣 : 강물계곡발원지, 자기磁氣 : 광물질, 생물전기 : 향기, 흙냄새, 꽃냄새, 온도, 습도)의 전시장(展示場)이다.

산에 갈 때는 마음가짐을 바로 하고 내 몸의 노폐물(老廢物)이 나가고 몸에 좋은 기(氣)가 들어온다는 의념(의식적 염원)을 갖고 산을 타야 몸에 건강(健康)한 것이다. 또한 대자연(大自然)을 보고 감상하고 몸으로 느끼면서 감사하는 마음으로 등산(登山)을 한다면 훨씬 효과적인 등산이 되고 똑같은 산을 갔다와도 몸이 느끼는 정도(程度)는 180도 다를 수 있는 것이다.

또한 산에는 기(氣)가 가장 몰려있는 곳이 있다. 산꼭대기보다는 7부~8부 능선 부근의 계곡같이 되어 있는 곳이다.

대개 이런 곳에는 어김없이 굿하는 사람들(무당)이 굿을 한다. 산에서도 가장 기가 모이는 강(强)한 곳에서 산기운(山氣運)을 받기 위해서다.

굳이 그런 곳이 아니라도 정상(頂上)오르기 전 좀 평평하고 편안하다고 느끼는 장소에서 **남쪽을 향해서서** 심호흡을 하는 것이 좋으며 이때 배꼽 밑의 하단전(배꼽 밑 3cm 부근)까지 깊이 숨을 천천히 들이쉬고 천천히 숨을 내 뱉는 것이다.

이때 양손은 숨을 들이 쉴 때는 차려자세에서 공기가 몸 안으로 들어오는 순서대로 따라가면서 양손을 만세자세로 들어올려 최대한 흡기(吸氣)를 했을 때 양손을 마주친다. 내쉴 때 역시 반대로 숨을 천천히 내쉬면서 양손을 내려오는데 완전히 호기(呼氣)가 되면 차려자세가 되도록 한다. 난치병(難治病)이 있는 사람은 반드시 이런 숨쉬기운동(호흡법)을 산에서 하면 좋다. 처음에는 다량(多量)의 산소(酸素)가 들어오기 때문에 약간 핑 돌고 어지러울 수도 있으나 나중에는 사라진다. 성인의 경우 1일 3회 정도 하면 좋다. 눈이 맑아지고 정신(精神)과 온몸이 개운(開運)해짐을 느낄 것이다.

현대인(現代人)은 콘크리트 문명(文明)속에서 살아 땅기운을 비롯한 각종의 기(氣), 습기(濕氣)등을 못 받아 기부족(氣不足) 상태에 있으므로 가능하면 자주 산(山)에 가서 부족한 기(氣)를 받아야만 건강한 삶을 살수 있다.

참고(參考)로 독감(毒感)같은 병처럼 원기(元氣)가 부족하여 쉬어야할 몸 상태에서는 운동(運動)을 삼가고 휴식을 취하고 독감이 치료된 다음 운동을 해야한다. 만일 이런 경우 운동(등산)을 하면 몸이 오히려 더 피로(疲勞)해지고 발이나 무릎 등을 삐게(염좌)되는 확률이 높아진다.

등산(登山)에도 각 체질에 적합(適合)한 등산을 해야 효과적(效果的)이다.

태양인(太陽人) 체질은 경사가 있는 산을 적당하게 타서 땀을 조금만 빼는 게 좋다. 태양인 체질은 폐 기능이 왕성하고 간 기능이 약(弱)하므로 장거리 산행보다는 기마(騎馬)자세(姿勢)로 하체를 단련(鍛鍊)시키거나 산(山)속에서 가부좌(跏趺坐)를 틀고 앉아 단전호흡(丹田呼吸) 같은 호흡법(呼吸法)을 하는 게 좋은 등산법이다.

소양인(少陽人)체질은 가파른 즉 경사가 급한 산을 짧게 타는 것이 좋다. 신장기능이 약(弱)하므로 장거리 산행보다는 거리는 짧지만 운동량이 많은 경사진 산을 타서 땀을 빼는 게 좋은 것이다.

태음인(太陰人) 체질은 약간의 경사진 산을 오랫동안 땀을 낼 정도로 하는 것이 좋다. 간 기능이 항진(亢進)된 체질이기 때문에 간의 열(熱)을 땀을 통해 배출시키는 게 좋다. 특히 태음인은 폐 기능이 약하므로 등산을 장시간(長時間)하면 할수록 맑은 산소가 공급되어서 몸이 가벼워진다.

소음인(少陰人) 체질은 경사가 없는 평지를 산책하듯이 땀을 내지 않는 정도로 하는 게 좋다. 사실 소음인 체질은 건강한 사람의 경우 웬만큼 운동해서는 땀이 잘 안난다. 그러므로 평지(平地)에서 오래 뛰는 마라톤과 같은 운동은 신장 기능이 강(强)한 소음인에게 유리하다.

산에도 각 등산로에 따라 체질에 가장 좋은 등산로가 있는가하면 체질에 맞지 않는 코스가 있다.

	태양인	소양인	태음인	소음인
경사도	약간 가파른 곳	가파른 곳	경사가 완만한 곳	경사가 완만한 곳이나 평지
운동시간	비교적 짧게 (약간 땀나게)	짧게	길게 (땀날 정도)	길게

체질에 맞는 등산(登山)

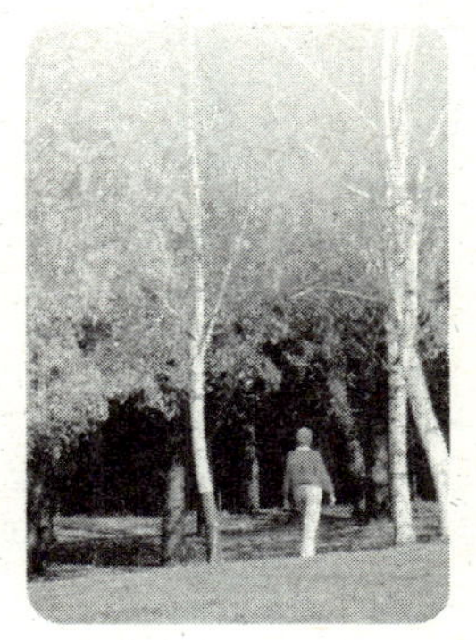

● 체질에 좋은 등산로
북한산을 예로 들면 구기동에서 대남문코스는 한태음인 체질에 가장 좋은 길이다. 구기동에서 맨 왼쪽의
청운양로원으로 해서 승가사로 올라가는 길은 열태음인에게 가장 좋은 코스이고 구기동 매표소에서 승
가사로 가는 직선길은 모든 체질에 좋은 길이다. 정릉유원지에서 삼봉사로 해서 영추사 쪽으로 가는 길은
열태양인에게 가장 좋은 길이고 정릉유원지에서 보국문 쪽으로의 코스는 한소양인에 가장 좋은 등산로
이다. 정릉유원지에서 내원사로 해서 칼바위능선을 따라 올라가 성벽을 타고 좌우 성문으로 걷는 평지(平
地)는 한소음인 체질에 가장 좋은 코스이다. 국민대에서 형제봉으로 해서 대성문으로 가는 코스는 모든
체질에 좋은 코스이다. 이처럼 산에서도 등산로에 따라 산의 기(氣)가 다르게 형성되어 있고 그 체질에 가
장 좋은 등산로에 있는 샘물 역시 그 체질에 가장 좋은 기(氣)를 갖고 있다.

산의 등산로가 모든 체질에 좋은 곳이 많은 곳이 명산(名山)인 것이고 모든 체질에 좋은 등산로(登山路)가
많으면 사람들 역시 몸이 좋음을 느끼기 때문에 사람이 많이 몰리게 되어 있는 것이다. 그런 명산중의 하
나가 바로 지리산(智異山)이다. 지리산은 청학동지구의 진주암에서 영신봉코스가 유일하게 한태음인 체
질에 가장 좋고 그 밖의 수많은 등산로는 모든 체질에 좋다. 모든 체질에 좋은 산길을 많이 지니고 있다는
것은 그만큼 그 산의 기(氣)가 한쪽으로 치우치지 않은 것으로 기(氣)가 평(平; 중립)하여 모두를 넉넉히 받
아들여 이(利)롭게 하는 기운(氣運)을 갖고 있다고 볼 수 있다.
이런 기운을 갖고 있다면 자연(自然)이건 사람이건 모든 존재(存在)들의 사랑을 받게되어 있다.

13. 체질에 따른 마음 수양법(修養法)

마음은 몸과 함께 사람을 구성하는 실체(實體)이다. 눈으로 볼 수는 없지만 느낄 수 있는 것이 마음이다. 이심전심(以心傳心)이란 말처럼 석가모니가 가섭(迦葉)에게 불립문자(不立文字) 즉 언어나 경전을 통하지 않고 마음으로 불교의 진수를 전하기도 하였다.

과거에는 병의 진단에 몸을 중점으로 하였으나 요즈음은 심신의학(心身醫學)이라 하여 마음과 몸을 분리(分離)하지 않고 통합해서 진단하려는 노력이 있다. 인간의 질병치료에 있어서 마음을 간과(看過)한다면 절름발이 치료를 할 수밖에 없다.

수년 전에 한 여인이 심한 두통으로 머리를 감싸안고 내원하였다. 원인을 물어보니 남편이 다른 여자와 살겠다고 부인에게 이혼서류에 도장을 찍어 달라고 해서 부인은 배신감(背信感)으로 부아가 치밀어 두통이 발생한 것이다. 만일 마음을 보지 않고 머리만 보고 M.R.I.를 찍어보자고 한다면 올바른 치료가 될까?

위의 여인의 경우 진찰시 솔직하게 이야기를 해주어 원인을 알아 간장(肝臟)의 기(氣)를 소통(疏通)시키는 변증(辨證) 처방약을 복용 후 태음인 체질의 심장(心臟) 화(火)를 내리는 처방으로 두통을 치료(治療)할 수 있었다. 치료 후에 통증이 없어졌길래 "남편이 반성하고 다시 살자고 하더냐"고 물어보니 계속 진행 중이었고 자기도 이혼서류에 도장을 찍어주고 사랑하는 사람을 만나 새 삶을 찾겠다고 마음을 정리(整理)하여 안정된 마음가짐이 되었다.

만일 치료방향이 몸에 맞춰졌다면 비참한 인생으로 기울 확률이 높은 경우이다.

이런 경우 단순히 머리의 기질적인 검사를 해보고 이상이 없다면 진통제를 투여하다가 효과 없으면 정신과로 가서 항우울제나 신경안정제의 처방을 받아 그야말로 평생 정신병자로 살아 갈 수도 있을 것이다.

이런 경우처럼 환자 스스로도 인식(認識)하지 못하는 마음의 문제가 육체(肉體)에 영향(影響)을 미쳐 여러 가지 병명으로 나타난다. **류마티스 관절염** 같은 관절병도 마음에서 비롯되어 나타난다.

사람은 인생(人生)을 살면서 여러 가지 일들이 발생한다. 좋은 일도 있고 안 좋은 일도 있다. 좋은 일은 문제가 안되지만 안 좋은 일, 억울한 일 등이 내 몸에 영향을 미친다. 보통의 사람은 발생한 상황(狀況)이 있을 때 내 마음이 그 상황(狀況)에 반응(反應)을 한다. 상황에 마음이 반응을 하지 않고 마음의 중심(中心)을 잡는다면 몸에는 해로운 영향이 오지 않는다. 예를 들어 길게 줄을 서서 차례로 길을 가는데 갑자기 내 앞에 어떤 사람이 끼어 들었다고 하자. 이런 상황(狀況)이 내 몸에 영향을 미치는 것은 아니다. **내 마음이 어떻게 반응(反應)을 하는가에 따라 몸에 반응(反應)이 간다.** "바쁜 일이 있나보다"라고 마음에서 판단을 하여 가만히 있으면 몸에 아무런 영향이 오지를 않는다.

'이런 나쁜 놈이 있나' 라고 마음에서 판단을 내리면 몸에 영향(影響)이 와서 눈에 핏발이 서면서 주먹에 힘이 들어가고 혈압이 올라간다.

이런 상황에서 반응이 각 체질에 따라 다르게 나타난다. 내향적(內向的)으로 체념을 할 수도 있고 다혈질(多血質)적으로 싸움을 벌일 수도 있다. 각 체질에 따라 폭발하는 감정(感情)이 내장 기능을 심(甚)하게 망가뜨려 각 체질 장부(臟腑) 간의 대소 편차(偏差)를 벌어지게 하여 질병이 발생하기도 심해지기도 한다.

희노애락(喜怒哀樂)이 아직 드러나지 않은 것을 일러 **중(中)**이라 하고 들어나되 모든 절(節)에 알맞은 것을 일러 **화(和)**라 한다. 자신의 감정(感情)을 조절(調節)할 수 있는 생활(生活)이 가장 바람직스러운 것이다.

● **류마티스 관절염**

류마티스 관절염은 관절의 통증, 부종, 관절의 뻣뻣함을 주 증상으로 나타내는 만성 전신성 염증질환으로 관절염이 양측에 대칭적으로, 다발적으로 발생하는 특징이 있습니다. 염증이 생기면 혈액순환이 증가하여 열이 나고 빨개지며 수액이 조직으로 퍼져 나가서 붓고 통증이 일어나게 됩니다. 류마티스 관절염은 초기에는 관절의 활액막에 염증이 발생하지만 병이 진행되면 관절 주변의 모든 조직이 침범되어 관절의 손상 및 변형이 생기며 전신의 특정 장기에도 병변이 나타날 수 있습니다.

류마티스 관절염의 경과는 매우 다양하나 대부분의 환자는 증상이 좋아졌다 나빠지는 경우를 반복합니다. 약 15% 정도는 한 번 앓은 후 재발이 없이 완치되는 경우도 있습니다. 그러나 류마티스 관절염의 치료를 받지 않았을 경우 경과가 불량하여 관절 기능의 장애를 보이고, 더 오래되면 관절 기능의 장애로 인하여 일상 생활에 지장을 받게 됩니다. 우리 나라의 경우 전 인구 중의 약 1% 정도가 류마티스 관절염으로 고생하고 있을 것으로 예측됩니다. 류마티스 관절염은 남성보다 여성이 3배정도 많이 발생하며, 대개 20~40 대에 발생하는 것으로 알려져 있습니다.

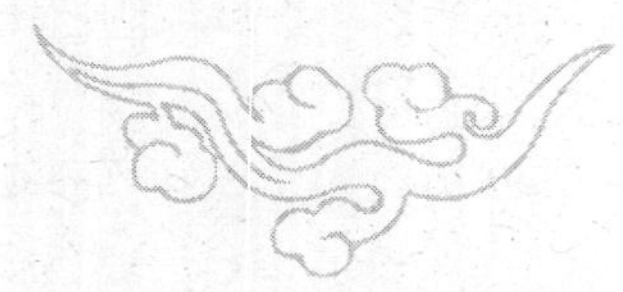

● 성(性)

사상의학에서 말하는 성(性)이란 선(善)한 것으로 "생겨난 마음"을 말합니다.

● 정(情)

사상의학에서 말하는 정(情)이란 악(惡)한 것으로 "사물이나 상황에 부딪혀 나타나는 마음의 움직임"입니다.

(1) 태양인(太陽人)

애성(哀性)이 원산(遠散 : 넓게 흩어짐)하다는 것이 본성(本性)이다.

애성(哀性)이 원산(遠散)하다는 것은 "태양인의 귀가 천시(天時)를 살필 때 뭇 사람들이 서로 속임을 애처롭게 여기는 것"인데 **애성(哀性)은 듣는 것**이라고 하였습니다. 애처롭게 여기는 마음이 많으면 기(氣)가 폐장(肺臟)으로 몰려서 폐기(肺氣)가 성(盛)하여 지는데 이를 **폐대(肺大 : Lung hyper Function)**라고 하였습니다.

애기(哀氣)는 상승(上昇)하는 성질을 갖고 있습니다.

노정(怒情)이 촉급(促急)하다는 것이 감정(感情)입니다.

노정(怒情)이 촉급(促急)하다는 것은 "태양인의 비(脾)가 교우(交友)를 맺을 때 남이 자기를 업신여기는 것을 노여워한다"는 것인데 **노정(怒情)은 노(怒)하는 것**이라고 하였습니다. 노정(怒情)이 촉급하면 기(氣)가 간장(肝臟)을 깎아서 간(肝)이 약(弱)해지는데 이를 **간소(肝小 : Liver hypo function)**라고 하였습니다.

태양인(太陽人)은 거칠은 노여움과 깊숙한 슬픔을 경계(警戒)해야 간장(肝臟), 폐장(肺臟)이 건강(健康)합니다.

교우(交友)에서 노(怒)하는 감정이 잘 오고 독선적(獨善的)인 성격이 있습니다.
▶ 교우를 잘하도록 극복(克服)하고 남을 배려하는 마음을 가져야 합니다.

태양인은 항상 급박(急迫)한 마음이 있습니다.
▶ 느긋한 마음의 여유가 필요합니다.

성품(性品)의 기질(氣質)은 전진(前進)하려고만 하고 후퇴(後退)하려고 하지 않습니다.
▶ 전진할 역량(力量)이 있어도 재주(在操)가 장엄(莊嚴)한지 돌이켜 봐야 합니다.

정기(精氣 : Spirit and Energy)는 항상 수컷이 되려고 하고 암컷이 되려고 하지 않습니다.
▶ 더러는 암컷이 되는 것도 좋습니다. 방종(放縱)하는 마음이 지나친 것을 예방합니다.

마음의 욕구(慾求)에는 방종(放縱)하는 마음이 있습니다.
▶ 경계(警戒)해서 조심(操心)해야 합니다.

측은(惻隱)히 여기는 측은지심(惻隱之心 : 어짊의 극치)이 있는 반면 마음수양이 잘못되면 예(禮)를 버리고 방종(放縱)하는 비인(鄙人)이 됩니다.
▶ 시골뜨기나 야인(野人)처럼 남을 무시하고 예문(禮文)을 모르는 자를 볼 수 있습니다.

▶ 어리석더라도 본성(本性)은 말씨가 명확(明確)하여 사람을 맞아들이는 듯 하고 지극히 못났더라도 사람의 선악(善惡)은 분별(分別)할 줄 압니다.

(2) 소양인(少陽人)

노성(怒性)이 굉포(宏抱;넓게 안음)하다는 것이 본성(本性)이다.

노성(怒性)이 굉포(宏抱)하다는 것은 "소양인의 눈이 세회(世會 : 세상 모임)가 뭇 사람들의 업신여김을 노엽게 여기는 것"인데 **노성(怒性)은 보는 것**이라고 하였습니다. 노성(怒性)이 굉포하면 기(氣)가 비장(脾臟)으로 몰려서 비기(脾氣)가 성(盛)하여 지는데 이를 **비대(脾大 : Spleen hyper function)**라고 하였습니다.

애정(哀情)이 촉급(促急)하다는 것이 감정(感情)입니다.

애정(哀情)이 촉급(促急)하다는 것은 "소양인의 폐가 사무(事務)를 처리할 때 남이 자기를 속이는 것을 슬퍼한다"는 것인데 **애정(哀情)은 슬퍼하는 것**이라고 하였습니다. 애정(哀情)이 촉급하면 기(氣)가 신장(腎臟)을 깍아서 신(腎)이 약(弱)해 지는데 이를 **신소(腎小 : Kidney hypor function)**라고 하였습니다.

소양인은 항상 경망(輕妄 : 가볍다) 한 마음이 있습니다.
▶ 신중(愼重)한 마음의 자세가 필요합니다.

성품(性品)의 기질(氣質)은 일을 들추어서 하려고 하고 그만 두려고 하지 않습니다.
▶ 일을 일으킬 역량(力量)이 거동(擧動)할 만한 확고(確固)한 실력이 있는지 돌이켜 봐야 합니다.

정기(精氣)는 항상 밖(외부)에서 뛰어나고자 하고 안에서 지키고자 하질 않는다.
▶ 밖에서 승리하는 것보다 안을 지키는 것도 좋습니다. 사정(私情)에 치우치는 것을 예방합니다.

마음의 욕구(慾求)에는 두려워하는 구심(懼心)이 있습니다.

옳고 그름을 가리는 시비지심(是非之心 : 지혜의 극치)이 있는데 마음수양이 잘못되면 지(智)를 버리고 남을 속이려드는 박인(薄人)이 됩니다.
▶ 남 신경 안 쓰고 사기(詐欺)치는 경박(輕薄)한 사람을 보면 됩니다.

어리석더라도 본성(本性)은 포용력이 넓고 커서 사람을 존경하는 법도가 있는 듯하고 지극히 못났더라도 사람의 지우(智愚 : 슬기로움과 어리석음)는 분별(分別)할 줄 압니다.

소양인(少陽人)은 쏟아지는 슬픔과 깊숙한 노여움을 경계(警戒)해야 신장(腎臟), 비장(脾臟)이 건강(健康)합니다.

(3) 태음인(太陰人)

희성(喜性)이 광장(廣張 : 넓게 퍼짐)하다는 것이 본성(本性)이다.

희성(喜性)이 광장(廣張)하다 는 것은 "태음인의 코가 인륜(人倫)을 살필 때 뭇 사람들이 서로 돕는 것을 기쁘게 여기는 것"인데 **희성(喜性)은 냄새 맡는 것**이라고 하였습니다. 기뻐하는 마음이 많으면 기(氣)가 간장(肝臟)으로 몰려 간(肝)이 성(盛)하여 지는데 이를 **간대(肝大 : Liver hyper function)**라고 하였습니다.

낙정(樂情)이 촉급(促急)하다는 것이 감정(感情)입니다.

낙정(樂情)이 촉급(促急)하다는 것은 "태음인의 신(腎)이 거처(居處)를 다스릴 때 남이 자기를 보호해주는 것을 즐거워한다"는 것인데 **낙정(樂情)은 즐거워하는 것**이라고 하였습니다. 낙정(樂情)이 촉급하면 기(氣)가 폐장(肺臟)을 깎아서 폐(肺)가 작아지는데 이를 **폐소(肺小 : Lung hypo function)**라고 하였습니다.

태음인은 항상 겁내는 겁심(怯心)이 있습니다.

성품(性品)의 기질(氣質)은 항상 고요하려고만 하고 움직이려 하지 않습니다.
▶ 역량(力量)이 고요함 즉 하지만 자신의 지혜를 돌이켜보아 주밀(周密 : 빈틈없음)한 지를 봐야 합니다.

정기(精氣)는 항상 안에서 지키고자 하고 밖에서 뛰어나고자 하지 않는다.
▶ 내수(內守)하는 것도 좋지만 외승(外勝)하는 것도 좋습니다. 물욕(物慾)에 빠지는 것을 예방합니다.

마음의 욕구(慾求)에는 물욕(物慾)이 있습니다.
▶ 집착을 버리고 사회환원(社會還元)을 생각합니다.

양보하는 사양지심(辭讓之心 : 예절의 극치)의 마음이 있는 반면 마음수양이 잘못되면 인(仁)을 버리고 지극히 욕심(慾心)만 내는 탐인(貪人)이 됩니다.
▶ 수천억의 현찰을 갖고 불우이웃돕기 몇 천원 했던 수전노를 아시죠.

어리석더라도 본성(本性)은 사람 위에 우뚝 솟아 남을 가르치며 유도해 내는 듯하고 지극히 못났더라도 사람들의 근타(勤惰 : 부지런함과 게으름)를 분별(分別)해 낼 줄 압니다.

태음인(太陰人)은 설레는 즐거움과 깊숙한 기쁨을 경계(警戒)해야 폐장(肺臟), 간장(肝臟)이 건강(健康)합니다.

(4) 소음인(少陰人)

낙성(樂性)이 심확(深確 : 깊게 굳어짐)하다는 것이 본성(本性)이다.

낙성(樂性)이 심확하다는 것은 "소음인의 입이 지방(地方)을 살필 때 뭇 사람들이 자기를 보호해 주는 것을 즐겁게 여기는 것"인데 **낙성(樂性)이란 맛보는 것**이라고 하였습니다.

즐거워하는 마음이 많으면 기(氣)가 신장(腎臟)으로 몰려서 신기(腎氣)가 성(盛)하여 지는데 이를 **신대(腎大 : Kidney hyper function)**라고 하였습니다.

희정(喜情)이 촉급(促急)하다는 것이 감정(感情)입니다.

희정(喜情)이 촉급(促急)하다는 것은 "소음인의 간(肝)이 당여(黨與)에 관여할 때 남이 자기를 돕는 것을 기뻐하는 것이다"라는 것인데 **희정(喜情)은 기뻐하는 것**이라고 하였습니다. 희정(喜情)이 촉급하면 기(氣)가 비(脾)를 깎아서 **비소(脾小 : Spleen hypo function)**라고 하였습니다.

소음인은 항상 불안정(不安定)한 마음이 있습니다.

성품(性品)의 기질(氣質)은 항상 들어앉아있으려 하고 밖으로 나가려고 하지 않습니다.
▶ 역량(力量)이 들어앉은즉 하지만 스스로 자신의 모사(謀事 : 일을 꾀함)를 돌이켜보아 광대(廣大)한지를 봐야 합니다.

정기(精氣)는 항상 암컷이 되고자하고 수컷이 되고자 하지 않는다.
▶ 더러는 수컷이 되는 것도 좋습니다. 안일(安逸)을 꾀하는 마음을 예방합니다.

마음의 욕구(慾求)에는 투일(偸逸 : 게으르고 나태한)함이 있습니다.
▶ 부지런도 필요합니다.

부끄러워하는 수오지심(羞惡之心 : 옳음의 극치)이 있는 반면 수양이 잘못되면 의(義)를 버리고 지극히 나태한 나인(懦人)이 됩니다.
▶ 일 안하고 놀고 먹으려는 사람입니다.

어리석더라도 본성(本性)이 넓고 평탄하여 사람을 달래며 따르도록 하는 듯하고 지극히 못났더라도 사람들의 능부(能否 : 능력 있고 없음)를 분별(分別)해 낼 줄 압니다.

소음인(少陰人)은 출렁이는 기쁨과 깊숙한 즐거움을 경계(警戒)해야 비장(脾臟) 신장(腎臟)이 건강(健康)합니다.

14. 체질별 대표적 야채 과일 (천연비타민)

열태양인	상추, 파인애플
한태양인	생배추, 키위
열소양인	청오이, 배
한소양인	청오이, 딸기
열태음인	당근, 사과(홍옥, 부사)
한태음인	당근, 복숭아
열소음인	부추, 귤
한소음인	흰 무, 오렌지

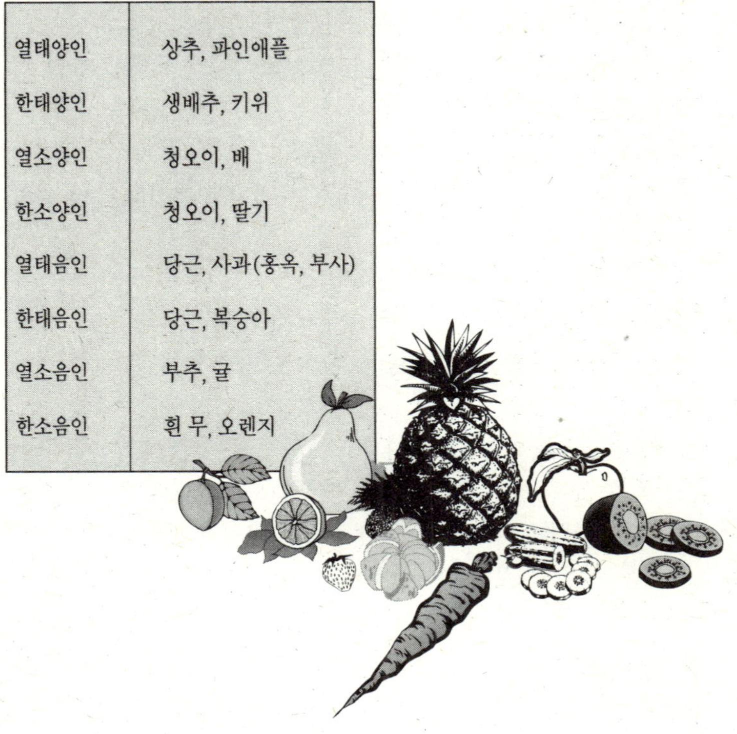

● 비타민

vita와 amine의 합성어로 생명유지에 필수적인 물질이라는 뜻이다. 동물의 성장과 생명유지에 필수적인 물질인데 체내에서 합성이 안되므로 식품으로부터 반드시 섭취해야 한다. 비타민의 섭취는 천연적인 식품을 통해서 해야 안전하다. 합성된 비타민은 체액의 균형을 깨뜨리는 부작용이 있을 수 있다.

천연상태(생식)에서 씹어서 먹거나 믹서기에 갈아 먹어도 좋은데 섬유질없이 즙을 내서 복용하는 것은 안 좋다. 당근의 경우에는 과일(사과 복숭아)과 같이 복용하면 효과가 떨어지므로 당근을 복용후 1시간 30분 후에 과일을 섭취하는 것이 좋다.

15. 체질에 좋은 거처(居處)

인간이 살아있을 때 생활하는 집을 양택(陽宅)이라 하고 죽어서 땅에 묻히는 묘자리를 음택(陰宅)이라 한다. 죽어서도 자손들에게 기(氣)가 영향을 준다하여 명당(明堂)자리에 묘자리를 쓸려고 신경쓴다. 오히려 살아있는 인간이 사는 집의 기(氣)는 상대적으로 별로 신경을 안 쓰는 편이다.

옛날에는 주로 집에서 시간을 보냈으나 요즈음은 집밖의 직장에서 시간을 보내는 경우가 많다. 홍콩 같은 경우만 봐도 집은 물론이고 사무실의 방향이나 문의 위치를 풍수(風水)를 따져 배치한다.

집이나 사무실이 **인간의 몸에 영향을 주는 대표적인 것**을 보면 **첫째**, 땅이 주는 기운(氣運) **둘째**, 생활하는 곳의 방향(方向) **세째**, 내부의 건축재료(建築材料) **네째**, 같이 거주하는 사람의 생체기(生體氣) **다섯째**, 거주하는 곳의 땅으로부터의 높이 등이다.

가게 같은 영업집을 가봐도 뭔가 편안(便安)하다고 느끼는 곳이 기(氣)가 좋아 손님이 많이 있는 것을 볼 수 있다. 특히 모든 사람이 편안함을 느낀다면 더욱 좋다고 볼 수 있다. 땅의 기운이야 특별한 재능을 타고난 사람이나 아는 것이므로 예외라 하더라도 그 밖의 사항은 인위적으로 노력하면 되는 것이다.

집(사무실)의 전체적인 방향은 남향(南向)이 무난하다. 왜냐하면 지구(地球)도 자성체(磁性體)이다. 인간의 생체(生體) 역시 미약(微弱)한 자성(磁性)을 갖고 있다. 자장(磁場)은 항상 N → S로 흐르게 되어 있다. 지구(地球)의 자기장(磁氣場) 역시 북(北)에서 남(南)으로 흐른다. 바람도 정면에서 맞는 역풍(逆風)보다는 등뒤에서 맞는 것이 편(便)한 것처럼 지자기(地磁氣)를 거스르지 않는 남쪽 방향으로 향(向)하는 게 살아있는 몸에는 좋다. 이런 이유로 인간 몸의 기(氣)를 검사할 때는 몸을 남쪽방향으로 향하게 하고 보아야 정확히 읽어 낼 수 있다.

살아있는 사람이 사는 양택(陽宅)의 기본 풍수는 북쪽에 산을 등지고 남쪽에 물을 향하는 배산임수(背山臨水)를 명당으로 보았다. 죽은 음택의 묘자리는 시신의 머리를 북쪽으로 향하게 하여 사기(死氣)에 맞게 북쪽에 맞추었고 죽은 다음에 가는 곳도 북망산(北邙山)으로 가는 것을 바랬던 것이다.

집안에서의 방향은 각 체질에 좋은 방향이 있다.

태양인 체질은 간장(肝臟)에 해당하는 목기(木氣)가 약하여 동쪽으로 향한 곳이 생체기(生體氣)에 좋고 쉬거나 잠잘 때도 동쪽을 바라보거나 동쪽에서 오는 바람을 맞거나 동쪽으로 누워 자는 게 좋다.

소양인 체질은 신장(腎臟)에 해당하는 수기(水氣)가 약하여 북쪽으로 향한 곳이 생체기에 좋고 쉬거나 잠잘 때도 북쪽을 바라보거나 북쪽에서 오는 바람을 맞거나 북쪽으로 누워 자는 게 좋다.

태음인 체질은 폐장(肺臟)에 해당하는 금기(金氣)가 약하여 서쪽으로 향한 곳이 생체기에 좋고 쉬거나 잠잘 때도 서쪽을 바라보거나 서쪽에서 오는 바람을 맞거나 서쪽으로 누워 자는 게 좋다.

소음인 체질은 비장(肺臟)에 해당하는 토기(土氣)가 약하여 남쪽으로 향한 곳이 생체기에 좋고 쉬거나 잠잘 때도 남쪽을 바라보거나 남쪽에서 오는 바람을 맞거나 남쪽으로 누워 자는 게 좋다.

태양인 체질에 좋은 소나무뿌리도 동쪽으로 뻗은 동행송근(東行松根)을 최고로 친다.

집을 짓는 건축재료야 자연적인 재료를 사용하면 집안의 기(氣)가 좋다는 것은 모두 알 것이다. 황토로 만든 구들에 장작으로 불을 땐 곳에서 잠을 자본 사람은 알 것이다.

집안의 구성원 가운데 한사람이 감기(感氣)에 걸리면 면역이 약하면 온 가족이 전염(傳染)된다. 한집안이나 같은 공간에서 호흡을 하여 기(氣)의 교류(交流)가 생기기 때문이다. 기(氣)에 감염(感染)되는 것이 감기(感氣)인데 가족 중에 탁기(濁氣)를 밖에서 갖고 왔거나 탁(濁)한 행동으로 탁기(濁氣)가 만들어지면 그 집안에 영향을 미친다. 이런 이유로 그 집에 질병(疾病)이나 우환(憂患)이 발생을 하기 전(前)에 간장(조선간장)이 탁기(濁氣)를 빨아들여 "장(醬)맛이 이상해지면 그 집에 환자가 발생을 하거나 우환이 온다"는 말이 나오는 것이다. 거꾸로 장(醬)맛이 좋아지면 그 집에 병자(病者)가 낫고 좋은 일이 일어날 징조(徵兆)라고 한다. 물 특히 조선간장은 정보(情報)를 기억(記憶)하는 성질이 있다. 이런 이유로 기(氣)가 맑은 사람들이 생활하는 공간(空間)에 가보면 뭔가 심신(心身)이 편안(便安)해짐을 느낄 수 있다.

요즈음 땅에서 높이 거주하는 아파트라는 주택이 많이 있다. 땅에서 멀어져 생활을 하다보니 땅이 주는 기운(氣運)을 못 받아서인지 정서들이 메말라 있다. 실제로 땅을 콘크리트로 막고 땅에서 멀어져 생활하여 땅이 주는 습기(濕氣)를 못 받아 발생하는 건조성 병들이 많아진다.

인간의 몸에 좋은 영향을 미치는 땅기운은 보통 지상(地上) 10m 정도까지 올라온다고 한다. 건물 높이로 보면 3-4층에 해당 할 것이다. 5층 이상의 고층아파트에 사는 경우는 땅기운을 많이 갖고 있는 음인체질 보다는 양인체질이 안 좋다. 고층에 사는 사람(특히 양인체질)의 경우는 땅기운을 받기 위해서 흙길을 찾아 걷는 게 좋은데 가능하다면 일주일에 한 번 정도는 등산을 하여 부족한 땅기운을 보충하는 게 좋다.

산에서 맨발로 걷는다면 효과적으로 땅기운이 발바닥의 용천혈(湧泉穴)을 타고 들어올 것이다.

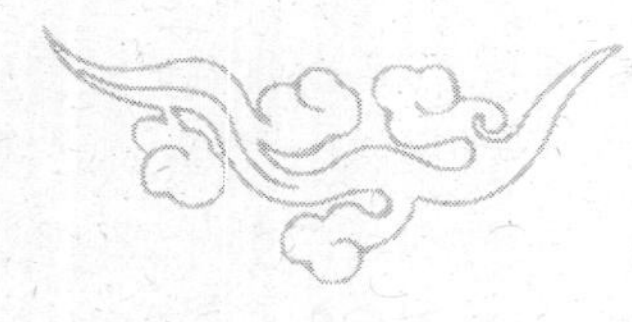

16. 체질 궁합(宮合)

궁합의 사전적 의미는 "혼인(婚姻) 때 신랑 신부의 사주(四柱)를 오행(五行)에 맞추어 상생(相生)과 상극(相剋)을 보아 길흉을 점치는 방법"이다. 궁합을 볼 때 속 궁합과 겉 궁합이라는 말을 한다. 보통 속 궁합이란 잠자리에서 성생활이 서로간에 잘 맞는지 말하는 것이며, 겉 궁합이란 성격 등 외적으로 나타나는 것이 어느 정도 어울리는지 말하는 것이다.

과거에 사람들이 결혼을 하기 전(前) 궁합을 보았던 것은 당사자들이 전혀 모른다거나 사귈 기회가 충분하지 않았을 때 사람됨을 알아 보고자하여 보았던 경향이 많았다.

부부궁합의 유형을 본다면
① 겉 궁합이 잘 맞는경우
② 속 궁합이 잘 맞는 경우
③ 겉 궁합, 속 궁합이 다 잘 맞는 경우
④ 겉 궁합, 속 궁합이 모두 안 맞는 경우로 대략적으로 나눌 수 있다.

물론 남자 또는 여자만 일방적으로 맞다고 생각할 수도 있지만 부부라는 것은 서로 상대(相對)가 있는 것이기 때문에 한사람만 느껴도 위의 유형에 넣을 수 있다.
동서고금을 막론하고 남녀가 만나 행복하게 살고 싶은 염원(念願)은 똑같을 것이다. 일부일처(一夫一妻)의 제도하에서는 누구나 결혼하면 아들 딸 낳고 오랫동안 행복하게 살기를 바란다. 이슬람권이나 티벳이라는 나라처럼 일부다처제(一夫多妻制)나 일처다부제(一妻多夫制)에서는 궁합을 논한다는 것이 의미가 퇴색되지만 그곳에서도 궁합이 잘 맞는 사람과 가까이 지낼 것이다.
어떤 사람은 잉꼬부부처럼 살고 어떤 사람은 무해무덕한 것처럼 무덤덤하게 살고 어떤 사람은 매일 싸우면서 살기도 한다. 사람 사이의 관계(關係) 특히 남녀관계라는 것이 의지적(意志的)인 작용보다는 본능적(本能的)인 작용으로 호감(好感)을 갖는 경우가 많다.
'내가 지금부터 저 남자(여자)를 사랑해야지' 라고 의지적으로 노력하고 공부해서 사랑하는 경우는 드물다. 서로 눈빛이 마주치면서 일차적(一次的)으로는 기감(氣

感)을 느끼는 것이다. 그런 연후에 호감(好感)을 느끼면 이야기도 해보고 자세히 외모(外貌)나 교육(敎育)정도, 집안, 성격(性格)등을 파악한다.

부부가 잉꼬처럼 살면 전생에 좋은 인연이 있다고 하고 매일 싸우면 인연이 없거나 전생에 악연(惡緣)이 있어서 그렇다는 말을 하기도 한다.

궁합은 남녀관계뿐만 아니라 남남, 녀녀 관계에서도 작용한다. 이 경우에는 호모나 레즈비언이 아닌 한 겉 궁합을 보는 게 원칙이다. 동성(同性)도 궁합이 잘 맞아야 친하게 지내는 경우가 많다.

속 궁합을 중요하게 생각했는지 유럽에서는 정식 결혼식을 올리기 전에 1~2년 정도 동거생활을 인정해주는 나라가 있다고 한다. 우리말로 하면 속 궁합까지 철저히 맞춰 본 후 상호간에 만족했을 때 가정을 이룬다는 것이다. 16세기말 프랑스에서도 '시험 결혼 제도'를 시행했다는 기록이 있다.

두 사람이 사랑해서 결혼을 하였다는 것은 그때에는 서로간에 어느 정도 호감을 느꼈기 때문에 결혼을 했을 것이다. 결혼 전에 너무나도 좋아했던 사람들이 헤어지는 경우도 있고 별로 무덤덤한 관계였는데 잉꼬 부부처럼 사는 사람도 있다.

결혼 전에는 몸이 안 좋았는데 결혼 후에는 몸이 좋아진 사람이 있는가 하면 결혼 후에 처녀나 총각 때 보다 몸이 나빠졌다는 사람도 있다.

궁합을 보면 너무 좋다는 경우도 있고 좋지 않다는 경우도 있고 궁합이 좋지 않은데 굳이 살겠다면 각방을 써야 된다는 경우도 있다.

결국 이혼한 사람들의 이유를 보면 "성격차이"가 가장 많이 등장한다. 이유야 수백 가지가 나올 수 있다. 경제적인 문제에서부터 시부모와의 갈등, 바람피우는 것 등등 다양하다.

체질이라는 것은 인간의 몸과 마음을 보는 것이기 때문에 체질간에 서로 맞고 안 맞는 특성이 나타난다. 사람의 몸도 미약(微弱)한 자장(磁場)을 갖고 있는 생체이고 몸과 마음이 따로 노는 것이 아니기 때문에 몸이 좋으면 마음도 좋고 마음이 좋으면 몸도 좋아진다. 자석도 서로 다른 극성끼리는 끌어당기고 같은 극성끼리는 밀어낸다. 보통 성인의 경우 몸의 생체 자장이 피부로부터 50cm정도 까지는 영향을 미친다. 부부나 가족으로 살면 한 집안에서 같이 호흡을 하여 기(氣)교환이 이루어지고 키스(부부)나 찌개(가족)등을 같이 복용하면 타액의 교환(交換)도 발생한다.

예를 들어 신장의 양기가 부족(요통,골반통)한 음인 체질 여자는 양물(陽物 : 양기
를 갖고 있는 물건)인 남성 성기(性器)를 입으로 빨면 양기(陽氣)가 신장으로 가서
허리가 좋아진다. 그러나 양인체질 여자는 양물(陽物)을 빨면 신장의 양기 과잉으
로 해롭다.
간장의 양기(陽氣)가 부족(발기부전,조루)한 양인체질의 남자는 음인체질 여자의
유두를 빨면 간장의 양기가 보충된다.
한마디로 생체기(生體氣)를 통한 기(氣)의 교류가 발생하게 되는 것이다. 기(氣)
의 세계를 안다면 결국 인간(人間)은 몸 자체에서 발생하는 기(氣)를 통하여 서로
가 호감(好感)을 느끼기도 하고 반감(反感)을 느끼기도 한다.

체질궁합은 극성(極性)이 서로 반대여야 한다는 것이 **첫번째** 조건이다. 음인(陰
人)에게는 양인(陽人)이 양인에게는 음인이 일단은 좋다. **두번째** 무게 중심이 같아
야 한다. 이것은 정서적인 면에서 중요하다. 태(太)음인에게는 태(太)양인이 소
(少)양인보다 무게 중심이 맞는 것이다. **세번째** 에너지의 흐름(온도)이 반대면 더
욱 좋다. 열(熱)태양인, 열(熱)태음인 체질보다 열(熱)태양인, 한(寒)태음인 체질
이 더욱 좋다.

첫 번째 두 번째 조건이 맞는 것을 체질로 보는 궁합에서는 찰떡궁합의 범주에 넣
는다. 첫번째, 두 번째, 세 번째 조건이 맞는 것을 가장 좋은 찰떡 궁합의 범주이다.
첫 번째, 두 번째, 세 번째 조건이 똑같은 것을 체질로 보는 궁합에서 상극(相剋)궁
합의 범주에 넣는다. 그 밖의 조건을 중간의 궁합으로 보는데 이것은 남녀관계뿐만
아니라 같은 성별(性別)에서도 통용이 된다. 방송국에서 남남, 녀녀, 남녀(男女)의
명콤비 사회자들을 보면 찰떡궁합인 경우가 많다.

찰떡궁합은 모든 사람에게 올 수 있는 것은 아니다. 어느 정도 운명적인(天命)요소
가 작용을 한다. 찰떡의 인연이 있어야 하는 것이다. 찰떡궁합이라도 가정환경 경
제적 문제 등의 여러 외적 조건을 극복하지 못해 더욱 심하게 싸울 수도 있다. 서로
의 극성이 반대이고 무게중심이 맞다보니 실망을 하게되면 극도로 빨리 악화될 수
있는 요인도 된다. 찰떡궁합으로 사는 부부를 보면 너무 부부 이기주의(利己主義)
에 빠져 주위의 사람들 심지어 가족 구성원인 자녀한테도 소홀히 할 수가 있다.

성교후에 피로가 적고 만족해 오히려 지나친 성생활로 정(精)이 부족하여 조로(早老)현상이 오기도 한다. 좋을수록 절제하여야 장수(長壽)할 수가 있다.

찰떡궁합이 아니라고 너무 실망할 필요는 없다. 극성이 같으면 일정 거리만 두고 수양을 하면 서로를 잘 알기 때문에 이해의 폭이 넓어 장점이 된다. 상극(相剋)으로 만난 부부라도 아무 문제없이 잘사는 사람들을 보면 서로 존경하고 위해주며 타인을 많이 보살피는 종교(사회) 지도자 부부인 경우를 본다. 그런 부부 사이에는 부부라는 상대 이외에 하나님, 도움이 필요한 곳, 도와 줘야할 사람 등이 있기 때문이다. 이웃과 사회(社會)에 관심(關心)을 갖고 봉사하는데 보람을 찾고 마음 수양(修養)을 한다면 오히려 찰떡궁합 못지 않은 삶의 활력(活力)을 누릴 수 있다.

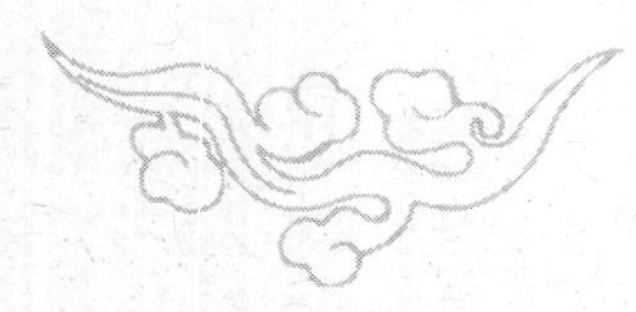

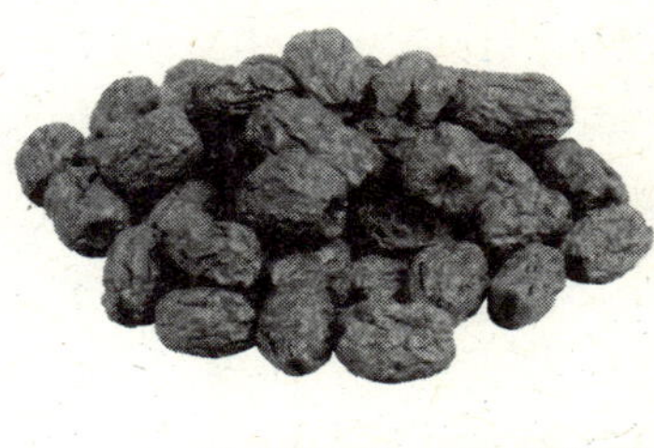

5 부

질병 치료시 마음

질병이 발생(發生)하면 이 질병이 선천적(先天的)인 병인가 후천적(後天的)인 병인가를 파악(把握)하고 난치병(難治病)이나 선천적 병(病)이라고 운명(運命)과 팔자(八字) 소관이라고 자포자기하지 말고 우리집안의 잘못된 면들을 파악하여 분석하고 잘못된 전철(前轍)을 되풀이 않겠다는 자세를 갖고 치료(治療) 정보를 찾아 기도(祈禱)하는 심정으로 노력(努力)한다면 하늘은 스스로 돕는 자를 돕는다고 실로 우연(偶然)인 것 같은 인연(因緣)으로 치료의 길이 열릴 것이다.

요즈음 자본주의(資本主義)와 산업사회(産業社會)로 흐르면서 질병의 치료 역시 돈을 매개(媒介)로 하는 "거래"가 되버렸다. "나는 당신에게 치료비(治療費)를 지불하니 의사인 당신은 나의 병(病)을 고쳐 놓으시오!"라는 지경으로 흘러 간 것이다. 더욱이 분석적(分析的)인 서구문명(西歐文明)과학은 인간(人間)의 몸 역시 기계의 한 부품쯤으로 여겨 고장나면 갈아치우면 되는 물질(物質)로 인간을 보아온 것도 한 요인(要因)이 된 것이다. 병의 원인이 인간이 갖고 있는 마음에 비롯되거나 눈에 보이지 않는 기능적인 병에는 "신경성"이란 이상한 진단 명이 내려진다.
사실 그 어떤 의사도 질병 그 자체를 치료할 능력(能力)은 없다. 그럴 능력이 있다면 그는 이미 인간이 아닌 신(神)이다. 인간(의사)은 그가 갖고 있는 의학적 지식을 갖고 각종 도구나 자연계에 존재하는 것을 사용하여 인간의 몸에 자연 치유기능을 도와주는 돕는 자(helper)인 것이다.

환자(患者)들은 몸 상태가 질병이라고 생각이 되면 스스로 이 병이 왜 왔는지 스스로를 돌아봐야 한다. 병이 발생하면 대부분 질병 원인에 대한 생각 없이 증상(症狀)만을 들고 이 병원 저 병원을 가서 판정(判定) 받기만을 원한다. 의사도 원인보다는 증상만을 보고 해결(解決)해주면 된다는 게 지배적이다.
심지어 부끄러운 일인 경우(예를 들어 지나친 성생활로 허리가 아파서 왔을 경우 허리를 삔 통증만 이야기한다) 본인이 알만한 원인을 숨기기도 한다.

질병이 발생(發生)하면 이 질병이 선천적(先天的)인 병인가 후천적(後天的)인 병인가를 파악(把握)하고 난치병(難治病)이나 선천적 병(病)이라고 운명(運命)과 팔자소관(八字所關) 이라고 자포자기하지 말고 우리집안의 잘못된 면들을 파악(마음 씀, 식습관, 위생상태 등등)하여 분석하고 잘못된 전철(前轍)을 되풀이 않겠다는 자세를 갖고 치료(治療)정보를 찾아 기도(祈禱)하는 심정으로 노력(努力)한다면 하늘은 스스로 돕는 자를 돕는다고 실로 우연(偶然)인 것 같은 인연(因緣)으로 치료의 길이 열릴 것이다.

후천적(後天的)인 병이라면 평소 나의 습관(習慣)이나 생각, 주위환경, 식사습관(食事習慣) 중에 무엇이 잘못된 점이 있는지를 점검하여 반성(反省)하는 시간을 가지면서 그에 합당한 돕는 자(의사)를 찾아 도움을 받는 게 필요(必要)한 것이다.

병의 주체인 "나"는 뒤로 빠지고 의사와 병든 몸 두 분이 잘해 보슈! 하고 본래(本來)의 나는 제3의 관찰자로 뒷짐지고 있는 경우를 종종 보게 된다. 본래 모든 병(病)의 출발점은 마음의 균형(均衡)이 무너져 발생하므로 마음을 우선 다스리는 것이 가장 우선 되어야 한다. 중용(中庸)에서 말하기를 "천명지위성(天命之爲性)"이라 하여 심성(心性), 인간성(人間性)이라고 할 때의 성(性)은 하늘이 내린 것이라고 하였고 성(性)은 희노애락(喜怒哀樂)이 마음에서 아직 발로되지 않은 상태로 이는 천부적(天賦的)인 본연(本然)의 심성(心性)이라고 하였다.

인간성(人間性)을 '매우 좋다, 좋다, 그저 그렇다, 나쁘다'라고 나누어 볼 때 질병을 일으키는 "나쁜 인간성"은 체질의학으로 장부의 깨어진 균형(均衡)을 잡으면 치료(治療)되는 사항이다.

인간(人間)의 **심성(心性)**을 '선(善)하다, 선악(善惡)에 걸쳐있다, 악(惡)하다'라고 나누어 볼 때 질병을 일으키는 것은 악(惡)한 것과 선악(善惡)에 걸쳐있는 마음이다.
선(善)한 심성을 가진 인간은 악성(惡性) 난치병(難治病)이 오지를 않는다.
악(惡)한 심성을 가진 인간은 악성(惡性) 난치병(難治病)이 오게 되어 있다.
심성(心性)이 선악(善惡)에 걸쳐 있는 인간은 악성(惡性) 병(病)을 경험(經驗)하다가 나을 수 있다.

불교(佛敎)에서 말하는 전생(前生)의 업보가 인간(人間)의 심성(心性)인지도 모른다. 현대인들은 질병의 발생이 그 인간(人間)의 유전자(遺傳子)에 인식(認識)되어 인식된 질병(疾病)이 오게 되어 있다하여 유전자 지도(地圖)를 찾기에 열을 올린다.
석가모니(釋迦牟尼)는 말하기를 "어느 영혼의 전생을 알고 싶다면 현생을 잘 관찰해 보라. 그러면 그 영혼의 전생을 알 수 있을 것이다. 지금 현재 자신의 행동, 생각 그리고 심지어 표출하지 않은 자신의 속마음까지도 한번 생각 해봐라"라고 하였다. 톱니바퀴처럼 생(生)과 사(死)가 윤회(輪回)되어 전(前)에 살았던 생(生)이 업(業)이라는 기준(基準)으로 인간의 질병(疾病)도 결정(決定)된다고 보았다.
인간(人間)을 볼 때 주역(周易)의 괘(卦)로 흉괘(凶卦)가 나오는 사람은 암(癌)이 걸릴 수밖에 없다는 말이 전생과 관련된 때문인지도 모른다. 이런 이유로 아무리 잘 치료(治療)하려고 해도 하나님이 데려 가려고 할 때는 도리(道理)가 없다는 말을 한다. 명(命)은 하늘이 내린다고 한다. 자기 자신의 질병을 통해서도 현재의 삶(살리다, 살림) 뿐만 아니라 전(前)의 삶과도 반추(反芻)해 보아 반성(反省)하고 도(道)를 닦는 사람은 현생의 고난(苦難)을 피(避)할 수 있다는 말도 한다.

인간은 아프게 되면 누워서 하늘을 보게 되어 있고 건강이 얼마나 소중한 것인지를 알 수 있다.

질병(疾病)에 대한 올바른 인식(認識)과 자세(姿勢)를 갖고 내가 주체(主體)가 되어 좋은 사람을 만나서 서로 신뢰(信賴)를 갖고 질병 치료방법을 자문 받아 서로 "믿고", "노력(努力)"한다면 훨씬 질병 치료를 잘 할 수 있을 것이다.

좋은 심성(心性)을 가진 의사(醫師)를 만나기 위해 신경(神經)을 쓰는 것도 필요(必要)하다.

인간은 다른 생물(生物)과 달리 마음이 있기 때문에 마음을 다스리지 않으면 질병(疾病)을 치료 할 수 없다. 그래서 의사(醫師) 중에서 최고의 의사는 마음을 다스리는 심의(心醫)라 하였다. 가장 치료하기 어려운 병은 마음 깊이 병(病)이 들어있는 경우이다. 암(癌)이라는 질병(疾病)보다 그렇게 심한 병(病)이 되기까지의 심(甚)한 마음의 편차(偏差)가 질병치료를 어렵게 한다. 이래서 암(癌) 같은 난치병(難治病) 치료 시에는 치료에 임하는 마음이 더욱 중요하다.

생사(生死)가 나뉘는 것이다. 그러니 인간의 병 특히 암(癌)병 같은 치료에 무슨 약이 개발되었다고 메스컴에 오르내릴 때 마음을 아는 동양의사(東洋醫師)는 의문(疑問)을 갖는다. 인간의 병이 치료 물질(物質) 하나만 몸에 넣으면 사라질까?

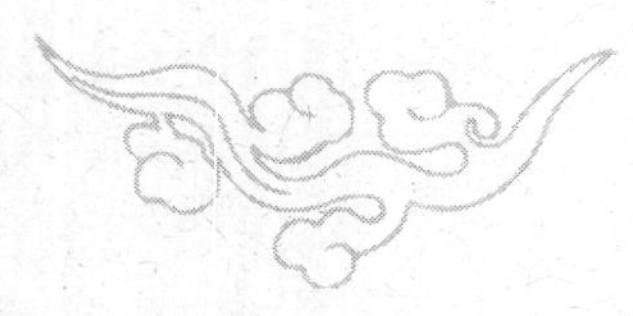

6부

한의학으로 치료가 잘되는 병들

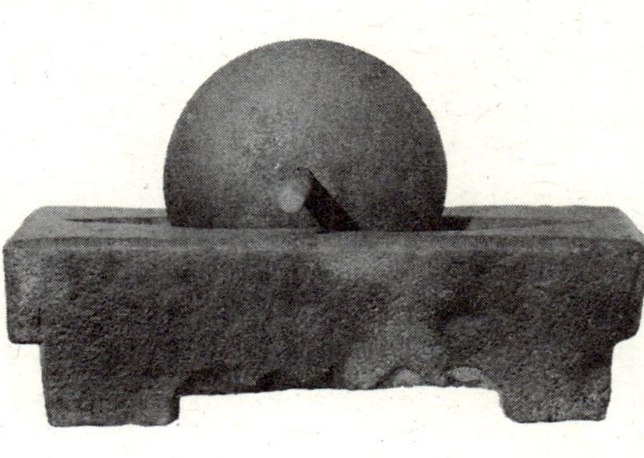

중풍(中風)

암(癌)

당뇨(糖尿)

알레르기 비염(鼻炎)

천식(喘息)

베제트병

관절염(關節炎)

전립선염(前立腺炎)

갱년기·화병

아토피

요통(腰痛)

불임(不姙)

우울증(憂鬱症)

불면증(不眠症)

통풍성 관절염(痛風性關節炎)

고지혈증(高脂血症)

고혈압(高血壓)

협심증(狹心症), 심근경색(心筋梗塞)

질건조증(膣乾燥症)

공황장애(恐惶障碍)

1. 중풍(中風) I

중풍(中風)의 사전적 의미는 '전신(全身)이나 반신(半身), 또는 팔다리 같은 몸의 일부가 마비(痲痺)되는 병을 이르는 말'이다. 한방에서도 백병지장(百病之長)이라 하여 질병 중에서 가장 치료가 어려운 병이라고 하였다. 중풍은 바람이 속(안)에 들어간 병이라는 뜻이다. 바람은 대기(大氣)의 변화로 일어나는 공기(空氣)의 흐름이다. 바람은 눈에 보이지는 않지만 느낄 수 있다. 바람은 빠르다. 그리고 물체에 부딪히면 압력(壓力)을 일으킨다. 바람은 살랑살랑 불어오는 바람이 있는가 하면 태풍(颱風) 같이 엄청난 힘과 속도로 불어오는 바람도 있다. 중풍(中風)이라는 병은 태풍(颱風) 같은 큰바람이 몸내부에서 발생하는 현상일 것이다. 태풍은 저기압(低氣壓)인 상태에서 습윤한 공기와 수증기의 보급이 용이한 열대 해양에서 발생한다. 인간의 중풍(中風) 발생 원인 역시 마음이 저기압(低氣壓)인 상태에서 양(陽)적으로 폭발하여 압력을 만들어 혈관(血管)이 터지기도 하고 음(陰)적으로 감정이 억울(抑鬱)하여 체(滯)하면 혈관(血管)이 막혀 발생을 한다. 전자(前者)의 경우를 뇌출혈이라고 부르고 후자(後者)의 경우를 뇌경색이라고 부른다.

태풍도 시작점이 있는데 그곳을 태풍의 눈이라고 한다. 우리 몸에서 태풍을 일으키는 눈은 어디일까? 심장인 마음이 태풍의 눈일 것이다. 마음이 평정(平靜)을 잃지 않고 고요하다면 몸 전체의 대사(代謝)가 원활히 이루어져 노폐물 등이 없어서 혈관 내부가 탄력을 잃지 않고 깨끗할 것이다. 중풍의 원인이 된다는 동맥경화, 당뇨, 고혈압 등등은 혈관내의 노폐물과 같은 찌꺼기들이 원인이 된다.

한방에서는 '습생담(濕生痰) 담생열(痰生熱) 열생풍(熱生風)'이라 하여 탁(濁)한 습기가 가래 같은 병적물질을 만들고 가래가 열(熱)을 만들고 열이 풍(風)을 일으킨다고 하였다. 태풍(颱風) 발생 역시 습윤(濕潤)한 데서 발생을 한다. 그러므로 중풍발생을 예방하려면 몸 안의 습담(濕痰) 같은 병적 물질이 발생하지 않도록 평소에 식사습관을 잘 해줘야 한다. 그 다음으로 태풍 같은 큰바람이 불지 않도록 마음을 잘 다스려 몸 안의 급격(急激)한 압력이 발생하지 않도록 하고 지나친 긴장(緊張)을 풀어 몸이 이완(弛緩)되도록 하여야 한다. 태풍(颱風)은 오기 전에 반드시 신호(信號)를 한다. 태풍이 오기 전 밤하늘의 별빛이 갑자기 떨려 보이는 것도 태풍이 일으키는 강력한 바람으로 발생한다. 인간의 몸도 중풍이 발생하기 전에 두통, 구역, 팔저림, 피로 같은 증상이 발생을 한다. 이런 경우 증상만을 일시적으로 치료하지 말고 원인을 찾아내어 치료를 해야한다.

중풍에서 가장 문제가 되는 것이 마비(痲痺) 증상이다. 대표적으로 마비(痲痺)가 오는 곳이 세 곳이다. 혀 좌측 또는 우측의 팔다리가 마비되어 장애인(障碍人)이 되는 것이다.

혀의 마비(痲痺)는 언어능력을 잃어버리게 한다. 한의학적으로 혀의 병은 대부분 심장(心臟), 즉 마음의 문제에서 발생을 한다. 이런 증상은 마음이 강직(强直)되어 발생하므로 마음을 풀어주는 사상체질 처방의 치료가 도움이 된다.

좌측(左側)의 마비는 한의학적으로 혈액의 문제로 발생한다. 혈액은 간장에 저장되어 있으므로 간장을 치료하는 것이 필요하다. 기체(氣滯), 혈체(血滯) 등으로 혈압(血壓)의 문제가 발생하는 것이다. 대부분 '애간장 녹는다'는 스트레스에서 발생하는 것이다.

우측(右側)의 마비는 한의학적으로 기(氣)의 문제로 발생한다. 기(氣)는 폐장(肺臟)에서 주관을 하므로 폐 기능을 치료해야 우측 마비는 풀린다. 폐 기능의 이상으로 기체(氣滯)가 되어 기압(氣壓)의 문제가 발생하는 것이다. 대부분 폐의 옛말이 부아이므로 "부아 치민다"는 분노(憤怒) 등에서 발생하는 것이다.

중풍은 노년(老年)에 많이 발생하는 질병이나 요즈음은 각종의 독성물질(毒性物質)이 많이 축적되는 환경인데다 과도한 스트레스, 과로, 과색, 과음 등으로 인하여 젊은 사람에게도 많이 발생을 한다.

한번 발생(發生)을 하면 사망(死亡)을 하거나 평생 장애(障碍)를 갖고 살아야 하므로 예방(豫防)이 가장 중요한 질환이다.

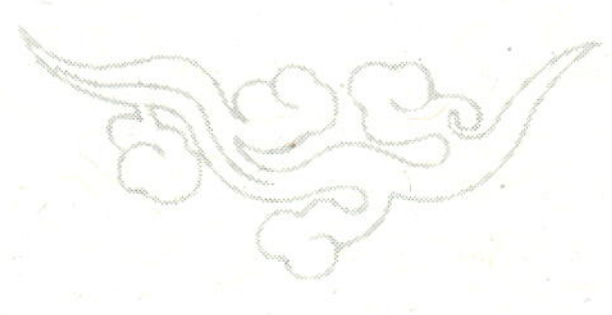

2. 중풍(中風) II

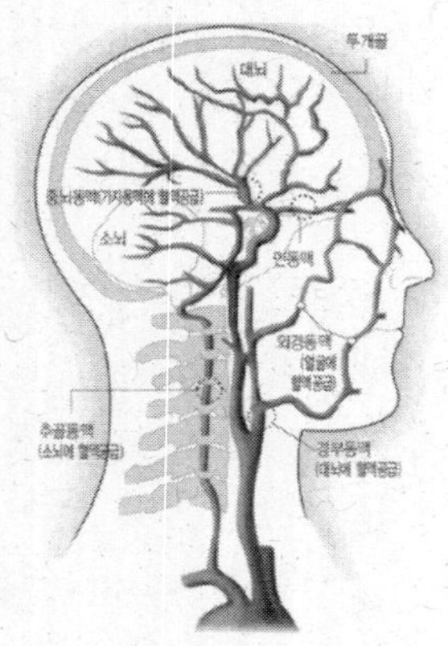

중풍(뇌졸중)은 뇌혈관이 막히는 **뇌경색**과 뇌혈관이 터지는 **뇌출혈**을 말한다. 두 질환 모두 심한 경우 생명을 위협하는 질환이고 살아나도 뇌경색 같은 경우는 반신 불수 같은 후유장애를 갖는 질환이다.

혈관이 막히거나 출혈이 온다는 것은 근본적인 질병의 발생원인을 떠나 결과적으로 보면 혈액이 혼탁해져 어혈이라는 혈액의 찌꺼기가 많아졌거나 혈관안에 분해 되지 않은 기름때 같은 노폐물이 끼어 혈관벽이 두꺼워져 딱딱(경화)해지고 혈관 안의 내경이 좁아져서 발생을 하는것이다. 이런 상태를 병명이나 증상명을 붙인다 면 고지혈(과도한 기름), 고혈압, 동맥경화등이 해당하고 부가적으로 당뇨나 협심 증 심근경색같은 질병도 같은 원인 범주에 들어간다.

이런 상태에서 혈관안의 피찌꺼기(피떡)인 어혈을 제거하고 혈관 내벽에 존재하는 기름때를 제거해준다면 혈관내부가 넓어져서 혈액의 소통에 지장이 없어질 것이 다. 이렇게 되면 혈액의 압력이 낮아져 고혈압이 치료되고 기름때가 제거되면 동맥 경화가 해결된다.
자연히 중풍은 예방이 되고 대부분의 성인병(당뇨, 고지혈, 고혈압, 비만, 협심증, 심근경색 등등)이 예방되고 치료된다.

혈액이 오염되는 원인은 뭘까?

(1) 잘못된 음식의 범람
– 과거에 비해 각종의 독소(농약, 중금속등등)로 재배된 오염된 음식 범람, 각종의
식품 첨가물이 첨가된 인스턴트화된 음식 다량 섭취. 잘못 조리된(기름에 튀겨진,
분해가 안되는 기름이 첨가된) 음식 다량섭취. 기(氣)생성의 원천인 곡물을 가공
(흰쌀,흰밀)해서 섭취하여 섬유소 없고 기(氣)가 없는 포도당만 존재하는 탄수
화물 섭취로 인해 비만과 당뇨의 원인이 됨.야채보다 성장호르몬제가 첨가된 사료
로 사육된 육류의 과다섭취. 가공소금이 많히 함유된 짠음식의 다량섭취.

(2) 스트레스
– 휴식없는 지나친 경쟁 사회,자연과 멀어진 콘크리트속의 생활 등등

(3) 과다 생활로 인한 몸의 원기부족
– 과로, 과식,과음,잘못되고 과다한 성생활(과식, 과음주 상태에서의 성생활)

(4) 운동부족
– 자동차 생활로 인한 걷는 운동부족

(5) 환경
– 갑자기 추운 환경에 노출되는 경우

혈액이 오염되는 한의학적인 원리

(1) 잘못된 음식섭취
일차적으로 간에서 해독을 해야 함. 특히 기름때는 간에서 분비되는 쓸개즙(설겆
이 할때 퐁퐁의 역활)이 분해를 해야함.
이차적으로 임파관에서 각종의 독소를 청소 => 임파를 통솔하고 조절하는 비장의
과로 => 쓰레기 물질(습기)에서 가래인 담음(가래;痰飮) 생성 => 열발생 => 중풍
발생

잘못된 음식 과다 섭취
간에서 해독하는 한계치를 넘기면 간에서 해독을 할수가 없음
독성물질이 혈액에 유입(어혈,기름때인 플라그 생성) 되어 결국 간장,비장의 기능
에 문제가 발생

(2) 스트레스과다

"애 간장 녹는다"는 개념. 간에서 기(氣) 소통장애. 간기능이 약해진다.
심장에 부담이 된다.
간이 열받는다.피가 끓는다. 간은 혈액을 저장하는곳인데 간이 열받으면 혈액의 온
도가 올라감
혈액의 온도가 올라가면 피의 점도가 올라가 피가 끈적이는 피떡인 어혈(clot)이
발생 결국 간장,심장의 기능에 문제를 발생

(3) 과다한 생활

과음, 과식을 하면 하수도 종말 처리장 역할을하는 신장(콩팥) 기능이 허약 해진다.
근본적인 일차적인 치료는 내장기능인 간장, 심장, 신장, 비장을 강화시키는 치료로
혈액이 오염되지 않고 기름때와 어혈같은 피떡이 생성되지 않도록 해야 한다.
이차적인 치료는 현재 혈관안에 존재하는 어혈(피찌꺼기), 기름때를 제거하는 것
이다.
삼차적인 치료는 혈관의 탄력성을 강화하는 치료로 혈관자체를 튼튼하게 만들어
줘야 한다. 이는 질병의 예방치료와 재발방지에 중요 하다.

치료와 함께 반드시 병행해야 할일

(1) 뇌졸중이 나타날 전조가(하단 참조) 나타나면 즉각적인 검사와 치료를 실시한다.
특히 평소에 고혈압증, 고지혈증, 당뇨병을 앓고 있고 가족중에 중풍병자가 있다
면 근본적인 **한방 예방, 치료, 검사(당뇨,혈압,고지혈)**를 받는다.
큰 병은 발생전에 예고를 해준다. 이런 이유로 **"내 몸이 하는 소리를 평상시 들어야
한다"** 하단 중풍 전조증(예고증)참조
"질병은 초기에 조금씩 치료 또는 예방하는 게 돈버는 길이다" 라는 말이 있다.

미련(眉連)한 사람은 평소에 무관심하다 큰 병이 오면 치료한다.
이런것을 일러 "살만하면 죽는다"고 한다.
아무리 노후를 대비해 보험을 들어서 돈이 있어도 중풍병이 걸리면 무슨 소용인가?
중풍(뇌졸중) 같은 병은 평소 젊을때, 중년부터 **관리하고 예방하고** 치료해야 한다.
중풍은 한번 발생하면 남은 여생을 장애자로 살아가야 할수도 있다.
이런 이유로 한의학에서 중풍은 발생하면 치료가 어려워 "백병지장(百病之長)"이
라하여 백가지 병중에 대장이라고 하였다.

〈중풍 전조증〉

1) 갑자기 의식이 없어진다거나 말이 둔하게 된다.

2) 한 쪽으로 입이 비뚤어지고, 한 쪽 팔과 다리가 힘이 없거나 마비되어 잘 움직이지 못한다.

3) 감각이 둔해져 남의 살처럼 느껴진다.

4) 일시적으로 한 쪽 눈이 잘 보이지 않거나 물체가 두개로 보인다.

5) 물이나 음식을 먹을 때 사래가 들려서 흘리게 되고 잘 삼키지 못한다.

6) 하품을 자주 하고, 대개 코를 골며 잔다.

7) 갑자기 머리가 아프고 무거우며 어지럼증이 나타난다.

8) 속이 미식거리고, 토할 것 같은 기분이 든다.

9) 몸의 한 쪽 팔, 다리, 얼굴, 근육등이 저리거나 약하게 느껴질 때

10) 안면신경마비가 있거나 얼굴이 씰룩거리고 눈꺼풀이 경련을 일으키는 경우

11) 한쪽 또는 양쪽 눈이 가끔씩 안 보이거나 희미할 때

12) 소리가 안 들리거나 이명(耳鳴)이 날 때

13) 몸의 균형이 잘 안잡히고 어지러우며 물건이 둘로 겹쳐 보이고 구역질이 날 때

14) 가끔 가슴이 아프고 숨이 찰 때

15) 오랫동안 고혈압이나 당뇨를 앓고 있을 때

16) 이유없이 두통이 오랫동안 계속되고 의심, 신경질 등 자신도 모르게 성격이 변할 때

(2) 식이요법을 철저히 한다.

• 짜게 먹지 말고 젓갈은 짜므로 조심, **금연**, 과다 음주, 과식, 과로, 과색, 과욕심 지양한다.

• 반드시 **잡곡밥**(현미, 보리, 통밀쌀, 메밀쌀)을 섭취하고 육류보다는 야채나 과일

위주의 식단으로 한다.

- 단백질은 콩단백질(된장, 콩나물, 청국장, 콩, 낫또=생청국장)이나 생선(명태, 대구등)으로 섭취한다.
- 두부는 단백질 응고제인 간수가 있으므로 깨끗한 물에 30분-1시간 담가서 간수를 빼내고 먹는다. 간수가 몸에 들어 가면 피를 엉키게 만든다. 순두부는 간수를 뺄 수가 없으므로 안먹거나 자주 먹는것을 지양한다.
- 피를 맑게하는 해조류(생 다시마를 염분 제거하고 복용)는 매우 좋다.
- 지방은 들기름, 참기름, 올리브기름을 열을 가하지말고 밥이나 야채에 넣어 비빔밥이나 샐러드 형태로 복용.
- 혈관을 탄력있게하고 염분농도 낮춰주는 식품 복용 =>감식초(생수200cc 에 감식초 10-15CC정도 타서 1일 1-2회복용)
- 혈관 기름때 청소에 도움이 되는 식품, 차 평소 복용=> 영지, 양파등
- 비만한 사람은 체중조절에 좋은 생식을 식사대신 1일 1-2회 복용하는 것도 도움이 된다.

(3) 운동

- 무조건 즐겁게 걷는다. 등산처럼 산에서 걷는 게 제일 좋고 집 근처 평지를 30분 이상을 **매일 꾸준히** 자기 체력에 맞게 걷는 것이 좋다.
- 운동은 스트레스해소, 비만 예방, 치료와 혈액순환, 노폐물 배출에 매우 좋다.
- 스트레스나 잘못된 음식을 섭취해도 운동을 꾸준히 하는 사람은 어느정도 해결이 된다.
- 질병 발생시 운동하지 않고 환자처럼 침대에 누워 있으면 병을 고치기가 힘들다.
- 젊을 때부터 습관들이는 게 좋다. 왜냐하면 성인병은 하루아침에 발생하지만 수십 년의 잘못된 생활이 누적되어 나타난다.
- 무병 장수하는 선진국의 국민들은 사회체육이 활성화 되어 있다.
- 병이 깊으면 공기좋고 물맑은 깊은 산속에서 치료 한약을 복용하면서 등산과 같은 운동을 병행하는 게 매우 좋고, 치료 효과도 빠르다.

(4) 마음수양

- 과로를 피하고 일체의 욕심(일, 돈, 상대적인 비교등)은 몸 안의 병적인 열인 화

를 발생케함.

- 집착, 근심, 걱정을 버리고 단순한 마음, 감사한 마음을 가지려고 노력한다.
- 봉사하고 베푸는 마음자세는 혈액순환을 잘 돌게하고 혈압을 낮춘다.
- 긴장을 풀고 마음을 비운다.
- 분노, 흥분은 특히 금한다. 이런 감정은 나의 건강을 위협하는 살인감정 이라고 자각해야 한다.

산업화사회로 인한 공기, 물, 토양의 오염과 스트레스 과다, 자연으로부터 멀어진 생활 등으로 인하여 아이들은 아토피 같은 알레르기성 질병, 성인들은 당뇨, 고혈압, 고지혈증 같은 성인병이 중년이하의 나이에도 기하급수적으로 늘어나 요즈음 인구의 절반 가까이가 환자가 되고 있는 형국이다.

이런 공해시대에 건강한 삶을 영위 하려면 질병을 전체적인 시각으로 보고 근본적인 치료와 예방을 하여야 한다.

결론적으로 생활에서의 치료원리는 간단하다. 자연적인 식사를 하고, 스트레스를 해소하고, 소식을하고, 과다한 행동을 지향하고, 걷는 운동을 꾸준히 하면된다.

이런 기초적인 방법을 외면하고 약만을 의존한다면 근본치료에서 멀어지고 합병증을 예방할 수 없다.

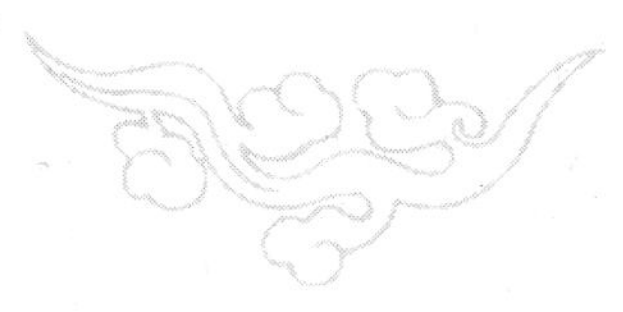

3. 암(癌)

암(癌)이라는 한자의 뜻을 보면 잘못된 식품(食品)이 산(山) 같이 쌓여서 되는 병(病)이라는 뜻을 내포하고 있다. 그 옛날에 어떻게 미리 예언(豫言)을 하여 글자를 만들었을까? 하는 의구심(疑懼心)마저 든다. 암에 걸리면 거의 사형선고를 받은 죄수(罪囚) 신세가 된다. 사람이 죽는다는 시간, 날짜를 안다는 게 고통(苦痛)이다. 암 환자는 매일매일 고통을 느끼면서 서서히 다가오는 죽음의 그림자란 공포(恐怖)에 질려 떨고 있다.

통증(痛症)이 말기에는 24시간 지속(持續)되기 때문에 암으로 죽는 것이 아니라 통증으로 잠을 못 자서 몸이 말라죽는 것을 본다. 한마디로 생지옥(生地獄)이 따로 없는 것이다. 암 환자의 정신(精神)을 보면 삶을 체념하는 경우, 끝까지 희망을 버리지 않고 치료하는 경우, 억울하다고 생각하여 주위의 가족을 괴롭히는 경우 등 여러 형태로 나타난다. 호스피스처럼 말기 암 환자들에게 죽음을 현실로 받아들이고 삶을 잘 마무리하도록 도와주는 것도 필요하다.

한때 미국정부에서 천문학적인 돈을 투자하여 암을 정복하겠다고 대통령이 선언하여 집행한 후 오히려 암이 더 늘어난 걸 보고 현대 의학적인 치료법으로 암을 치료한다는 것은 어렵다는 결론을 내렸다는 소식이 들린다.

우리나라 정부도 미국이 실패한 암병(癌病) 치료에 엄청난 예산을 들여 암 병원을 만들었는데, 한의사들이 우리도 같이 치료하는데 힘을 보태겠다고 하는데 한의학을 미개한 치료법으로 보는지 코방귀도 안 뀌는 형국이다. 중국은 중국의학 치료와 서양의학 치료를 가리지 않고 병행하여 치료한다.

현대에는 각종의 독성물질이 범람을 하고 정신적인 스트레스로 마음이 병들어 암이란 병이 일반적인 질병처럼 나타나는 상태가 되고 있다.

한의학에서도 암이란 병과 비슷해 보이는 명칭이 있다. 옹저(癰疽), 징가(癥瘕), 적취(積聚) 등이다. 몸에 독성물질이 쌓이면 몸 스스로 독성물질을 배출하려는 시스템이 작동을 한다. 설사, 발열, 종기, 두드러기, 복통, 기침, 땀배출, 소변색 진함, 가래, 무기력, 소화불량 등등의 여러 증상으로 표현된다. 이럴 경우 각 증상에 어떤 치료를 하느냐에 따라 병이 커지지 않고 초기(初期)에 진화되느냐가 결정이 된다.

감기 치료가 안되어 폐렴이 되고 폐렴이 치료가 적절치 못해 악화되어 폐암의 전초
기지가 되기도 한다.

우리 몸의 신호를 주의 깊게 진찰(診察)할 필요가 있는 것이다. 신호를 무시하고
묵살하는 치료를 오랫동안 하다 보면 몸 스스로 살기를 포기하고 병(病)에게 생명
의 주도권을 넘겨줘 버린다.

효자(孝子)가 사람 잡는다고 암에 걸리면 갑자기 여러가지 암에 좋다는 약(藥)이
나 식품(食品)들을 무차별적으로 복용한다. 암이라는 병으로 나타나기까지는 짧게
는 수 년에서 길게는 수십 년에 걸쳐서 몸의 장부(臟腑)가 병이 들어 나타나는 것
이다. 하루아침에 치료해 보려는 우를 범하여 오히려 수명(壽命)을 단축하는 결과
를 초래한다.

 밤에 산길을 가다가 길을 잃었을 경우 당황하여 허둥지둥 이리 뛰고 저리 뛰다보
면 오히려 길을 잃어 버리고 기운이 빠져서 위험할 수 있다. 그럴 때일수록 침착하
게 가만히 앉아서 별도 보고 달도 보면서 생각을 하다보면 길이 보인다. 암에 걸렸
다고 당장에 암을 치료해보려는 생각은 오히려 질병치료에 방해가 된다. 병에 걸리
면 특히 난치병일수록 상식(相識)적인 수준에서 부작용이 적은 치료법으로 잘 알
아보고 치료를 하는 게 현명한 방법이다.

**한의학적으로 암의 원인(原因)은 독성물질의 축적으로 담음(痰飮)같은 병적물질
(病的物質)이 발생을 하고 이런 물질이 혈액을 오염(汚染)시켜 어혈(瘀血)같은 혈
액이 염증(炎症)을 발생하도록 하는 것이 원인이 된다.**

혈액에 염증성 물질이 많아지면 혈액이 탁해져 혈액의 점도(粘度)가 증가하여 혈
액의 흐름이 나빠지는데 흔한 예로 물이 흐르지 않으면 썩듯이 정체(停滯)된 혈액
은 혈액의 색을 검게 만든다.

결국 혈액의 정체로 몸 안에 영양공급과 노폐물 배출에 장애를 받는다. 몸에 기
(氣)가 소통이 잘되면 정체된 혈액을 밀어낼텐데 기(氣)가 부족하여 탁한 혈액이
배출이 안되면 혈(血)이 뜨거워지는 혈열(血熱) 상태로 바뀐다. 이런 뜨겁고 탁한
피가 몸 안의 장기(臟器)에 머물러 세포를 파괴하면 그 장기(臟器)와 관련된 기능
에 영향을 준다. 백혈병(白血病) 같은 혈액암(血液癌)은 이와 같은 오염(汚染)된
혈액으로 나타나는 대표적인 병이다. "증상이 제일 마지막에 오고 질병은 제일 먼
저 온다"는 말처럼 증상(症狀)을 느낄 때 암(癌)의 진행(進行)이 심(甚)한 상태라

는 결과(結果)를 받는다.

암의 진단은 X-ray, C.T. , M.R.I · 초음파, 내시경등을 통한 형태(形態)학적인 검사가 주종을 이루고 있는데 암세포수가 7천만~1억 개 정도로 커졌을 때 세심(細心)하게 진찰한 경우에 발견된다고 한다.

암세포수가 7천만 이하로 존재할 때는 암의 크기가 작아 발견하기 힘들다는 데에 암(癌)의 조기 진단에 한계(限界)가 있는 것이다.

암의 치료(治療)는 서양의학과 동양의학이 서로 다른 방향으로 치료하는 상태이다. 동양의학은 몸 전체적인 조절을 치료원리로 하고 서양의학은 국소적인 치료법을 치료원리로 한다.

서양의학은 암조직 자체를 공격(攻擊)하여 제거(除去)하는 데에 중점을 두어 외과적인 수술로 암조직을 떼어 내거나 항암제 같은 화학약품을 투여하거나 방사선을 암조직에 조사(照射)하여 태워버린다. 암이 다른 곳으로 전이(轉移)될까봐 면역기능으로 암세포를 죽이는 **임파기관**을 모두 제거하는 수술도 한다.

이해하기 힘든 것이 항암제 치료 후 머리털은 빠지고 환자 얼굴은 초췌해진다. 암이라는 병이 몸의 면역기능이 허약하여 발생한 것인데 오히려 정상세포의 면역체계를 무너뜨리는 치료라는 것을 상식을 갖고 있는 사람이라면 누구나 깨달을 수 있다. 방사선 치료 역시 정상조직까지 괴사(壞死)시키는데 문제가 있다.

이런 치료법이 주류치료의학으로 자리잡아 일상적으로 행해지는 치료이다. 속담(俗談)에 "벼룩 잡으려다 초가집 태운다"는 말이 이를 두고 한 말인가 하는 생각이 든다. 암이 과연 이런 공격적 치료로 항복(降伏)하고 더 이상 무서워서 조용히 사라지는 존재냐는 의문을 갖게 한다.

암 진단을 받고 서양 의학적인 치료를 시작하면 삶의 질(質)적인 문제는 사라진다. 어쩌면 감옥 속의 죄수보다도 더욱 고통(苦痛)스런 마음으로 살아간다. 서양의학의 치료방법이 옳은 치료법이냐는 것은 지금까지의 암 치료의 결과와 연도별 암 환자 숫자를 보면 알 수 있다.

한방적인 암의 치료는 가장 먼저 해독(解毒)을 해야 하는지를 진단해 보아야 합니다. 이유야 어찌 되었던 몸 안에 독성물질이 축적이 되어 혈액의 점도(粘度)가 높아져 오염(汚染)되었다면 오염물질을 배출해야 합니다. 임파관 내부에 찌들어 있는 노폐물을 빼내서 몸 스스로 질병을 방어(防禦)하고 이물질(異物質)을 걸러 내

● 임파(淋巴)란?

우리 몸에 혈액순환시스템은 크게 3가지에 의하여 일어납니다. 동맥과 정맥 그리고 임파선입니다.

임파선(淋巴腺)은 우리 몸의 구석구석 전신에 분포하여 수분과 단백질을 공급하기도 하고 이물질인 세균 바이러스 박테리아 기생충들이 오면 막아내는 역할을 합니다. 임파(Lymph)는 한마디로 하수도 종말처리 장도 되고 병균을 막아내는 최전방 부대에 속합니다.

임파는 임파관과 임파절이 있는데 임파관은 말 그대로 임파액이 다니는 통로이고 임파절은 몸 안의 혈액 내의 이물질(병균, 독소, 찌꺼기 등등)을 임파액 내의 백혈구나 면역세포(T임파구등)를 통하여 소독하고 청소하는 역할을 합니다.

혈액의 90%는 동맥에서 나와 정맥을 통하여 심장으로 돌아가지만 나머지10%(크기가 큰 단백질 또는 박 테리아나 병균찌꺼기는 바로 심장으로 들어가지 못하므로)는 임파관을 통해 임파절에서 걸러진 후 간장 이나 신장을 통하여 심장으로 보내집니다.

이런 이유로 우리 몸에 바이러스 같은 병균이 들어오면 병균과 임파액 내의 백혈구 등이 싸웁니다.

싸운 부산물인 시체(염증, 고름)가 쌓여 임파절이 붓는데 목이나 서혜부 등이 부어 만져지는 경우 입니다.

현대에는 각종의 독성물질 등이 많아 림파가 여러 종류의 독소들을 몰아내고 청소해내느라 너무 과로 상 태에 빠져 있습니다. 우리 몸에서 수분독소(水分毒素)는 신장에서 해독하고 고체독소(固體毒素)는 간장 에서 해독하고 중금속 같은 무거운 독소(重毒素)는 임파절에서 해독합니다

심지어 처리 못한 독소들로 임파관이 막히는 경우를 많이 봅니다. 각 가정에서 하수도관이 막히는 상황을 상상해보면 됩니다. 이런 상황이 벌어지면 우리 몸의 혈액은 혼탁해 질 것 입니다. 당연히 병균에 대한 저 항력도 없지요. 이런 이유로 임파관이 막히면 병에 대한 저항력인 "면역기능이 저하"됩니다.

임파관이 막히면 물과 단백질이 뒤엉켜 근육 등이 뭉치는 현상(한방에서는 이런 물질을 가래의 일종인 '담' (痰) 으로 봅니다)으로 뒷목이 뻣뻣하거나 어깨나 허리가 아픈 통증으로 고생하게도 됩니다. 한의학 에서는 십병구담(十病九痰) 이라 하여 대부분의 질병의 원인을 담으로 보았습니다.

현대의 모든 환자 분들이 그렇겠지만 오랫동안 만성적인 병을 고질적으로 갖고 계신 분은 임파관이 막혀 있는지를 생각해보아야 합니다. 임파관이 막히면 면역력과 해독능력이 저하되어 질병의 치료가 어렵기 때문입니다.

임파는 심장과 달리 박출기관이 없고 림프관벽의 수축작용, 골격근육의 수축작용, 체액의 압력으로 이동 하므로 운동을 통해 주위의 근육 조직의 압력을 움직여 림프순환에 도움을 주면 좋습니다. 그러므로 평소 에 조깅, 등산 같은 유산소 운동을 하면 림프액(림파액)의 순환에 도움이 됩니다. 피부표피에 임파관이 막 힌 것은 임파 마사지 같은 주무르는 것도 도움이 됩니다.

알레르기 같은 피부병이 피부에 발생하는 것은 임파관이 막혀 독소 배출에 장애가 있기 때문입니다.

● 림프시스템이 차단되면

감염과 싸우는 물질(T-CELL, B-CELL , 대식세포, 림프구, 항체 등)의 공급중단으로, 세균과 싸울 수 없게 되며, 세포에 공급되는 영양분의 혈류 공급의 중단으로 세균이 증식되고, 혈액은 필요한 단백질을 공급 받 지 못해 림프절에 부종이 발생합니다. 심하게 진전되는 경우 몸에 독소 축적으로 피부병, 피부가려움이 심 해집니다.

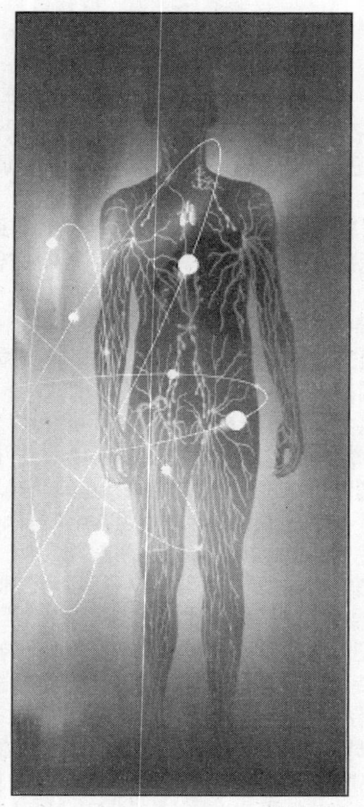

임파기관

도록 해야 합니다. 두 번째 내장기능을 회복(回復)시켜 몸 안의 대사가 원활히 이루어지도록 하는 치료를 해야 합니다. 세 번째 마음을 돌이켜 보아야 합니다. 평소에 잘못된 식사습관, 사고, 행동, 감정 등을 고쳐야 합니다. 전생(前生)이건 현생(現生)이건 몸 안 유전자(遺傳子)에 인식(認識)된 과거의 잘못으로 질병이 발생했음을 인정하고 회개(悔改)해야 합니다.

4. 당뇨(糖尿)

당뇨병은 **근본적인 치료**를 하면 **치료되는** 병이다.

당뇨병에 걸렸다고 우울해하거나 걱정할 필요가 없다. 오히려 당뇨병이 있다는것을 알았다는 것(젊은 나이에 빨리 알수록)은 축복일 수도 있다. 당뇨병의 근본적인 원인을 알고 치료와 함께생활에서 꾸준한 실천, 관리(운동, 식이요법)를 하면 당뇨병 없는 사람보다 훨씬 더 건강하게 장수할 수 있다. 왜냐하면 당뇨병에 대한 치료, 관리는 대부분의 성인병을 치료하고 예방하기 때문이다

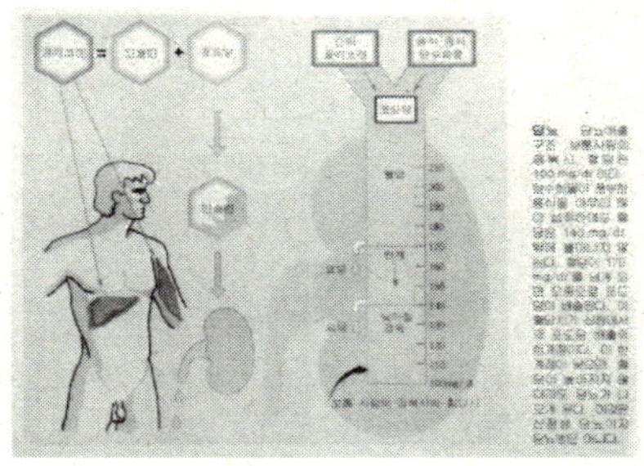

당뇨병은 소변에서 당(포도당)이 나오는 병이다.

위의 그림처럼 혈액중에 당의 농도가 180mg이상 존재해야 소변으로 당이 나온다. 요즈음에는 혈액 중의 포도당을 신속하게 측정하는 기계가 보급되어 소변으로 당을 검사하는 법은 별로 없다.

당뇨병수치는 공복(식후4시간 이상) **100mg이하 식사후2시간 140mg 이하**를 정상으로 본다.

공복혈당이 140mg 이상, 식후 2시간 혈당이 200mg 이상이면 혈당관리가 되지 않는것으로 보고 치료를 해야 한다. 당뇨환자의 혈당관리 목표는 공복에 80-120mg, 식후2시간 180mg 이하의 혈당 범위에 오도록 치료와 관리를 해야 한다.

저녁식사 전의 공복혈당이 100mg이하이나 아침식사전 공복에 오히려100-120mg의 혈당이 나오는것은 새벽현상(Dawn Phenomenon)이라 하여 매우 이른 새벽 우리 몸에서는 하루를 시작하는데 필요한 에너지를 얻기 위하여 간으로부터

비축되어 있는 포도당을 방출하게 하고 당신을 깨우는 호르몬이 분비되어 나타나는 현상이다.

당뇨는 한번 질병이 찾아오면 평생을 약을 복용해야 하는 '치료가 안되는 병', '합병증이 무서운 병' 이라는 인식이 지배적이다.
이런 이유로 당뇨병이라는 판정을 받으면 정신적으로 충격을 받는 경우가 많다.
과연 그럴까? 그렇다면 왜 그럴까?
진정 당뇨병이 치료는 되질 않고 수치만 조절해야 하는 병일까? 대답은 NO다.
몸은 몸 스스로를 치유하려는 작용이 있다. 만일 식중독처럼 잘못된 음식 섭취로 몸 안에 해로운 독성물질이 들어왔다면 설사처럼 대변을 통해서나 소변을 통해서 독성물질을 배출해 낸다. 독성물질이 많아 대소변 만으로 처리가 안될 경우 두드러기처럼 피부로 독성물질을 배출해 낸다. 이럴때 두드러기라는 증상만을 보고 두드러기를 억제하는 항(Anti)히스타민제라는 약을 투여하면 어떨까?
당뇨병 역시 몸에서 생명유지에 필요한 포도당이 세포로 이용되지 못하고 과잉되어 몸 스스로의 조절작용으로 소변을 통해 배출하여 혈액중의 당농도를 유지하려는 몸 스스로의 반응이다. 이런 상태의 몸을 보고 과잉된 당수치를 억제하는 약만을 사용하는 것보다는 근본적인 원인을 찾아내어 치료해야 당뇨병에서 해방된다.
당뇨병이 근본적으로 치료되어 해방된다는 것은 당뇨로 인한 합병증으로 인한 성인병인 고혈압, 중풍, 협심증이 치료되고 예방이 된다는의미가 된다. 왜냐하면 질병의 근본원인은 같기 때문이다.
요즈음 음식물이 풍요로워지고 잘못된 음식인 인스턴트 식품들이 범람하면서 **어른은 당뇨병, 아이들은 아토피 피부병**이 많아지고 있어 이대로 가다가는 '당뇨대란' 이라는 말이 나온다.

당뇨병은 한의학에서 소모성 갈증이라는 증상이 있어 소갈병이라 하였는데 요즈음은 무증상의 당뇨가 많아 '침묵의 살인자' 라고도 불리운다. 이런 이유로 당뇨병도 과거의 당뇨병과는 다른 원인으로 발생을 한다고 볼 수 있다.
당뇨병의 근본원인인 질병발생 기전(메카니즘)을 알고 그에 따른 원인을 치료한다면 당뇨병을 근본적으로 치료 할 수 있고 예방할 수 있다.
당뇨병이 치료 안되고 평생을 관리해야만한다는 이유는 근본적인 원인에 따른 치료보다는 증상만을 보고 치료하기 때문이다.
증상치료는 응급상황에는 필요하나 오랜동안의 증상만의 치료는 합병증이 발생하는 시간을 늦출뿐 예방하지는 못하고 근본적인 치료기간을 오래 걸리게 하거나 놓칠 수 있게 한다.

당뇨의 서양의학적 원인은 췌장의 베타세포에서 인슐린 분비 문제로 인하여 발생을 한다는 것이 일반적이다. **인슐린이 몸안에서 충분히 분비하지 못하는 것을 1형당뇨**(소아당뇨,인슐린 의존형)라고 하고 **인슐린은 분비되나 조직이나 세포에서 감수성이 저하되어 있는 당뇨는 2형당뇨**(인슐린 비의존형)라고 분류한다.

당뇨병 치료의 서양약은 두방향인데 주사제나 경구혈당강하제(내복약)이다.
인슐린은 위산에 의해 파괴되므로 주사제로 사용하는데 1형당뇨병에 사용한다.
2형당뇨병은 먹는 당뇨약이 사용되는데 효과가 없으면 인슐린을 사용하기도 한다.
먹는 당뇨약은 식이조절로 혈당이 조절되지 않을 때 사용한다.

세방향의 먹는 당뇨약이 있다.
첫째, 췌장의 인슐린 세포에서 인슐린 분비를 자극하는 약(설폰요소제)
둘째, 비만한 사람의 경우 조직의 인슐린 감수성을 높여 포도당 이용률을 올리는

약(메트로 포민)
세째, 식후 혈당이 높은 경우 장(腸)에서 포도당 흡수를 늦추어 식후 고혈당 예방
약(아카보스)

당뇨의 치료가 내장기능을 조절, 치료하여 몸 스스로 인슐린 생산이 잘 안되면 되
도록 하고 포도당의 이용률에 문제가 발생하면 몸 스스로 조절이 되도록 하는 치료
를 해야 부작용 없이 근본적인 치료가 되고 평생을 약을 먹어야 한다는 인식에서
해방될 수 있다.
증상약은 장기투여시 오히려 이런 약물로 인한 부작용으로 고생을 한다.

당뇨병의 비유

캠프파이어를 할때 장작을 쌓아 놓고 불을 붙인다. 장작이 너무 촘촘히 쌓여 있고
물기에 젖어 있으면 불을 붙혀도 잘 붙질 않고 쉽게 꺼진다. 마른 장작을 구해 공기
가 잘들어 가도록 장작사이의 간격을 벌리고 불을 붙이면, 장작에 불이 붙어 활활
타오른다.바람이 부니 불길이 강해지고 나무가 빨리 탄다.
당뇨병도 위의 경우처럼 다량의 장작이 촘촘히 쌓여있거나(식후 혈당이 높은 경
우), 장작에 붙일 불이 약하거나 없는 경우(인슐린 의존형 1형 당뇨), 붙일 불은 있
으나 공기가 부족하여 불을 붙혀도 잘 붙지 않고 잘 타오르지 않는 경우가 발생하
는것과 같다(인슐린 비의존형 2형 당뇨).
마른 장작은 좋은 음식물(통곡식, 야채, 콩), 축축한 장작은 나쁜 음식물(흰쌀, 흰밀
가루, 흰설탕, 튀김요리, 인스턴트 음식), 공기는 운동, 불은 생명력(세포 이용에너
지), 처음에 불을 점화하는 것은 인슐린에 해당한다고 보면 된다.
불에 잘타는 마른장작처럼 소화가 잘되는 자연적인 좋은 음식을 적당히 섭취하는
것이 마른장작을 적당히 설치하여 공기 소통을 원활히 하게 하는것에 속한다. 설령
다량의 장작을 쌓아놔도 바람이 불면 잘타오르는 것은 과식을 해도 운동으로 다량
의 산소가 공급이 되면 음식물이 소화 흡수되어 비만해지지 않는 것과 같다. 장작
이 좋고 공기가 잘 공급되면 초기 점화용 불이 약해도 잘 붙고, 생명력인 불이 잘타
면 초기 점화용불도 결국 강해진다. 점화용불이 아예 없다면 치료로 공급해주어 불

을 붙인 다음, 잘 치료하여 점화용불이 생성 되도록 해야 한다.

대부분의 당뇨(2형당뇨)는 육체가 노화되고 나이가 들어 발생 하므로 성인병의 범주에 들어간다. 당뇨병 같은 대사성질환은 한순간에 병이 나타나는 것같지만 젊을 때부터 잘못된 식습관 생활습관 등이 누적되어 몸이 **쇠약(衰弱)**해지는 40대 이후의 중년에 많이 발생한다.

이런 이유로 **당뇨병 증상**(갈증, 빈뇨, 식욕과다, 체중감소, 시력저하, 상처가 잘 아물지 않고 피부 가 려움, 손발이 저림, 소변의 거품이 오래 존재, 사타구니나 질주위 같은 성기주변의 가려움과 무좀 습진이 오래감 등등)중의 하나가 만성적인 무기력과 피로감이다.

유전, 섭생 잘못, 스트레스 과다, 노화 등 여러가지 요인으로 내장 기능의 문제가 발생하여 몸이 허약해져 결국 몸 안의 대사에 장애가 발생하여 나타나게 된다.

내장의 문제가 발생하는 근본원인을 찾아보고 원인과 관련된 내장기능의 문제를 해결해주고 원인에 따른 나의 생활태도를 바꾸면 근본적인 치료가 된다.

치료기간은 질병 정도나 기간, 내 몸의 상태, 나의 실천력(식이요법, 운동, 마음수양)에 따라 차이가 난다.

근본적인 치료만이 당뇨로 인한 합병증(신부전, 피부가려움, 망막질환으로인한 출혈, 시력장애, 실명, 말초순환장애로 손발이 썩음, 중풍) 등 에서 자유로워질 수 있다. 증상에 따른 대증치료만의 수치조절은 회칠한 무덤처럼 겉으로 멀쩡한듯 해도 속으로 썩어 들어가 갑자기 치명적인 합병증이 찾아와 근본적인 치료기회를 잃어 버릴 수 있다.

당뇨병을 일으키는 내장의 문제를 알려면 당뇨로 인한 합병증이 오는 원리와 포도당이 어떻게 만들어지고 소비되는가를 알면 추측 할 수 있다.

당뇨 합병증이 오는 원리

당뇨병의 합병증은 **혈액과 혈관**의 문제로 인한다.

혈액의 문제

음식물이 구강을 통해 섭취를 하면 위장이 반죽을 하고 소장에서 영양물질을 흡수하고 필요없는 것은 대장을 통해 대변을 통해 배출을 해낸다. 흡수된 영향물질은 비장으로 가서 혈액의 형태로 만들어져 간장에 저장되고 심장, 폐장을 통해 전신에 보내어져 영양물질과 산소를 공급하고 이산화탄소는 빼낸다. 신장은 혈액중에 정미로운 물질에서 우리 몸에 필요한 호르몬인 정액 골수등을 제조하고 필요없는 수분은 방광을 통해 배출해 낸다.

혈액을 맑게하려면 위의 과정처럼 혈액이 생성되고 소모되는 과정을 알고 어느곳에서 문제가 되는지를 찾아내어 치료를 해야 근본치료가 되고 예방이 된다.

내장기능의 문제(피를 저장하고 해독하는 **간장[肝臟]**)로 혈액의 온도가 올라가면 혈액의 점도도 올라가 피가 끈끈한 상태의 피떡이 발생하는데 한의학에서 말하는 **어혈(瘀血; clot)**이 발생하는데, 이런 어혈이 혈관이 좁은 내부기관(망막, 신장, 말초혈관, 뇌, 심동맥)을 막아 합병증이 나타난다.

예) 스트레스나 음주과다, 인스턴트 음식과다 등으로 간장이 해독 할 일이 많아지면 간장에 과부하가 걸려 "피가 끓는다"는 말처럼 간장의 열이 올라 혈액이 끈적이게 되는데 이런 경우 간장의 열을 낮춰주는 치료가 근본 치료다. 당뇨증상중 피부병 특히 생식기 주변의 가려움은 간장의 독소인 습열(濕熱)로 인한다.

혈액의 점도가 올라가면 혈액의 수분을 조절하고 혈액을 통해 호르몬을 생산해내는 **신장(腎臟)**에 부담이 발생한다. 특히 신장혈관은 말초 혈관처럼 가늘어 엉킨 피가 잘막혀 신기능부전 같은 합병증을 유발하기 쉽다.

하수도종말처리장처럼 혈액을 사구체를 통해서 걸러내야 하는데 혈액이 끈적이면 걸름망인 사구체에 노폐물이 쌓여 혈액을 걸러내고 소변으로 배출해내는 작용에 문제가 발생한다.

신장은 혈액 중에서 엑기스를 뽑아 정액, 골수 같은 호르몬을 생산해내는데 위와 같은 원인으로 당뇨병 환자들이 **신장기능이 약해지면 정력이 허약해지고 골관절의 허약으로 요통, 무릎통증, 피로감을 몹시 호소하고 소변에 거품이 발생하는 등의 신장기능 허약증상이 나타난다.**

혈관의 문제

몸에 분해되지 않은 지방이 혈관벽에 달라붙게 되면 내장기능의 역할을 방해하는 현상이 나타난다. 췌장의 인슐린 호르몬을 분비하는 기관에 기름때가 달라붙어 호르몬 분비를 방해할수 있고 혈관, 내벽에 기름때가 달라붙어 혈관을 좁게하고, 탄력을 떨어뜨려 동맥경화를 일으켜 합병증이 나타난다.

예) 설겆이 할때 퐁퐁처럼 기름때인 지방을 분해하는 몸 안의 물질이 쓸개즙이다. 쓸개즙은 간장에서 만들어져 담낭(쓸개)에 저장 된다. 간장기능에 문제가 발생하면 쓸개즙 분비가 안 되어 지방분해를 잘하지 못하게 되면 혈관안에 지방이 많이 존재하게 되는 이유가 될 수 있다. 이런 경우 간장을 치료하여 쓸개즙이 잘 분비되어 지방을 잘 분해하도록 하는것이 근본 **치료이다.**

아무리 쓸개즙이 잘 분비되어도 처리할 수 있는 용량에 한계가 있으므로 질병이 있는 경우에는 음식 섭취시 잘 분해되지 않는 지방음식(튀김요리, 동물성 음식, 특히 인공 지방인 전이지방; Trans fat)은 삼가 하는 것이 좋다.

위의 두 가지 원인인 혈액이 탁해져 혈액 점도 상승으로 인한 어혈과 혈관의 기름때만 해결해 주어도 당뇨병으로 인한 합병증인 고혈압, 중풍, 협심증, 심근경색, 신부전, 망막출혈, 피부가려움, 버거씨병(손발 썩는 병) 등은 예방할 수 있다.

이런 역할에 가장 직접적으로 관련이 되는 내장은 **간장(肝臟) 신장(腎臟)**이다.

신장을 콩팥이라고 하는데 실제로 콩과 팥을 복용하면 신장기능 개선에 도움이 된다. 이런 작용을하는 콩은 약콩이라고 불리우는 서목태(쥐눈이콩)와 검정팥(흑소두)이다.

포도당의 생성과 이용

포도당은 음식물의 탄수화물(곡류)에서 주로 만들어진다. 세포에서 포도당이 에너지원으로 사용되려면 인슐린이라는 호르몬이 필요하다. 사용하고 남은 에너지원은 간장이나 근육세포에 글리코겐(고순도연료)의 형태로 저장하고 부족할 때 사용한다.

당을 만들어 내고 소모하는 내장기능의 역할도 중요하지만 당을 만들게 하는 물질인 음식물(포도당 공급원인 탄수화물)과 잉여 포도당을 소모하는 문제인 운동도 중요하다. 고혈당이나 운동할 수 없는 병약자의 경우는 치료약 못지않게 음식물을 통한 식이요법이 중요한 관건이 된다.

당뇨병 환자가 많아 당뇨병의 연구가 가장 많이 된 나라가 영국이다. 과거 식민지를 많이 갖고 오랜동안 잘 먹고 잘 살았기 때문이다. 영국에서 당뇨병 환자의 수가 급격히 줄었을 때가 세계2차대전 때이다. 식량이 부족하여 흰밀빵대신 통밀빵을 섭취하게 한 것이 그 이유이다.

당뇨환자가 포도당 공급원인 탄수화물을 **통곡식(현미, 보리, 통밀쌀)100%로 만든 밥, 빵, 면종류를 섭취**하면 당뇨수치가 저하되는 것을 볼수 있다.

음식물 섭취시 탄수화물 소화 효소인 침이 많이 섞이도록 천천히 꼭꼭 씹어먹는 게 중요하다. 급하게 먹는 것보다 천천히 식사를 하면 뇌가 배가 부르다는 인식을 하여 과식을 방지하는 작용도 나타난다.

몸의 기(氣)의 원천은 탄수화물인 곡류에서 나온다. 통곡식을 섭취하면 흰쌀이나 흰 밀가루를 섭취 했을때 보다 몸의 기생성(氣生成)이 잘되어 기운이 증가하는 것을 알 수 있다.

보행이 가능한 사람은 걷는 운동으로 혈액에 넘치는 잉여 포도당이나 근육에 지방 형태로 축적된 포도당을 소모해주면 더욱 좋다.

운동은 조금씩 운동량을 조절하여 몸에 너무 무리를 주지 않고 저혈당이 나타나지 않도록 해야 한다.

마음수양으로 스트레스나 분노, 근심, 걱정 등에서 자유롭다면 혈당은 더욱 내려간다.

단백질은 육류보다는 콩종류나 생선으로 섭취하고 육류 섭취시에는 야채를 많이 먹으면 된다. 당수치 조절에는 육류보다는 콩제품이나 야채위주로 하는 게 좋다.

열량이 높은 술이 가장 당수치를 올리는데 안주를 육류로 하면 더욱 당의 수치가 올라가고 야채나 생선으로 하면 당의 수치가 내려간다.

술은 순간적인 혈당은 안오르나 술먹은 다음날 혈당이 올라 간다. 특히 과음주 후에는 혈당이 더욱 올라 간다.

통곡식밥에 야채(쌈종류)나 콩종류(된장, 청국장, 낫또, 콩나물)의 식단은 당뇨 수치 조절에 매우 좋다. 하루에 한두끼 정도는 생식같이 통곡류 야채류등을 동결건조 시킨 제품을 물에 타먹는 것이 신속한 혈당 조절에 도움이 된다.(저혈당이 올수 있으므로 먹는 당뇨 양약이나 인슐린의 경우 약용량을 조절하고 저혈당이 오는지 혈당을 체크하면서 복용해야 한다.)

건강 식품이라고 두부를 먹는데 두부는 간수라는 단백질 응고제가 들어가므로 정수기물 같은 깨끗한 물에 30분~1시간 가량 담가 놓아 간수를 빼고 먹는게 좋다. 간수는 혈액을 엉키게하여 당뇨 합병증의 원인 물질이 될 수도 있다. 이런 이유로 간수를 빼기 어려운 순두부는 안먹는 게 좋다. 당뇨환자가 순두부를 많이 먹으면 피가 되어져서(뻑뻑해져서) 되진다(사망한다)는 말이 나온다.

혈당을 급격히 올리는 흰설탕 음식인 사탕, 단과자, 단쵸콜릭, 케익, 커피믹스, 팥빙수, 아이스크림은 삼가 한다. 특히 아이스크림 같은 음식은 분해 안되는 지방인 전이지방이 있어서 안좋다. 케익이나 커피믹스에는 식물성인데도 분해가 잘 안되는 포화지방인 프림이나 생크림이 있으므로 복용을 삼가해야 한다.

당뇨병의 근본치료는 아래의 4가지로 압축 된다.

(1) 근본적인 치료

- 내장 기능강화(특히 신장, 비장)
- 내장치료(간장)
- 혈액, 혈관 청소

(한약은 서양약과 같이 복용하다가 정상혈당 유지하면 서양약을 서서히 줄여가면서 끊고 한약만 사용하다가 정상혈당 유지하면 한약도 줄이다가 서서히 끊고 식이요법만으로 혈당 조절)

(2) 식이요법

- 혈당을 근본적으로 치료하고 당뇨병의 재발과 예방에 필요
- 금주(술은 열량이 높음), 금연
- 100% 통곡식(현미, 보리, 통밀쌀) 식사
- 생선이나 콩종류로만 단백질 섭취
- 야채나 해조류(다시마, 미역)종류의 반찬(섬유질이 많아 대장 청소에 좋다)
- 달지 않은 과일(토마토, 키위 등)로 비타민 섭취

(3) 운동

- 보행같이 걷는 가벼운 운동이 필요.
- 등산이 가장 좋고 집주위를 1일 30분~1시간 가량 걷는다.
- 운동은 스트레스 해소에 가장 좋다.
- 식욕이 좋아 과식하는 사람은 반드시 필요. 등산을 좋아하는 산악회 회원은 당뇨

병이 없다?
- 당뇨병 같은 산소부족 질병은 운동 없이 치료한다는 것이 힘들다는 인식이 필요함.

(4) 마음수양
- 마음의 분노 근심걱정을 버린다.
- 욕심을 버린다.
- 감사하고 봉사하는 생활태도를 갖는다.

당뇨병은 위와같이 근본치료, 식이요법, 운동, 마음수양 등의 종합적인 관리가 요구되는 만성적인 대사성 질환이다. 근본적인 치료와 섭생, 생활에서의 실천을 병행하면 대부분의 성인병을 치료하고 예방하기 때문에 질병이 있다면 하루라도 빨리 적극적으로 실천하여 질병으로부터 해방되어 중년 이후에 심한 질병으로 인생을 불행하게 보내지 않도록 해야 한다.

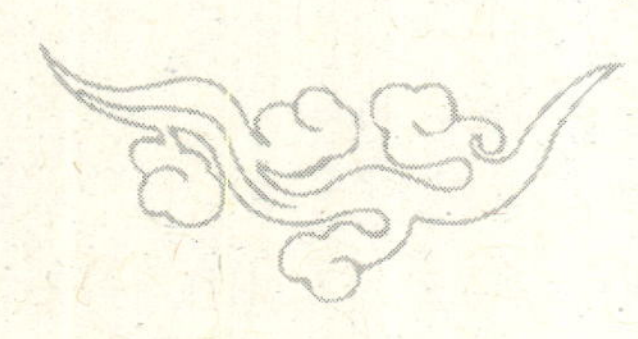

5. 알레르기 비염(鼻炎)

(1) 원인(原因)

외부에서 우리 몸 안으로 침입하는 물질을 항원(抗原)이라 하고 우리 몸 안에서 이에 대항(對抗)하는 것을 항체(抗體)라 합니다.

항원(抗原)이 될 수 있는 물질은 코로 흡입(吸入)되어 점막(粘膜)을 자극함으로서 발생하는 흡입항원(吸入抗原)이 대부분입니다. 알레르기성 비염은 계절성(季節性)과 통년성(通年性)으로 나누는데,

㉮ 계절성 알레르기성 비염 : 봄의 꽃가루 등이 원인(原因)이 되어 특정 계절에만 심하게 나타나는 것

㉯ 통년성 알레르기성 비염 : 일년 내내 증상(症狀)이 나타납니다.

㉠ 흡입 항원의 원인

집먼지, 진드기, 꽃가루, 짐승의 털, 곰팡이 종류, 공해물질, 음식물 등 우리 주위에 수없이 많이 있습니다.

㉡ 가족의 유전적 원인

대부분 알레르기성 비염 환자는 가족 중에 병력(病歷)을 갖고 있는 경우가 많이 있습니다. 꽃가루 등에 민감하게 반응하는 화분증(花粉症)과 천식(喘息)이 있는 부모(父母)와 친척(親戚)이 있는 사람에게서 대부분 두 질환 중 하나가 발생(發生)합니다. 가족(家族) 중에 화분증과 천식 중 하나만 가지고 있다면 56%정도가 그 가족 내에서 화분증(花粉症)이나 천식(喘息)이 발생한다는 보고도 있습니다.

㉢ 식품에 대한 알레르기

한의학적으로 각 체질(體質)에 맞지 않는 음식을 복용하게 되면 몸의 거부 반응으로 알레르기와 같은 코 질환이 발생할 수도 있습니다.

㉣ 대기오염

산업화사회로 인한 화석 연료, 자동차 매연 등으로 공기(空氣)가 탁(濁)해져서 발생하기도 합니다.

㉤ 기타

몸이 냉(冷)한 체질(體質)이 에어컨과 같은 찬바람을 많이 쐬어도 발생합니다. 인스턴트 가공식품(오뎅, 빵, 과자, 라면) 같은 몸에 해로운 첨가물(添加物)이 많은 식품의 다량(多量) 섭취(攝取)로 독성물질이 몸 안에 발생(發生)하여 알레르기를 일으킵니다.

우리 몸의 면역(免疫)이 강(强)하여 외부에서 세균(細菌)이나 바이러스 등이 쳐들어와도 이에 대항(對抗)하여 물리친다면 아무 문제가 없지만 면역(免疫)이 약(弱)한 몸에 외부 침입물질(항원(抗原))이 재차 쳐들어오면 우리 몸 안의 비만 세포(細胞)가 터지면서 화학물질인 히스타민이 나오게 됩니다.

이 방출된 히스타민이 혈관(血管)을 확장(擴張)하고 투과성(透過性)을 증대(增大)시켜 코의 점막(粘膜)이 붓고 막히면 콧물과 폭발적(爆發的)인 재채기가 생기고 부분적으로 가려운 증상(症狀)이 나타납니다.

한의학에서는 몸 속에 습담(濕痰) 같은 노폐물(老廢物)이 쌓임으로서 비장(소화기, 면역기), 폐장(기관지, 호흡기), 신장(비뇨, 생식기, 내분비기) 같은 내장기능(內臟機能)이 허약(虛弱)해짐으로 인하여 몸의 면역기능(免疫機能)이 저하(低下)되어 나타난다고 봅니다. 알레르기를 일으키는 원인(原因) 물질인 항원(抗原)을 한의학에서는 수독(水毒)으로 봅니다. 체질적(體質的)으로 폐장기능(肺臟機能)이 찬 성질인 태음인(太陰人)에게 가장 많이 발생하고 신장(腎臟) 기능이 약(弱)한 소양인(少陽人) 체질에도 많이 발생합니다.

(2) 증상(症狀)

알레르기성 비염(鼻炎)은 아침에 발생하는 재채기, 코 막힘, 맑은 콧물 등의 3대 증상(症狀)으로 나타나는 병입니다. 간혹 코가 가려워서 코 안을 후비거나 비비기도 하고 눈 밑이 푸르스름하게 변색(變色)이 되기도 하고 코피가 나기도 합니다.

콧물이 나고 기침을 하며, 꽃가루나 먼지 등이 많은 계절이나 장소에 가면 참을 수 없이 재채기를 하는 경우가 많습니다.

대부분 기온이 찬 아침에 증상(症狀)이 심(甚)하다가 낮에는 증상이 약(弱)하게 나타나거나 전혀 나타나지 않기도 합니다. 그러나 심(甚)한 환자의 경우에는 하루 종일 증상(症狀)이 나타나기도 합니다.

(3) 진단(診斷)

알레르기성 비염의 증상(症狀)은 일반 감기(感氣)와 비슷하므로 감기로 혼돈(混沌)해서 치료하기가 쉽습니다.

알레르기성 비염의 서양 의학적 진단(診斷)은 첫째, 환자의 콧속을 비경(鼻鏡)을 가지고 진단(診斷)하는데 알레르기성 비염의 경우는 코의 점막이 창백(蒼白)하게 부어 있으며 때로는 비용(鼻茸, Polyp)이 있기도 합니다. 둘째, 소량의 콧물을 염색하여 현미경으로 백혈구(白血球)의 일종인 호산구수(好酸球數)를 검사(檢査)하여 정상치(正常置)보다 많은 경우 알레르기성 비염으로 진단할 수 있습니다. 셋째, 피부 반응 검사로 항원인 알레르기 유발 물질(物質)의 추출액(抽出液)을 피부에 소량(小量) 주사(注射)하여 항체(抗體)의 반응을 검사(檢査)하는 것입니다.

가장 널리 사용하는 검사법으로 등이나 팔의 일부에 항원(抗原)이 될 수 있는 물질(物質)을 주사(注射) 하여 알레르기를 유발하는 원인(原因)을 직접 찾아 낼 수 있습니다. 넷째, 혈청(血淸)에 IgE항체 증가(增加) 검사 등이 있습니다.

알레르기성 비염은 10여 차례의 재채기가 반복되며 콧물의 양도 감기에 비해 훨씬 많고 열(熱)도 없는 편입니다. 감기(感氣)는 서너 번의 재채기가 있고 열(熱)이 있는 경우가 있습니다.

(4) 치료(治療)

㉮ 서양(西洋) 의학적 치료(治療)

㉠ 회피요법(回避療法) : 알레르기 원인(原因) 물질을 피(避)하라는 것입니다. 예(例)를 들면 집먼지, 진드기가 원인이면 집먼지, 진드기가 서식하지 못하게 환경을 만들거나, 복숭아가 원인이면 복숭아를 먹지 않는 것입니다. 이 방법은 적극적이지 않아 널리 사용하기에는 무리(無理)가 있는 방법입니다.

㉡ 면역요법(免疫療法) : 원인 물질에 대한 면역력(免疫力)을 키울 목적으로 꽃가루에 대한 알레르기가 있으면 꽃가루에서 추출(抽出)한 치료 농축액(濃縮液) 미량을 주1회 주사(注射)하다가 점차 주사량과 농도(濃度)를 높여 갑니다. 이 방법은 시간(3개월 이상)이 걸리고 환자의 인내력(忍

耐力)도 요구(要求)되는 치료법(治療法)입니다.

ⓒ 항히스타민제 : 비만 세포에서 방출되는 히스타민을 억제(抑制)하는
약을 투여(投與)하는 것인데 대부분 약(藥) 광고(廣告)에 등장하는 알레
르기성 비염약(鼻炎藥)이 바로 이것입니다. 이 방법(方法)은 일시(一時)
에 약 복용시(服用時)에는 증상(症狀)이 사라지지만 약효(藥效)가 떨어
지면 증상(症狀)이 재발(再發)하여 이 약(藥)을 계속 복용(服用)해야만
하는 번거로움이 있습니다.

㉯ 한의학(韓醫學)적 치료(治療)
현대(現代)와 같은 공해시대(公害時代)에는 **알레르기 치료 역시 가장 먼저
몸 안의 독소(毒素)를 제거(除去)하여 원인 물질인 항원(抗原)을 없애는 것
이 가장 중요(重要)합니다.** 원인 물질(物質)인 몸에 해(害)로운 식품(食品)
을 섭취(攝取) 하지 않도록 해야 치료(治療)도 잘 되고 재발(再發)이 안됩니
다. 그래야 몸의 면역기능(免疫機能)이 살아납니다.

해독(解毒)이 된 다음 기존(既存)의 음양오행 한의학의 방법으로 증상을 잘 구분
하여 처방(處方)하는 방법과, 사상체질에 따라 태음인(太陰人)의 경우 폐조한(肺
燥寒 : 폐가 건조하고 차다)으로 보아 온폐산한(溫肺散寒: 폐를 따뜻하게 하여 찬
기운을 없앰) 시키는 치료(治療)를 하거나 소양인(少陽人) 체질의 경우 신장 기능
을 강화(强化)하여 치료를 하거나 소음인(少陰人) 체질의 경우는 비위 기능을 강
화(强化)하여 기(氣)를 보충(補充)하는 치료를 하거나 태양인(太陽人)은 폐장에
열을 내려 간장 기능을 강화(强化)하는 치료(治療)를 합니다.

6. 천식(喘息)

산업화사회,공해문명으로 인한 공기의 오염으로 인하여 폐와 관련된 질환(천식,피부병)이 증가 하고 있습니다.
천식증상 역시 치료가 어려운 난치병이라고 불리워 집니다. 그러나 근본적인 원인에 따른 치료를 한다면 천식 증상에서 해방 될수 있습니다.

천식(喘息 ; 헐떡거리는 숨 쉼)은 **기관지에 가래가 쌓여서** 나타나는 증상입니다.
가래를 담(痰)이라고 하는데 이는 "염증성의 병적 물질"을 말합니다.

가래가 일차적으로 만들어 지는 곳은 우리 몸에서 비장(脾臟 ; 지라) 입니다. 비장은 음식물의 소화와 흡수에도 관여하고 면역체계와 관련된 임파관을 통솔하고 조절하는 역활도 합니다. 음식물을 통해 혈액을 만들어 내는 곳 역시 비장 입니다.
임파관 안에는 백혈구가 있어서 몸에 해로운 병균같은 이물질(異物質) 등이 혈액에 존재하면 제거하는 역활을 합니다.
만일 몸에 해로운 인스턴트 음식물이나 약물등을 많이 섭취하게 되면 혈액속에는 다량의 이물질(독소)들이 존재하게 됩니다. 이런 이물질(異物質)을 백혈구가 잡아먹는 **식균작용 (食菌作用, phagocytosis ; 세포가 유해환경으로부터 고형입자를 잡아들이는 활동으로 외부로 부터 침입한 병원균 등을 세포내로 잡아들여 세포내 소화를 하는 현상)** 으로 처리한 부산물등이 가래로 존재하게 됩니다.

가래가 위장에 있게되면 구역감,메슥거림을 일으키고 기관지에 있게되면 기관지의 탄력도를 저하시켜 숨이차고 호흡이 곤란한 천식을 발생케 하고 가래가 머리에 존재하면 두통과 어지러움을 만듭니다.
가래가 근육에 있게되면 "담 결린다" 는 말처럼 근육의 통증을 일으키지요. 이런 이유로 담배를 피지 않는 사람도 기관지천식 증상이 발생 할 수 있지요.

기관지 천식으로 숨이 차면서 기침이 나는것은 몸 스스로 가래를 배출하여 치료하려는 몸부림 입니다.
이런 이유로 얼마나 효과적으로 **가래를 배출시켜 제거 하고 가래가 생성되지 않는**

몸 안의 환경을 만들어 주는것이 천식 치료의 관건에 속합니다.

가래가 몸에서 생성 되는 이유는 인스턴트 식품 같은 잘못된 음식물의 다량 섭취, 과다한 분노(폐의 옛말이 부아인데 "부아치민다"는 것처럼 폐에 열이 발생)같은 스트레스, 과로(과음, 과색) 등으로 폐장, 비장, 신장기능에 문제가 발생 할 경우에 나타납니다. 천식의 발생 비율은 체질적으로 폐장(肺臟)이 허약한 태음인 체질이 가장 많고 그 다음으로 신장이 허약한 소양인 체질, 비장이 허약한 소음인 체질 순서로 천식이 발생을 한다.

천식의 근본적인 일차적인 치료는 **천식 발생과 관련된 내장(폐장, 비장, 신장) 기능을 정상화**시키고 이차적으로 **가래와 염중을 제거하는 거담,소염의 치료를 병행**해야 합니다.
천식 치료후 자연적인 음식을 섭취하고 등산, 조깅, 걷기 운동 같은 폐기능 강화 운동을 해준다면 천식의 예방과 재발방지에 더욱 좋습니다.

천식의 치료가 어렵다는 이유

가래가 기관지에 존재하여 기관지의 탄력을 떨어뜨려 숨이 찬다고 기관지를 확장하는 "기관지 확장제"나 스테로이드 계통의 강력한 "소염제(호흡기)"를 사용하는 대증요법적인 치료만을 해왔기 때문 입니다.
이런 대증치료는 일시적으로 호흡은 편하게 하여 증상은 경감 될지 몰라도 오랜기간 사용하게 되면 기관지의 탄력도를 더욱 저하시켜 "기관지 확장증"같은 천식보다 더 힘든 합병증 으로 갈 수도 있습니다.

음식의 인스턴트화로 각종의 식품첨가물을 함유한 식품을 많이 섭취하여 여러 독소가 몸에 축적되어 가래 같은 담음(痰飮)이 발생하여 천식을 일으킨다.

가래가 없으면 숨이 차질 않는다

산업화와 자동차 매연 등으로 공기가 오염(汚染) 되었다

공기 맑은 곳에 가면 증상이 호전된다. 하지만 공기가 탁한 도시에서 생활한다고 모든 사람이 천식이 오는 것은 아니다. 내 몸의 면역능력이 허약한 것이다. 면역능력을 강화(强化)하는 치료가 필요하다.

질병의 근본 치료보다는 일시적인 대증요법적 치료를 하여 증상을 일시적으로 억제시키는 치료를 하였다.

폐나 기관지뿐만 아니라 체질에 따라 심장, 비장, 신장기능도 강화 시켜야 한다.

오랜 동안의 대증요법적 치료로 항생제나 기관지 확장제 스테로이드제 같은 화학약품을 내복 또는 호흡기를 통해 사용하여 기관지의 탄력이 저하되고 이런 독소가 인체의 기(氣)가 흐르는 경혈(經穴)을 막아서 천식에 대한 치료를 해도 반응이 잘 나타나지 않는다.

현대인의 천식 환자치료에서 치료반응이 없다는 경우가 여기에 해당되므로 막힌 경혈을 소통시키는 치료를 반드시 한 후에 천식에 대한 치료를 해야 치료가 된다. 위의 여러 가지 이유를 정확히 진단하여 근본적으로 치료하면 천식에서 해방(解放)된다.

천식의 치료가 어려운 이유(理由)

7. 베제트병

베제트병은 원인(原因)이 밝혀지지 않은 만성적인 염증성 질환으로서 반복적(反復的)인 구강 궤양과 함께 생식기 궤양, 포도막염(葡萄膜炎)과 같은 눈의 염증, 피부(皮膚) 질환이 발생(發生)하는 특징(特徵)을 갖고 있으며 일부(一部) 환자에서는 관절(關節), 신경(神經) 및 동맥 또는 정맥에 염증(炎症)이 발생합니다.
1937년에 터키의 피부과 의사인 베제트가 구강(口腔)이나 생식기 궤양과 눈에 포도막염(葡萄膜炎)이 생기는 것을 보고 명명(命名)해서 붙여진 이름입니다.
그러나 한의학에서는 수 천 년(數千年) 전부터 구설생창(口舌生瘡), 음부창(陰部瘡) 등의 증상명(症狀名)으로 불리어져 원인(原因)을 설명하고 치료방법(治療方法)이 전해져 왔습니다.

(1) 원인(原因)

공해독(公害毒)이 많이 늘어나 독성물질을 해독하는 곳인 간장, 비장, 신장 기능에 독성물질의 찌꺼기가 많이 존재하여 몸의 면역체계인 원기(元氣)를 저하시켜 환자 수가 증가(增加)하는 질환에 속합니다.
구강(口腔)이나 생식기(生殖器)는 한의학적으로 신장(腎臟)의 하부구조(下部構造)로서 신장(腎臟)의 기능에 문제가 발생(發生)하면 구강과 생식기에 궤양(潰瘍)이라는 신호등(信號燈)을 표시 해줍니다. 눈의 질환(疾患) 역시 간장(肝臟)이나 비장(脾臟)기능에 문제가 발생(發生)하면 눈에 좋지 않다는 신호(信號)를 보냅니다. 마음인 심장에 열(熱)이 발생해도 눈에 영향(影響)이 나타납니다. 분노나 억울한 일이 발생하면 "눈에 핏발이 선다"는 말을 보면 알 수 있습니다. 몸 내부(內部)의 기능의 문제가 눈, 생식기, 구강, 피부 등에 나타난 결과(結果)입니다. 몸 내부기능의 부조화가 원인(原因)이라고 보면 됩니다.

(2) 증상(症狀)

㉮ 구강, 혀, 생식기 궤양(潰瘍)등으로 식사(食事) 시나 성생활(性生活) 시 통증(痛症)이 나타난다.

㉯ 눈의 포도막이나 망막(網膜)에 염증이 발생(發生)을 하여 눈이 아프고 눈물이 자주 나며 사물이 뿌옇게 보이고 햇빛과 같은 밝은 빛을 볼 때 눈이 아프

고. 눈이 충혈(充血)이 되면서 시력(視力)이 감퇴(減退)하는 증상(症狀)이
발생(發生) 합니다. 심(甚)한 경우 시력을 잃어버리는 실명(失明)이 발생하
기도 합니다.

㉔ 결절성 홍반(紅斑), 여드름 등이 잘 발생(發生)합니다.

㉕ 간혹 관절염(關節炎)이 발생(發生)하기도 합니다.

(3) 치료(治療)

베제트병의 치료도 스테로이드 같은 부신피질 호르몬제재를 사용한 경우에는 해
독(解毒)하는 치료를 우선 실시(實施)하여야 합니다.

각각의 결과(結果)가 나타나는 부위(部位)를 주관(主管)하는 장기(臟器)를 진단
(診斷)하여 기능(機能)을 정상화(正常化)하는 치료(治療)를 하는 것이 두 번째 치
료에 속(屬)합니다. 구강(口腔)과 생식기 궤양(潰瘍)은 신장기능의 영향(影響)을
받으므로 신장기능(腎臟機能)을 치료하는 것이 우선시 됩니다.

구강(口腔)과 생식기 궤양(潰瘍)은 소양인(少陽人) 체질에 많이 발생을 합니다.
포도막염(葡萄膜炎)같은 눈 부위의 베제트병은 음인 체질인 태음인, 소음인 체질
에 많이 발생을 합니다.

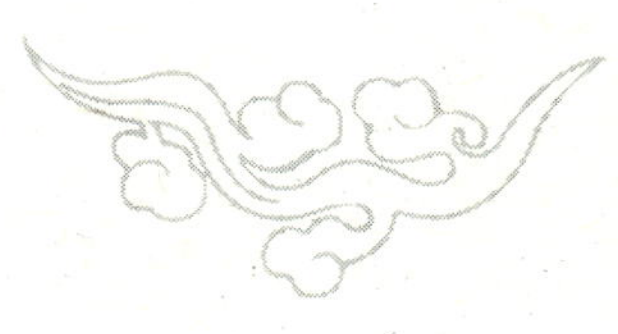

8. 관절염(關節炎)

관절염(關節炎)이란 관절에 염증(炎症)이 있는 것을 말합니다.

관절은 뼈마디를 말하는데 뼈와 뼈 속의 골수, 관절(關節)주위의 활액, 인대, 근육 등과 관련이 있으므로 주위조직의 기능도 원활(圓滑)해야 관절이 건강합니다.

관절(關節)은 인간의 몸에서 뼈대를 이루는 골격이 움직이도록 하는 곳으로 이곳이 병(病)들면 생활에 많은 지장(支障)을 발생케 합니다.

뼈는 우리 몸에서 매우 중요한 역할을 맡고 있는데, 몸의 형태(形態)와 골격(骨格)을 유지하고, 중요한 장기(臟器)를 외부의 충격(衝擊)으로부터 보호(保護)합니다.

지구촌의 공기 물 토양의 오염으로 땅이 산성화(酸性化)되어 자연식물에 존재하는 칼슘량(量)이 줄어들어 초식동물(草食動物)인 기린(麒麟)이 부족한 칼슘을 보충(補充)하려고 동물의 뼈를 먹는 장면(場面)이 타임지의 표지에 실렸다는 보도가 나온 지도 오랜 시간이 지났습니다.

관절염은 관절에 나타나는 병의 증상과 형태에 따라 여러 가지 병명으로 불리고 있습니다.

그러나 근본 원인은 한 두 가지 장기에서 발생하는데 다양(多樣)한 질병명(疾病名)으로 불리어 지는 것이 관절질환(關節疾患)입니다.

종류(種類)를 보면 류마티스 관절염(關節炎), 퇴행성관절염(골관절염), 통풍(痛風)성 관절염, 강직성(强直性) 척추염(脊椎炎), 골다공증(骨多孔症)이 가장 대표적인 질환(疾患)입니다.

(1) 류마티스 관절염

관절을 쌓고있는 얇은 막인 활막(滑膜)에 염증(炎症)이 생기는 만성 염증성 질환입니다. 활막(滑膜)은 관절액(關節液)을 분비(分泌)하고 관절(關節)에서 생기는 노폐물(老廢物)을 흡수(吸收)하여 처분하는 얇은 막입니다. 활막 조직의 혈액으로부터 여러 가지 염증세포들로 찌꺼기 덩어리들이 연골을 파괴, 관절의 변형, 관절 주위 뼈의 약화를 일으킵니다. 염증물질이 관절을 붓고 아프게 하고 관절의 운동 범위가 제한되고 관절 주위가 벌겋게 변하는 증상을 일으킵니다.

한방(韓方)치료는 가장 먼저 스테로이드나 항류마티스제제 진통소염제를 장기간 사용하였는지 여부를 우선 검사(檢査)하여 치료(治療)해야 합니다. 왜냐하면 이런 화학약품을 장기간 사용하게 되면 몸 안의 기와 혈이 막혀서 한방치료가 작용(作用)을 못하기 때문입니다.

 류마티스는 전신(全身)질환과 국소(局所)질환이 동시(同時)에 나타나는 질병(疾病)이므로 관절만의 국소 치료로는 한계점(限界点)에 다다를 수밖에 없습니다. 여성환자가 남성환자보다 3배나 많은 것을 보면 여성의 스트레스가 남성보다 많다는 것을 알 수 있습니다. 자기의 마음을 밖으로 표현하지 못하는 내향적인 성격의 소유자가 류마티스 같은 관절염의 증상을 많이 갖고 있습니다. 이럴 경우 속마음을 풀어주는 치료를 해야지 관절이나 근육(筋肉)에 나타난 통증(痛症)이라는 증상만을 보고 치료한다면 증상은 일시적으로 억제(抑制)할 수 있어도 몸은 더욱 병이 깊어집니다. 눈에 보이지 않는 정신적(精神的)인 문제가 원인이 되는 경우 원인불명(原因不明)이라는 말들을 많이 합니다. 특히 눈에 보이는 증상을 주로 보고 치료하는 서양의학의 경우에는 더욱 원인을 찾기가 힘들어 집니다. 혈액(血液)을 맑게 하고 막힌 몸의 기혈(氣血)을 뚫어주는 치료가 류마티스 관절염에는 필요합니다. 마음이 즐겁고 하는 일이 보람있고 생활에 활력이 있는 사람들에게는 류마티스 관절염은 먼 나라 이야기에 속합니다.

이런 이유로 마음을 중시(重視)하여 체질에 따라 내장 기능의 불균형(不均衡)을 맞춰주는 방법이 류마티스 치료에 해결점(解決点)을 제공합니다.

(2) 퇴행성(退行性)관절염, 골다공증(骨多孔症)

퇴행성관절염은 관절이 체중을 받는 면인 관절 연골(軟骨)에 퇴행성 변화(變化)가 일어나고 관절면의 뼈가 과잉 성장(成長)된 상태입니다. 퇴화(退化)되어 나타나는 것이므로 중년이나 노년기에 나타나는 병입니다. 뼈와 인대는 신장과 간장기능의 영향을 받기 때문에 신장과 간장의 기능을 강화시키는 것이 퇴행성관절염을 치료하고 예방하는 근본적인 방법입니다.

골다공증은 골단면(骨端面)의 '뼈에 구멍이 많이 나 있는 상태'로 뼈가 얇아지고 약(弱)해져서 쉽게 부러질 위험에 놓여있는 상태를 말합니다.

 뼈는 몸이 성장(成長)할 때에는 길어지고 굵어지며 성장이 끝난 이후에도 뼈의 생성(生成)과 파괴(破壞)가 끊임없이 일어납니다. 30대 중반(中盤)에 골량(骨量)은 최고조(最高潮)에 달하고 그 이후에는 생성과 파괴(흡수)가 반복되면서 몸의 기능이 좋지 않으면 골량이 줄어들어 골다공증(骨多孔症)이 발생합니다.

발생원인(發生原因)은 음식(자연식품보다 영양가는 없고 열량만 있는 인스턴트 가공음식 다량복용, 칼슘을 배출시키는 흰 설탕 음식 다량복용) 만성질환(갑상선 기능 항진증, 당뇨, 간장질환, 아토피나 류마티스로 다량의 부신피질 호르몬 약제 복용)등으로 몸 안의 칼슘과 골수(骨髓)호르몬이 결핍되어 나타납니다.

골단면(骨端面)을 보고 겉골(皮骨)이 문제가 있는 경우를 퇴행성 골다공증 일명 노인성 골다공증이라고 합니다. 속 골이 문제가 있는 경우를 폐경기성 골다공증이라고 합니다. 서양의학에서는 퇴행성 골다공증에는 칼슘제제를 처방하고 폐경기성 골다공증에는 여성호르몬제를 처방합니다. 수년을 복용(服用)해도 골밀도(骨密度)에는 변화가 없는 것을 봅니다. 왜 그럴까요?

골밀도(骨密度)가 저하된 원인을 치료하지 않고 골에 나타난 결과만을 보고 약을 대증적으로 처방했기 때문입니다. 비유(比喩)하자면 돈이 없어 급할 때 빚 얻어서 쓰는 것도 좋지만 스스로 돈을 벌어야지 계속 빚만 얻어 쓰면 부도(부작용)가 나는 것과 같습니다.

골다공증의 **치료(治療)**는 근육과 인대를 주관하는 간장(肝臟), 조혈기능을 주관하는 비장(脾臟), 골수 생성과 관련이 깊은 신장(腎臟)기능을 체질에 따라 정상화(正常化)시켜주는 처방을 하면 신속(迅速)히 골밀도가 차 오릅니다.

칼슘이 풍부한 신선한 야채와 멸치 등을 섭취하면서 중력(重力)을 받는 운동인 걷기 같은 산책 등을 해주면 치료에 도움이 됩니다..

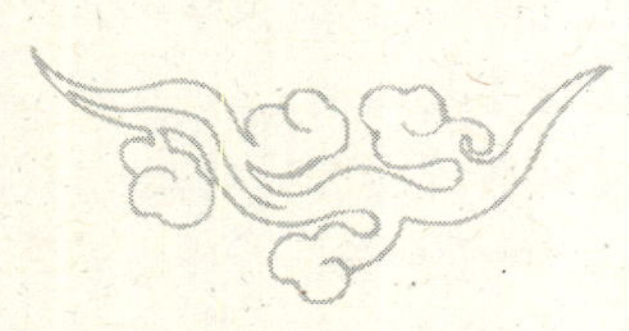

9. 전립선염(前立腺炎)

전립선염의 서양의학적인 의미를 보면

원인
방광염 · 요도염 · 편도선염 등 신체의 다른 부위에서 생긴 염증으로부터 혈관을 타고 들어온 세균에 의해 발생한다.

증상
급성 : 고열이 나고 배뇨가 끝날 때쯤에는 요도의 안쪽에 동통이 일어나고 오줌이 잦으며 배변 때에는 항문의 안쪽에 중압감이 생긴다.
만성 : 발열은 없지만 항문의 안쪽에 항상 불쾌감이 있고 그 밖에 요도구에서의 배농(排膿), 빈뇨 · 요통, 배변 때의 불쾌감, 성적 장애, 두통 등 여러 가지 증세가 나타나 노이로제처럼 된다.

치료
급성 : 그 원인균에 잘 듣는 항생제를 강력하게 사용하면 큰 효과를 얻을 수 있으며,
만성 : 항생제요법을 장기간 사용하면서 전립선을 마사지하거나 항염제를 병용하기도 하는데 수술이 필요할 경우도 있다.

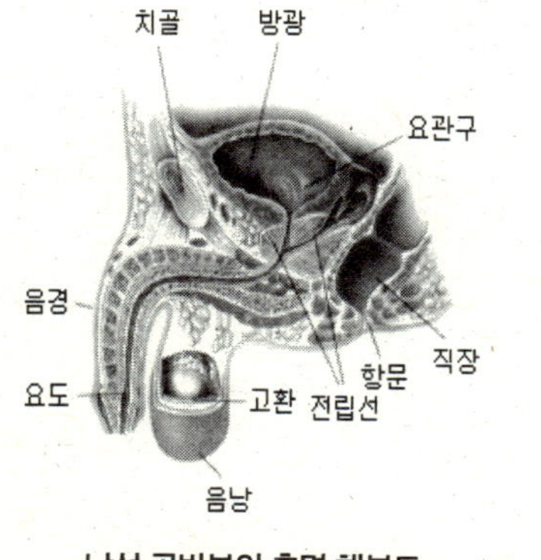

남성 골반부의 측면 해부도

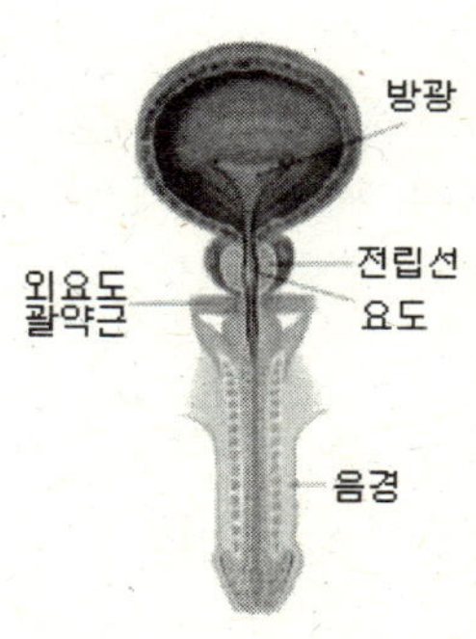

전립선의 해부학적 위치

병은 나아도 그 증세가 지속되는 예가 흔히 있다.

만성적인 전립선염의 경우 세균성 진단으로 항생제를 오랫동안 투여해도 치료가 잘 되질않고 재발을 한다고 한다. 이유중에 하나는 항생제가 전립선 까지 도달되지 않아 치료가 잘 안된다고 하는데 근본 원인은 소염 항생제만으로는 치료에 한계가 되는 **몸 안의 또다른 원인이 있기 때문이다.** 전립선염,비대같은 비뇨생식계통의 기관은 일차적으로 신장 기능의 영향을 받는다. 과로(ex.과도한 성생활)로 **신장** 기능이 허약해지면 발생할 확률이 높아진다. 역으로 신장 기능이 강하다면 전립선염,성병같은 비뇨생식기질환에 감염이 잘 되지 않는다. 선천적,체질적으로 신장기능이 허약한 소양인 체질에 전립선염 발생의 비율이 높다.

한의학에서 전립선같은 생식과 연관된 기관을 지배하는 신경통로는 **간장**이다.
간장에 습열이라하는 노폐물 등이 있게되면 사타구니 부위(음부소양)가 가려운 증상도 발생 한다. 과로(ex.과음주)로 간장을 피로하게하고 간장에 노폐물을 가중시키면 전립선염이 심해지고 재발한다. 특히 술을 많이 먹게되면 재발한다.
역으로 전립선염 치료 후에 다량의 술을 먹어보아 재발되지 않으면 치료된것으로 검증해 볼수도 있다.
마지막으로 몸의 면역 기능을 주관하는 장기는 **비장**(지라)이다.
모든 염증,감염성 질환이 만성적으로 존재한다면 몸 안의 면역력을 체크 해보아야 한다. 비장은 백혈구가 병균을 잡아먹는 식균작용의 역활을 하는 임파기관을 통솔한다. 비장의 기능을 튼튼하게 해주어 면역력을 강화해주면 임파의 역활이 좋아진다.
결론적으로 **만성적인 전립선염의 치료는**

(1)신장,비장기능강화
(2)간장의 습열제거(해독,청소)
(3)소염작용의 약제 가미

라는 처방구성으로 어렵지 않게 치료할수 있는 질환이다.
전립선염이 발생하는 위와같은 근본적인 이유를 모르고 단순한 대증요법적인 치료만을 해보고 낫지 않는다고 고민을 하고 난치병이라고 생각하는데 근본 원리를 알고 치료하면 **재발 없이** 치료되는 용이한 질병에 속한다.

10. 갱년기 · 화병

갱년기(更年期)는 '새로운 삶을 살아가는 기간'이라는 뜻을 갖고 있습니다.
영어로는 클라이막테릭(climacteric)이라 하여 클라이막스처럼 정점에 다다랐다
는 뜻을 내포하기도 합니다. 즉 여성의 생식기능이 소실하는 월경폐지의 시기
(45~55세)인 폐경기를 말하는데 여성의 생산능력의 중단과 남자의 성 활동이 감
소되는 중요한 생리적 변화가 일어나는 때로도 봅니다. 서양 의학적으로는 갱년기
의 원인(原因)이 호르몬의 분비가 감소되어 발생한다고 보고 있습니다. 여러 호르
몬 중에서 여성의 기능을 유지시켜주는데 중요한 역할을 하는 에스트로겐
(Estrogen)이라는 난소에서 분비되는 난포 호르몬이 월경이 끊어지는 기간인 폐
경기에 줄어들어 발생한다고 보고 있습니다.
이러한 호르몬의 변화가 여성의 전신에 걸쳐서 영향을 주게 되어 정신적, 육체적
변화가 나타나게 되는데, 이러한 변화가 심하게 나타나는 기간을 갱년기라고 말합
니다.
이런 이유로 갱년기에 나타나는 갱년기 증상의 서양 의학적인 치료에서는 에스트
로겐 같은 호르몬제를 투여합니다.
한의학적으로는 여자 나이 49세에 임맥(任脈)이 허(虛)해지고 충맥(衝脈)이 쇠소
(衰小)해져서 천계(天癸)가 다하여 하체부(下體部) 족소음(足少陰)의 맥도(脈道)
인 지도(地道)가 통(通)하지 않으므로 형체(形體)가 무너지고 자식을 둘 수 없다
고 하여 49세를 생리가 중단되는 시기로 보았습니다. 영양상태와 몸의 기능의 차
이에 따라 폐경되는 기간이 빨라지거나 늦어지기도 합니다.

인간의 몸도 봄 · 여름 · 가을 · 겨울이라는 사계절의 변화처럼 갱년기도 노화의 한
과정으로 가을에 떨어지는 낙엽처럼 몸에 나타나는 자연적인 섭리에 속합니다. 인
간의 몸이 갱년기 같은 변화의 시점에 있을 때 몸에 증상을 느끼는 사람도 있고, 느
끼지 못하고 지나가는 사람도 있습니다.
일반적으로 몸과 마음의 균형이 평화(평형+조화)로운 사람은 증상을 느끼지 못할
것이고 평화롭지 않은 사람은 불편한 증상이 몸에 나타납니다. 특히 스트레스가 오
랫동안 쌓여서 화병(火病)이 된 사람은 더욱 증상을 확실히 느낍니다.
갱년기의 증상(症狀)으로는 다양하게 여러 방면에서 나타납니다. 얼굴이 화끈거리

갱년기 장애 증세들	내　　　　　　용
부인과 영역에 나타나는 증세	폐경, 대하와 외음부의 가려움증, 악취
혈관, 신경계통에 나타나는 증세	안면홍조, 발한, 냉증, 심장 두근거림, 숨이 참. 두통, 어깨 결림, 초조감, 무력감, 식욕감퇴
소화기관에 나타나는 증세	스트레스성 궤양, 과민성 대장증후군, 구토, 식욕부진
운동기관에 나타나는 증세	골다공증, 요통, 손발저림, 어깨결림, 연골변화(관절 및 근육 통증 유발)
비뇨생식기계에 나타나는 증세	비뇨생식기 위축증상(질 건조증, 질 소양감, 성교통, 요실금, 성교 불쾌감, 위축성 질염, 방광염, 빈뇨)
정신신경계통에 나타나는 증세	불안공포, 초조, 우울증, 집중력 저하, 불면(수면 장애), 두통, 귀울림, 신경과민, 냉담한 마음, 의기소침, 식은 땀, 가슴이 두근거림, 현기증
피부에 나타나는 증세	피부조직 변화(탄력성 감소, 건조, 주름살, 기미, 주근깨), 원형탈모증, 탈모(머리카락이 얇아지고 쉽게 빠짐), 가려움, 유방의 축소 및 탄력 상실
신체적 증상	불안, 초조감, 신경이 예민해짐, 수면장애, 우울감.고독감.피로감, 짜증스러움, 건망증, 집중력 감퇴, 성적무력감, 급작스런 기분변화
정신적 증상	골다공증, 안면홍조, 불면증, 식은땀, 성관계시 통증, 질위축, 어깨결림, 팔목 · 발목 · 손가락 등 관절통, 상복부의 팽만감, 소변을 자주봄, 원형탈모증, 가려움증, 심장이 두근거림

갱년기 장애 증세들

는 안면 홍조증(紅潮症), 자다가 식은 땀을 흘리고 잠이 안 오는 불면증, 불안감 우울감 신경질 등의 정신적 신체적 증상을 겪게됩니다. 자궁 호르몬인 음액(에스트로겐)의 부족으로 인해 질(膣)에 있는 수분이 건조되어 "질건조" 또는 "질위축증"이 나타나는데 이는 성(性)관계 시 통증을 가져오며 감염으로 인한 심한 가려움을 수반할 수도 있습니다.

갱년기의 치료(治療)는 자연적인 방법이어야 합니다. 자연의 섭리를 인간이 거스를 수 없는 것처럼 폐경이라는 현실을 인정하고 몸과 마음의 깨어진 균형을 치료하여 건강한 상태로 생활하도록 하면 됩니다. 인위적인 방법으로 세월을 거꾸로 돌리려한다거나 증상만의 대중적인 치료는 또 다른 부작용을 일으킵니다.

한의학적으로는 갱년기를 월경 즉 부인의 혈(血)에 관계가 있다하여 혈도증(血道症)으로 봅니다. 화병(火病)의 증상과 비슷하고 화병이 있는 사람이 갱년기 증상을 많이 느끼기 때문에 갱년기 증상의 치료는 화병의 치료를 도와줍니다. 요즈음에는 지나친 스트레스로 갱년기는 여성만이 있는 것이 아니라 남성도 많이 느낍니다. 마음과 관련이 있는 심장(心臟), 스트레스와 관련이 있는 간장(肝臟), 자궁의 호르몬과 관련이 되는 신장(腎臟)의 치료가 갱년기병과 화병(火病)을 치료하는 일차적인 기관(器官)입니다.

"애(창자)간장이 녹는다"는 말처럼 스트레스는 간장기능에 문제를 일으킵니다. 자궁병 같은 생식기의 질병은 간장의 기능과 밀접한 관계에 있습니다. 스트레스를 오랫동안 받아 간직하게 되면 간장기능에 영향을 미쳐 간장(肝臟)의 기(氣)가 울체(鬱滯)되어 맺히면 자궁에 혹(자궁근종) 같은 병이 옵니다.

증상이 어느 장기의 문제로 나타나는지를 우선 검사하여 치료를 하고 증상이 약화(弱化)되면 체질에 따른 내장 균형을 잡는 치료와 식이요법 운동요법 마음수양을 병행해야 합니다.

갱년기 증상이나 화병을 많이 갖고 있는 체질은 음인 체질이 비교적 많습니다. 음인 체질인 태음인, 소음인은 스트레스를 마음속으로 간직하여 삭히는 경우가 많기 때문입니다. 음인 체질의 치료는 억울된 내장기관을 치료하는 것이 도움이 됩니다. 양인 체질 역시 속으로 스트레스를 갖고 있는 사람이 발생하는데 화가 몸 안의 호르몬을 부족하게 만들어 나타나므로 호르몬을 생산 보충하는 내장기관을 치료(治療)하는 것이 도움이 됩니다.

갱년기 치료를 잘하게 되면 중년(中年) 이후에 나타나는 성인병(당뇨, 중풍, 동맥경화, 고혈압)에서 멀어지고 인생의 전환점(轉換點)에서 활기찬 삶을 보내게 되는 계기가 될 것입니다.

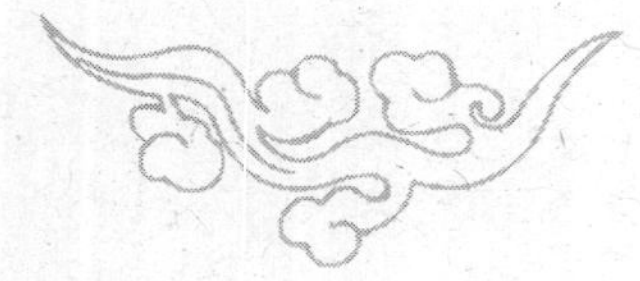

11. 아토피

아! 토끼 같은 아이가 피가 나도록 긁어요! 라는 이름으로 풍자할 정도로 요즈음 아토피는 괴로운 질병에 속합니다. 환경오염과 공해, 전자파, 음식물의 문제로 점점 증가하는 병(病)에 속합니다. 아토피란 1925년 미국의 A.코카가 인간의 특유한 어떤 종류의 물질에 대한 '선천적 과민성'에 대하여 명명한 것입니다. 아토피(Atopy)란 그리스 어원으로 "정상적인 반응", "기묘한", "뜻을 알 수 없는"의 의미(意味)를 지닙니다. 한자어로 표현하면 괴이한 질병인 괴질(怪疾)로 볼 수 있습니다.

(1) 원인(原因)

아토피 피부염은 태열(胎熱)이라고도 불리는 만성적인 피부질환으로 주요 증상은 심한 가려움, 피부건조, 발진, 진물, 부스럼, 딱지 등인데 가장 심한 것이 가려움증입니다.

아토피 환자의 50%는 두 돌 이내에 없어지나 25%는 청소년기까지 가며, 나머지 25%는 성인(成人)이 되어도 없어지지 않고 계속된다고 합니다만 공기나 물, 토양, 음식물(飲食物)등의 오염(汚染)으로 요즈음은 점점 청소년기나 성인(成人)이 되어도 없어지지 않는 경우가 많이 늘어만 갑니다.

아토피 피부염의 서양 의학적 원인은 확실하지 않으나 대부분 유전적(遺傳的)인 요소와 면역결핍(免疫缺乏)으로 보고 있습니다.

서양 의학에서의 치료는 완치를 목표로 하기보다는 유발인자를 피하고 적절한 치료를 통해 조절(調節)해 나가는 치료를 사용하는데 주로 스테로이드제나 항히스타민제, 항생제, 보습제, 진정제, 신경안정제 등을 사용합니다. 한방(韓方)에서의 아토피 피부병의 한방적인 원인(原因)으로는 두 가지로 나뉩니다.

선천적 원인으로 태열(胎熱)로 보아 엄마가 임신중(入胎時)에 맵고 뜨거운 열성음식(熱性飲食)을 많이 복용하였거나 스트레스나 분노(憤怒) 등으로 심장(心臟)에 열이 많이 발생하였거나 과다(過多)한 성생활 등으로 태아(胎兒)에 열(熱)이 쌓이는 등의 여러 원인으로 발생한다고 봅니다.

후천적 원인으로는 자연 식품을 섭취(攝取)하지 않고 각종 식품첨가물(食品添加物)이 첨가(添加)된 인스턴트 가공식품, 몸에 맞지 않는 분유나 우유(牛乳) 같은 유제품의 복용, 기름에 튀긴 음식(飲食)과 육류 의 과다한 섭취, 컴퓨터 과다 사용, 성생활(자위행위 포함) 과다, 건조한 주거(아파트)환경, 매연(煤煙), 화학약품(스테로이드) 사용 등으로 혈액(血液)이 탁(濁)해져 면역기능을 약(弱)하게 하여 발생(發生)합니다.

아토피는 몸 내부의 이상이 피부(皮膚)로 나타나는 병이므로 엄밀(嚴密)히 말해서 피부병이 아니라고 할 수 있습니다. 외용약만으로 치료할 수 없는 이유가 몸 내부에 원인(原因)이 있기 때문입니다.

(2) 증상(症狀)

태열(胎熱)인 아토피 피부병을 증상(症狀)에 따라 한의학적으로 변증(辨證)해보면

㉮ 심장(心臟)의 화(火)가 성한 경우에는 피부(皮膚)가 빨갛게되고 발진(發疹)이 솟는 현상이 발생합니다.

㉯ 비위(脾胃)에 습열(濕熱)이 많은 경우에는 삼출성 분비물인 습진(濕疹)이 많이 생깁니다.

㉰ 풍사(風邪)가 성(盛)한 경우에는 피부(皮膚)가 가려우면서 작열감(灼熱感)을 느낍니다.

(3) 치료(治療)

한방적인 치료는 종합적(綜合的)인 치료(약물, 침, 면역요법, 식이요법, 해독요법, 외용요법, 심리요법, 생활요법등)를 시행(施行)합니다.

왜냐하면 아토피병이라는 것이 선천적(先天的)인 원인과 후천적(後天的)인 원인(原因)이 복합적(複合的)으로 작용(作用)하여 나타나기 때문에 일시적인 대증요법(對症療法)적 치료만으로는 근본적(根本的)인 치료가 안되기 때문입니다.

우선 1차적으로 몸에 서양 약인 스테로이드를 장기간 복용(服用)하거나 외용으로 바르고 주사(注射)를 한 경우 스테로이드로 인한 몸의 기(氣)가 체(滯)하고 혈액이 탁한 것을 바로잡는 치료를 합니다. 이 기간에는 보습제 사용을 삼가하는 것이 좋습니다. 몸 내부의 열독소가 피부(皮膚)를 통해서 빠져 나오는 것을 보습제가 피부 모공(毛孔)을 막아 방해(妨害)하기 때문입니다. 스테로이드제재로 인한 몸의 기(氣)의 교란(攪亂)을 바로잡는 치료를 하면 스테로이드 약을 끊을 때 나타나는 **"스테로이드 금단 증후군"**이 감소하거나 최소화(最小化)할 수 있습니다.

몸에 스테로이드 치료를 하지 않았거나 1차적인 스테로이드제재로 인한 기 교란을

스테로이드 금단현상(禁斷現象) 증후군(症候群)이란?

스테로이드 약을 끊는 경우 억제(抑制)되었던 몸 안의 열독소(熱毒素)가 일시적(一時的)으로 피부(皮膚)를 통해 투진(透疹)되어 나오는 현상(現狀)을 말합니다. 심한 가려움과 염증, 부종이 생겨 노란 체액(혈장, 혈농)이 나올 수도 있습니다. 가려움과 염증이 감소(減少)할 무렵부터 탈모(脫毛), 피부색소 침착(沈着), 피부 부종(浮腫) 증상이 나타납니다.

부종(浮腫)이 가라앉을 무렵 반투명(反透明)의 체액(體液)이 땀처럼 배어 나오고 부종(浮腫)이 완전히 사라지면 피부가 까슬까슬하게 분(粉)을 바른 것처럼 되고 전신(全身)을 바늘로 찌르는 듯한 따끔따끔한 가려움(긁어도 긁어도 가라앉지 않는 가려움)이 시작됩니다.

이런 증상(症狀)이 한동안 계속되다가 가려움이 온 몸에서 부분(部分)으로 축소(縮小)되고 증상(症狀)이 나타나는 시간(時間)이 짧아집니다.

가려움 자체도 긁어서 진정(鎭靜)될 수 있는 정도가 되어야 스테로이드 금단현상 증후군이 사라졌다고 볼 수 있습니다.

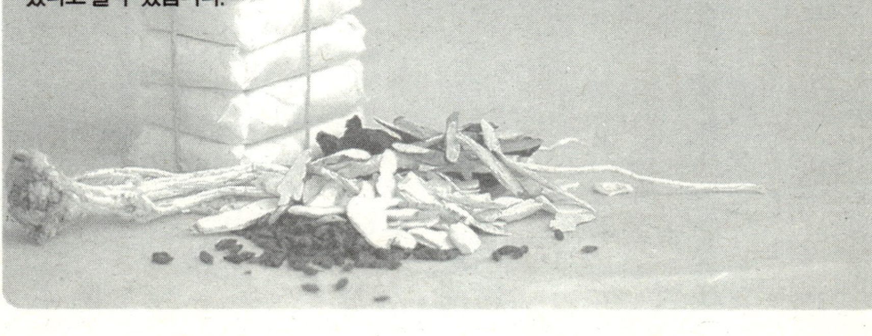

바로잡는 치료를 한 경우의 환자는 거풍(祛風), 청열(淸熱), 량혈(凉血), 해독(解毒), 거습담(祛濕痰), 소염(消炎), 윤피부(潤皮膚) 작용의 치료를 합니다.

어느 정도 피부 증상이 좋아지면 사상체질에 따른 치료 처방약(處方藥)으로 장부(臟腑)의 균형(均衡)을 잡아 재발(再發)을 방지(防止)하는 치료를 합니다.

또한 약 못지 않게 식이요법(食餌療法)이 중요(重要)한데 염증(炎症)이 심한 경우에는 열성 음식인 술, 기름진 음식인 각종 육류(소, 돼지, 닭, 오리, 개, 염소), 튀김 요리와 빵, 과자, 우유, 계란, 인스턴트 가공식품 청량음료 등의 섭취를 금(禁)하고 된장국, 청국장, 콩나물, 기름기 적은 흰살 생선(명태, 대구, 가자미 등)으로 단백질을 보충하고 되도록이면 무농약 유기농의 신선한 야채(野菜)나 과일 등을 구해 복용하여 몸에 필요한 천연(天然) 비타민을 공급(供給)합니다.

이스트 같은 화학효모로 발효시키지 않고 무농약 유기(有機)농법(農法)의 우리 밀을 사용하여 천연(天然) 효모(酵母)로 발효시켜 만든 식빵은 복용(服用)해도 좋습니다.

체질에 따라 음식물을 통해 천연(天然) 비타민을 섭취하면 치료에 도움이 됩니다.

소양인은 청오이 · 생배추+된장 · 배, 딸기, **태음인**은 당근 · 사과 · 귤, **소음인**은 부추 · 당근 · 귤, **태양인**은 상추 · 들깨잎+된장 · 키위 · 배 등을 주로 복용하면 도움이 됩니다.

7세(여자), 8세(남자) 이하의 아이는 **체질에 관계없이** 배즙+귤 또는 오렌지즙을 1:1로 만들어 복용하면 좋습니다.(체질을 모르는 성인은 과일(배+귤)과 야채(당근+청오이)를 씹어 먹습니다.) 아토피 피부병은 질병을 갖고 있던 기간이 길면 장기간(1년)의 치료가 필요합니다. 스테로이드 계통의 약을 사용하지 않은 경우는 치료기간도 짧고 투진현상(透疹現狀)으로 인한 고생도 적습니다. 치료 후에도 약 반년(半年) 정도는 식이요법(食餌療法)을 적극적(積極的)으로 해야 합니다.

✻ 아토피 환자의 생활 요법 ✻

- 생활에서도 정서적인 안정이 아토피 피부병의 치료에 중요하기 때문에 스트레스나 좌절, 분노의 감정을 갖지 않도록 합니다
- 집안의 온도와 습도를 항상 적절하게 유지시키고 집안을 깨끗이 해 아토피 유발 인자를 없애는 게 중요합니다.
- 의복은 세탁 시 표백제를 사용하지 않고 세탁 후에는 옷에 세제가 남아있지 않도록 잘 행굽니다.
- 모직이나 합성 섬유(타이즈, 스타킹포함) 꼭 끼는 옷은 피하고, 면으로 된 옷을 얇게 입어야 합니다.
- 새 옷은 옷에 묻어 있는 화학성분을 없애기 위해 빨아 입습니다.
- 이불도 양모, 오리털 등을 피하고 목화솜에 목면커버를 씌워 사용합니다.
- 목욕은 미지근한 물에서 하고 중성비누, 저자극성 비누를 사용합니다.
- 목욕 뒤 부드러운 면수건으로 가볍게 물기를 두드려 닦아냅니다.
- 목욕은 잠자기 바로 전보다 미리 해두어 수면 시 혈관 확장으로 인한 가려움을 예방합니다.
- 땀은 수건보다는 깨끗한 물로 닦아 냅니다
- 음식은 아토피 피부병과 체질에 따른 이로운 음식을 골라서 복용시킵니다.
- 모든 음식은 가공식품의 섭취를 줄이고 자연적인 식품을 섭취합니다.
- 방안 등 주위환경을 청결히 합니다.
- 애완동물(새, 개, 고양이)의 실내에서의 사육은 금(禁)하도록 합니다.
- 냉난방을 지나치게 하지 않습니다(에어컨 필터 청소를 자주 합니다)
- 꽃가루 날리는 날은 외출을 삼가거나 마스크를 사용하고 이런 날 세탁물을 밖에 널지 않습니다.
- 자연적인 환경에서 생활하는 시골 아이들이 도시 아이에 비해 아토피가 상대적으로 적으므로 대자연을 자주 접하는 게 좋습니다
- 수영장은 삼가 하고 피치 못한 경우 깨끗한 물로 샤워합니다
- 한방에서 폐주피모(肺主皮毛)라 하여 피부와 모발의 기능은 폐장(肺臟)이 주관한다고 하였습니다. 이런 이유로 공기가 맑은 곳에서의 규칙적인 운동(조깅, 등산)이 아토피 피부병 치료에는 반드시 필요합니다.
- 스테로이드나 항히스타민제 같은 습관성의 억제제는 사용을 최소화하거나 끊도록 노력합니다. (사실 이런 약을 사용 안한 사람의 한의학적인 치료는 어렵지 않으나 이런 약을 장기간 다량으로 사용한 경우는 치료가 힘들고 끊게 하기까지는 많은 어려움과 후유증이 있습니다.)
- 과다한 성생활(자위포함)은 몸 안의 정(精)을 소모(消耗)시켜 피부를 더욱 건조(乾燥)하게 하고 열(熱)을 발생케 하므로 삼가는 게 중요합니다.

※ 아토피에 대한 자세한 사항은 인터넷 www.atopyhanbang.net 을 참조하세요.

"""

12. 요통(腰痛)

허리는 등골아래에서 골반까지를 말하는데 인간의 몸에서 중심(中心)에 위치한 부분이다.

이곳에서 통증을 느끼게 되면 정상적인 활동이 어렵다. 허리통증은 인간이 직립보행한다는 구조적, 역학적 이상에 의해서 나타난다고 한다.

1) 원인(原因)

눈에 보이는 기질적인 원인과 눈에 보이지 않는 기능적 원인으로 나누어 볼 수 있는데 기능의 이상이 기질적인 문제를 보여주므로 기능을 치료해 주는 게 근본 치료에 속한다.

등골에서 골반까지는 간장(담낭), 비장(위장), 췌장, 신장(방광), 자궁, 척추, 대장 등이 위치해 있으므로 일차적으로 이런 장기나 기관에 문제가 있게되면 요통을 일으킨다. 요통은 위의 장기와 관련된 근육이나 근막 인대 신경등의 영향이 통증으로 몸 내부의 이상을 표시해 주는 역할을 한다.

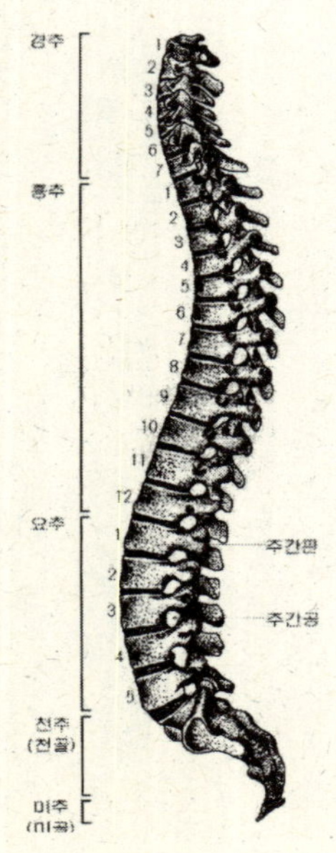

요통은 초기에는 기능이상을 보이지만 오래동안 치료를 안하거나 잘못된 치료 (진통제복용, 마취제주사)나 증상만을 보고 대증요법의 치료(국소적으로 아픈 곳만을 치료)만을 하고 근본치료를 하지 않으면 결국 눈에 보이는 기질적인 상태로 악화될 수 있다. 허리가 아플 경우 눈에 보이는 기질적 검사(X-ray, CT, MRI)에 이상이 나타나 보여도 그것이 근본적인 원인이 아니고 몸안의 기능 이상이 나타난 결과(현상)물이다.

그러므로 척추교정 · 수술 · 아픈 곳만의 침, 뜸, 핫팩, 주사, 물리치료를 하여 당장의 통증이 사라졌다해도 근본원인이 치료가 안되면 다시 재발할 요인이 된다.

● 비유(比喩)를 해보면 대장의 문제로 탁한 혈액이 많아 당뇨병이 되어 췌장의 인슐린 호르몬이 분해를 정상상태로 못하여 간장, 신장에 부담이 되어 신경의 염증으로 허리통증이 발생할 경우 허리치료도 중요하지만 혈액을 탁하게 만든 원인이 된 대장을 치료해주어야 한다. 화가나서 대량의 술을 복용하여 간에 독소가 쌓여 간이 주관하는 근육의 문제로 허리뼈가 삐뚤어지고 허리와 다리가 땡기는 통증이 발생하면 아픈 허리나 다리를 치료해도 통증이 없어지지 않는 경우를 볼 수 있다. 이런 경우에 간장기능을 해독하고 울체된 간장을 풀어주면 틀어진 허리와 통증이 정상으로 돌아온다.

허리 통증의 원인은 눈에 보이는 것에서부터 눈에 보이지 않는 것에 이르기까지 여러 이유로 다양하게 발생하므로 원인 발생의 시작점이 무엇인지를 알아보는 게 순서이다. 당장의 아픈 통증을 해결 하는 것도 중요 하지만 몸이 주는 신호를 무시하고 통증만을 제압하는 방법만을 추구하게되면 병은 더 깊어지고 몸이 오염(汚染)된다.

2) 한의학관점 : 증상을 구별하여 원인파악

① 외인(外因: 외부환경인자) : 풍습형(風濕型) · 한습형(寒濕型) · 습열형(濕熱型)

차고 축축한 냉습(冷濕)한 땅에 오래 앉아 있거나, 또는 비를 맞고 오래 걷거나, 과도한 운동으로 인하여 땀이 난 후에 풍한습사(風寒濕邪)에 침범되면 경락(經絡)이 막히게 되고 기혈의 운행이 순조롭지 못하여 요통을 유발하게 되는 것

② 내인(內因: 내적인 인자) : 신허형(腎虛型)·비허형(脾虛型)·간허형(肝虛型)
　　선천적으로 체질이 약하거나 오랜 병으로 몸이 허약하여 노쇠하거나 성생활 과
　　도로 인하여 신정(腎精)이 부족하여 경맥(經脈)이 영양을 공급받지 못하여 발생
　　한다.

③ 불내외인(不內外因: 그 외의 인자) : 어혈형(瘀血型)
　　지나친 운동이나 무거운 짐을 들 때, 그리고 교통사고나 타박상같은 외상으로
　　근육·척추·경맥(經脈)이 손상되어 기체혈어(氣滯血瘀) 경맥저색불통(經脈
　　阻塞不通)하여 요통을 유발하게 된다.

3) 서양의학관점 : 병명위주

① 요추(腰椎)나 천추(薦椎) 등의 이상
　　추간판탈출증(椎間板脱出症), 변형성 척추증, 척추과민증, 척추카리에스, 척추
　　종양, 척추강협착증

② 요부의 근육·근막(筋膜)·건(腱); 신경의 장애
　　좌골신경통, 허리염좌

③ 내장장기의 질환(내과적 원인)
　　이자(췌장)질환, 위·십이지장질환, 쓸개(담낭)질환, 당뇨병성 신경염

④ 골반장기의 질환(산부인과·비뇨기과적 원인)
　　자궁위치이상·월경·임신·골반염·자궁암·난소종양 외에 신장종양·요로
　　결석

4) 치료(治療)

요통은 진찰을 통하여 발생원인을 알아 보고 나타난 증상을 의학적 관점에 따라 해
석을 하여 기질적인 검사와 기능적인 검사여부를 결정하여 치료를 한다.

대부분 기질적인 검사에서 이상이 안 나타나면 기능의 문제이므로 증상에 따른 변증치료를 하거나 경한 증상은 체질에 따른 장부기능 조절 치료를 한다.

태양인은 간장기능이 약하여 허리와 척추에 질병이 나타나고 소양인은 신장기능이 약하여 요통이 나타나고 태음인, 소음인은 간장과 담당 비위기능의 소화기계 문제로 요통이 나타난다. 각각의 체질에 따른 허약한 점을 다스리면 허리병을 근본적으로 치료하고 허리를 강하게 할 수 있다.

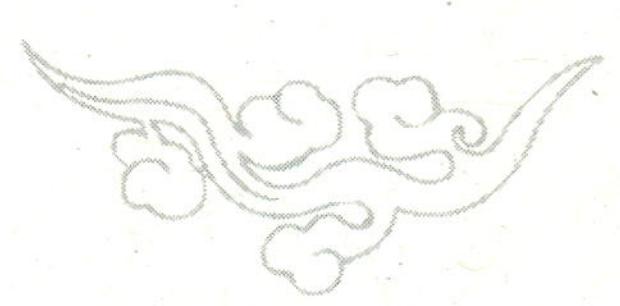

13. 불임(不姙)

요즈음 현대 공해 문명으로 인한 환경으로 인하여 각종 독성물질인 환경호르몬 등의 영향으로 인하여 인간의 생식기능을 저하시키고 산업사회로 인한 지나친 스트레스 등이 자궁기능을 약화시키고 정자의 숫자나 활동성을 떨어뜨려 불임환자가 늘어나는 추세에 있습니다.

한 생명이 탄생하는 것도 농사짓는 원리와 똑같다고 할 수 있습니다.
우선 농사를 지을 때는 **좋은 씨를 고르고 밭을 기름지게** 만듭니다. **기름진 밭에 좋은 씨를 뿌려 적당한 온도와 습도**가 있으면 작물은 싱싱하게 자라 결실을 맺게 됩니다. 남성의 정자를 씨에 비유하고 여성의 자궁을 땅에 비유해 보면 됩니다.

원인

불임의 원인에도 눈에 보이는 원인인 **'기질적 원인'**과 눈에 보이지 않는 **'기능적 원인'**이 있습니다.

기질적 원인

여성의 경우 자궁내막증이라던가 난관염(성병, 결핵감염으로), 골반유착(충수염으로), 자궁 난관의 폐색(가장 흔한 원인), 배란장애 같은 경우를 볼 수 있습니다.
남성의 경우에는 정자 숫자의 지나친 부족이나 정자의 활동성이 지나치게 저하된 경우가 해당이 됩니다. 그러나 기질적인 원인보다 기능적인 원인이 훨씬 더 많은 불임의 이유를 차지합니다.

기능적인 원인

이 경우에는 서양의학에서 원인을 알 수 없어 치료 방법을 찾지 못합니다.
이런 '기능적 원인에 대한 불임에 한의학적인 치료가 좋은 효과'를 발휘합니다.
기능적인 원인은 여성의 자궁의 온도가 지나치게 뜨겁거나(熱), 차거나(寒), 메말라(燥), 있거나 습(濕)한 경우에 해당합니다. 자궁의 조건을 좋게하는 기능을 개선하는 치료를 하면 생리가 불규칙한 상태도 개선이 됩니다.

- 농사를 지을때에도 언 땅에 씨를 뿌리면 싹이 나지 않는 것처럼 자궁의 온도가 지나치게 찬 경우에는 정자와 난자가 만나는 경우에도 싹이 틔지 않는 결과가 (착상불능) 나옵니다.(소음인, 한태음인에 많음)
  - 이런 경우에는 **자궁의 온도를 따뜻하게** 만들어 주는 약을 사용하여 치료를 합니다.
- 자궁의 온도가 지나치게 뜨거운 경우 역시 착상이 일어나지 않습니다.(소양인이 많음)
  - 이런 경우에 역시 자궁을 서늘하게 식혀주는 약을 사용하여 치료를 합니다.
- 땅에 거름기나 수분이 없어 메말라 갈라진 땅(배란이 잘안됨)에 씨를 뿌리면 설령 싹이 나기도 힘들지만 싹이 난다해도 얼마 못가 말라 비틀어지는 현상(자연유산)이 발생합니다.(태양인, 소양인에 많음)
  - 이런 경우에는 **신장(腎臟)을 강화**하여 자궁의 호르몬을 보충하여 기름진 옥토를 만들어주는 **보궁(補宮)**의 치료를 시행합니다.
- 땅에 수분이 너무 많아도 씨는 싹을 틔기도 힘들고 자라기도 힘듭니다.(열태음인에 많음) 모내기 후 논에 물이 너무 많아 모가 물에 잠겨 있고 모가 물에 둥둥 떠다니는 것을 상상해 보면 됩니다.
  - 이런 경우는 지나치게 비만하여 몸에 습담(濕痰)이 많은 경우에 해당하는데 **습담을 제거**하는 치료를 시행합니다. 소화기능이 안 좋아서 식욕이 없고 소화장애(어지러움, 구역감, 두통, 배에서 물소리)가 나타나는 경우의 불임도 습담이 원인인데 이런 경우 역시 **비위기능을 강화하고 습담을 제거해** 주는 치료가 필요합니다.
- 돌이 많은 자갈밭에 씨를 뿌리면 싹이 트기가 어렵고 설령 싹이 터도 시들어(자연유산) 버릴 수 있습니다. 인공유산을 많이 하여 자궁 벽이 손상된 경우가 여기에 해당합니다.
  - 이런 경우에는 자궁을 청소하는 **세궁(洗宮)**의 치료가 필요합니다.

- 한방에서의 자궁 기능은 우리 몸의 간장(肝臟)기능과 관련이 깊습니다.
- "애간장이 녹는다"는 말처럼 지나친 스트레스 역시 자궁 기능의 장애를 초래하여 임신이 안되도록 하는 원인을 제공합니다.
  - 이런 경우에는 억울된 **간장의 스트레스를 풀어주는** 치료를 합니다.
- 각종의 인스턴트 식품같은 공해물질의 과다한 섭취나 화학적인 약물의 영향(피

임약포함)으로 간장의 독소가 있는경우에도 불임의 원인이 됩니다.
- 이런경우에는 **간장의 습열(濕熱)을 제거해** 주는 치료가 필요 합니다.
• 기질적인 이상으로 난관이 막히는 등의 경우에는 몸의 탁한 피인 어혈(瘀血)을
제거하는 약처방을 투여하여 난관이 소통되도록 하는 치료를 합니다.

이와같이 불임의 한방 치료 역시 각각의 원인에 따라 몸의 전체적인 조건을 치료
하여 몸을 '조화와 평화의 상태'로 만드는 하모니(harmony)를 중요시 합니다.
이런 이유로 불임의 특별한 치료 비방(秘方)은 없는 것입니다.

치료

결혼 후 피임을 안한 상태에서 정상적인 성생활(1주1~2회)을 해서 1년이내에 불
임인 경우가 치료대상입니다.
정상인 부부의 경우 1년 이내에 80~90%가 임신을 하는데 2년 후에는 임신이 되
지 않는 경우는 5%에 불과 합니다.
남녀모두 일차적으로 서양의학적인 기질검사를 받아야 합니다(남성불임의 원인도
50%임)
기질적인 검사 결과를 참고하여 원인을 찾지 못하면 근본 원인을 찾아내어 기능적
인 치료를 하는데 초기에는 배란일 기준으로 20일 전에 한약을 투여 합니다.
다음달 생리를 기다려보고 생리를 하면 불임이므로 생리시작할 때 다시 한약처방
을 투여하고 배란일에 맞춰 성관계 후 다음달의 생리를 기다리는 식으로 임신이 될
때까지 매달 한약투여 치료를 합니다.(3개월~6개월정도)
무정자증의 경우도 부부가 3개월 이상 꾸준히 한의학적인 치료를 하고 나서 시험
관 시술을 하면 성공할 확률이 높습니다.

서양의학적인 불임치료 역시 한의학적인 기능치료 후에 실시하면 치료 확률을 높
여 줍니다.

14. 우울증(憂鬱症)

우울증은 신경병, 정신병, 마음병으로 규정하여 치료하기가 힘든 무서운 병이라고 생각하는데 **마음도 몸 이라는 틀안에 거주하므로 몸을 치료해야만이 우울증이 치료된다.** 왜냐하면 몸 안의 내장인 **오장**(간장, 심장, 비장, 폐장, 신장)에서 **감정**(분노, 기쁨, 걱정, 근심, 비애감, 슬픔, 두려움, 공포, 놀람)을 조절하기 때문이다.

우울증은 원인이 어찌 되었든 몸 안 내장의 균형이 깨져서 내장기운이 울체되어 막혀서 나타나는 증상이다. 한마디로 **몸안의 막힌 내장의 기운을 소통을 시켜주어 장부 상호간의 균형이 맞춰지게 되면 치료가 되는 병**이다.

몸이 튼튼하면 왠만한 스트레스나 좌절, 실패도 잘 극복을 하고 고난을 전화 위복의 기회로 만든다.

우울증을 온전하게 치료하려면 근본적인 원인에 따른 자연적인 치료를 하여야 한다. 우울증의 대표적인 원인 유형을 보자.

(1) 현대인의 우울증

내장의 기운을 소통시키는 대표적 방법이 한의학에서는 침, 뜸, 한약 인데 침, 한약에 기치료를 병행하면 우울증은 봄 눈 녹듯 사라진다.

한약, 침, 기치료, 식이요법, 운동 등으로 몸 안의 내장(간장, 심장, 비장, 폐장, 신장, 임파관)을 정상화시키면 우울증은 사라진다.

• **간장** : 각종 독성물질을 해독하고 화학물질을 합성하고 혈액을 저장하는 간장. 한의학에서는 군대의 장군(將軍)에 비유하였다. 용맹스런 장군인 간이 병이 들면 나약한 군대처럼 몸 역시 의기소침해진다.

요즈음 각종 공해물질 섭취와 스트레스로 간장이 혹사를 당하고 있다.

"애간장녹는다", "애가탄다"는 말처럼 독성물질과 스트레스가 쌓이면 **간장**과 **애(창자)**가 손상된다. 간에서 기소통이 안되면 **신경질, 짜증, 분노, 눈충혈, 눈침침, 입이쓰고, 눈물, 눈부심, 어깨통증, 요통, 우울증** 등이 나타난다.

현대인의 우울증은 각종의 독성물질이 몸안에 쌓여 있는 경우가 많으므로 해독을 해주어야 한다. 과거에는 우울증 같은 정신신경의 질병이 마음인 심장에서 많이 발생을 하였으나 요즈음은 각종의 공해물질과 스트레스가 쌓여(애간장 녹아) 나타나므로 해독과 기소통 장기인 간장, 대장을 잘 치료해주어야 우울증에서 해방된다.

• 심장 : 심장은 마음으로 머리인 뇌기능을 조절한다. 마음의 집착을 버리는 마음 수양으로 심장기운을 맑게 해야 한다.
나쁜 감정(생각)을 지나치게 집착해서 생각하고 있으면 몸이 망가진다는 자각(깨달음)을 해야 한다. 나도 모르게 안좋은 생각이 오게 되면 내 스스로 "나가라!"라고 마음으로 외쳐서 내보내야 한다.
심장이 약하고 화가 있게 되면 **가슴이 뛰고, 불안, 초조, 불면, 꿈이많고, 가위눌리고, 입안이마르고, 죽을것만같고, 혓바늘이 돋거나, 혀가 갈라지는** 등의 증상이 나타난다. 심장의 화를 빼주고 심장을 튼튼하게 해주는 것이 심장성 우울증에 필요하다.

• 비장 : 비장은 음식물을 통해 영양물질인 혈액을 만들어 내므로 비장기운이 잘못되면 **전신이 나른하고 원기가 없고 입맛 살맛이 안난다는 등의 전신 피로** 증상이 나타난다. 또한 우리 몸의 면역체계와 노폐물인 담(가래)을 제거하는 곳인 전신의 임파관을 통솔한다. 우울증 환자가 의욕저하로 기운이 없다면 비장기운을 치료해야한다.

• 폐장 : 폐장은 전신에 산소를 공급하고 이산화탄소를 배출하는 곳으로 폐장이 제역할을 하지 못하면 몸안에 탁한 기운이 존재하여 **호흡이 곤란하고 슬퍼지고 손발이 저리고 침울해지고 비애감에 빠지고 숨이 차고 등이 아프는** 등의 증상이 나타난다. 폐의 옛말이 부아 이므로 지나친 분노로 "부아가 치밀면" 폐장의 열이 뇌기능을 손상시켜 두통과 우울증 을 일으킨다. 전신 순환 운동으로 폐기능을 돌리는 것이 우울증에 좋다.

• 신장 : 신장은 우리몸의 호르몬인 정액 골수등을 생성해 내고 하수도 종말처리장 처럼 몸안의 노폐물을 방광을 통해 배출하므로 신장기능이 약해지면 호르몬인 정(精)이 부족하여 정신(精神)력이 저하되어 **기억력 감퇴 같은 건망증, 잘놀래고 무서워함, 부종, 요통, 뒷목당김, 정력감퇴, 정신이 멍함** 등이 있는데 이런 증상이 우울증환자에게 나타나면 신장기능을 치료해 주어야 한다.

• **임파** : 임파는 동맥 정맥과 같이 몸 전신에 분포되어 임파관내의 백혈구가 혈액속에 입자가 큰 이물질 독성물질을 제거하는 기능을 갖고 있으므로 임파기능이 원활하도록하여 해독이 잘 되어 면역기능이 강해지면 우울증 치료와 예방에 도움이 된다.

(2) 선천적인 우울증

태아가 엄마 뱃속에서 영향을 받아 나타나는 우울증인데 후천적으로 아무리 섭생을 잘해도 자연스럽게 찾아오는 우울증으로 우울한 환경이나 요인이 없는데도 원인불명으로 나타나고 조금만 환경이 안좋으면 우울증 경향으로 발전해버리는 경우이다. 엄마 뱃속에서 태아가 영향을 받아 나타나는 우울증이다.

• 임신시에 있을때 산모가 스트레스를 심하게 받았을 경우
• 임신시에 음식 섭취를 잘못했을 경우
• 임신부가 우울한 상황에 있었던 경우

이런 선천적인 우울증은 **몸안의 원기를 강력하게 강화시키고 선천적인 장기인 신장기능을 치료해** 주어야 한다.

(3) 빙이로 인한 우울증

심신이 허약한 상태에서 귀신들린 무당집을 방문하는 등의 여러 원인에서 나타나는 우울증이다. 병균에 감염되듯이 심신이 약한 사람이 접신이 되어 빙이 상태인 귀신들려 나타나는 우울증으로 일반 약물치료로 치료반응이 안나타나는 경우로 비교적 자살 시도가 많이 나타나는 경우에 속한다.
기치료를 통하여 심장경락을 소통시키켜 심장 담낭의 허약하고 겁이 많음을 치료하여 귀신이 몸안에서 나가도록 해주어야 한다.

(4) 체질적인 인자에따른 우울증

• **비애감** : 우울증과 관계있는 폐장기능 항진, 저하로 인한 우울증 – 태양인 , 태음인

태양인은 폐장기능이 항진되어 우울증이 오므로 폐장의 열을 빼주고 태음인은
폐장이 건조하고 냉하여 우울증이 오므로 폐장의 원기를 강화해 준다
• **스트레스를 가슴에 품고 맺혀서(결흉증) 나타나는 우울증 – 소양인**
 횡경막위인 가슴부위의 열을 제거해주고 신장기능을 강화한다.
• **소심한 생각, 고민을 많이 간직하여 비장의 기운이 쇠약하여 나타남 – 소음인**
 가슴에 울체된 기운을 풀어주고 비장기운을 강화한다.

(5) 과로로 기운이 쇠약하여 발생하는 우울증

과음, 과로, 과색(과다한 성생활, 자위행위로 몸 안의 호르몬인 정액, 음액을 과다
배출시킴) 등으로 **몸의 기운이 너무 저하**되어 나타나는 우울증으로 몸 안의 원기
를 보충해주어야 함.

(6) 위하수 위무력으로 인한 우울증

우울증상과 함께 피로, 식욕저하, 무기력, 어지러움, 두통, 메스꺼움, 구역질, 배에
서 물소리가 나는 소화불량 증상을 동반한다.
인스턴트 가공식품 등을 과다 섭취하고 식사를 불규칙하게 하여 비위(脾胃) 기능
이 허약해 져서 위장의 소화 흡수 기능이 저하되어 몸 안에 영양 물질인 혈액 생성
기능이 저하되고 노폐물인 담음(痰飮)이 많이 발생되어 나타나는 우울증으로 비장
위장기능을 치료해 주면 우울증이 비교적 쉽게 사라진다.

(7) 내장기능의 문제로 인한 우울증

• 스트레스나 분노 걱정등으로 **간장,심장등에 화가 많이 축적되어** 나타나는 우울
 증으로 간장, 심장화를 제거하여 기소통을 시켜주면 된다.
• 술을 과도하게 복용하여 **간장에 노폐물인 습열**이 많이 발생하여 불면증과 신경
 질, 눈피로, 충혈, 눈물 등이 잘 발생하는 우울증으로 간장을 청소해주어야 함.
• 출산후에 나타나는 우울증은 몸 안의 기(氣)와 혈(血)이 허약해서 나타나므로
 기혈을 보충하는 치료를 해주어야 한다.

• 몸에 해로운 화학약품(스테로이드같은)등을 장기간 섭취하거나 바르거나 주사 등으로 몸의 **면역 체계가 약해진 경우**의 우울증은 해독치료와 면역강화 치료가 병행되어야 한다.

(8) 환경적인 우울증

• 사랑하는 사람과의 이별
• 가족(배우자,자녀)과의 소통단절
• 가족이나 지인의 갑작스런 사망으로 인한 충격 좌절
• 집안의 경제적 붕괴, 부모의 이혼
• 배우자의 불륜으로 인한 상처
• 갱년기로 인생의 허무감 늙는다는 자각 등등

위의 환경에서도 내장기능을 조절하는 치료를 해주면 잘 극복하고 마음의 정리가 된다.

(9) 운동 부족으로 인한 우울증

인간은 움직여야하는 동물이다. 식물처럼 움직이지 않으면 병이 온다.
심폐기능을 돌려서 **전신의 기혈을 순환시키는 유산소 운동**이 필요하다. 운동은 몸 안의 스트레스 해소에 매우 좋은 영향을 미친다. 평소에 보행인 걷는 운동을 하는 것이 가장 좋은데 가끔 공기좋은 산에서 등산을 한다면 더욱 금상첨화이다.

(10) 마음 조절 안해서 오는 우울증

일만 알고, 돈만 알고, 현실에 만족할 줄 모르고, 이상만 바라고, 부정적인 생각만 갖고 있고 감사한 마음, 봉사하려는 자세, 사회에 기부하려는 마음은 잊어버리고 욕심만 앞서는 생활태도는 우울증을 일으킨다.
'인생을 왜 사는지? 어떻게 사는 게 보람있는 삶인가?' 를 돌이켜 보고 반성하는 시간을 갖는다.

인생과 삶에 대한 허무함도 우울증을 일으킨다. 이런 경우 종교적인 생활이 도움이 된다.

(11) 몸의 구조적인 문제로 인한 우울증

몸의 구조를 결정하는 척추관절의 위치이상으로 인한 우울증. 특히 턱관절 (TEMPORO-MANDIBULAR JOINT=T.M.J.)의 문제로 인한 목뼈(경추 C1, C2) 영역의 변위(變位)로 인한 신경장애로 인한 우울증.
이런경우는 턱관절 교정장치나, 턱관절과 관련된 간장, 신장기능의 치료로 목뼈가 제위치로 가도록 하여 억눌린 신경을 풀어줘야 한다.

이밖에도 여러 원인이 있을 수 있지만 결국 내 몸의 균형이 잘 잡혀 내장기능의 **평화(평형+조화)**가 있게 되면 어떤 환경이나 악조건에서 우울증은 치료될 수 있고 우울증이 오라고 해도 오지 않게 된다.

차디찬 겨울에 지하철역 안에서 노숙 하면서 여러명이 모여 안주없는 깡소주 앞에 놓고 서로 웃으면서 한 잔씩 술잔을 돌리는 모습을 보면서 우울증은 불우한 환경에서 발생하는 병만은 아니라는 것을 볼 수 있다.

40세도 안된 세계적인 거부인 영국의 프로 축구 첼시 구단주인 러시아 사람 아브라모비치가 우울증 치료를 스위스에서 받는다는 외신보도를 보면서 경제적 풍요가 우울증을 예방하는것도 아니다.

몸의 치료와 마음의 수양이 모든 병에 다 적용 되겠지만 우울증에는 더욱 필요한 것임을 우울증을 앓고 있는 사람들은 명심해야 할것이다

15. 불면증(不眠症)

불면증은 습관적이고 만성적인 수면장애를 말한다. 짧고 단속적인 수면, 얕은 수면, 꿈을 많이 꾸는 수면 등 수면의 길이나 질이 문제로 되나, 실제로는 불면이 아닌데 불면으로 생각하는 신경증으로서의 불면증도 상당히 많다. 따라서 이와 같은 증세에 시달리는 사람은 항상 수면 부족을 호소하게 된다.
만성 불면증이나 습관성 불면증 등의 대부분은 이와 관계가 깊다. 뇌동맥경화나 고혈압으로 인한 뇌혈행 장애성 이외에 자율신경이나 내분비의 이상에서 오는 것, 정신병으로 인한 것이 많다.

우울병은 자기 스스로가 불면으로 고민하는 정신병으로서 자살의 위험도 있다. 정신병의 약 30%는 불면이 주증세이다. 그러나 불면 이면서 불면을 호소하지 않는 경우도 정신과적 치료를 받아야 한다.
그리고 흥분하거나 불안감으로 정신상태가 항진되어 있을 때 커피 · 홍차 등을 많이 마셔 흥분해 있을 때 또는 각성제 · 혈압상승제 · 비타민제 등의 약제 사용도 불면의 원인이 될 수 있다.

수면제 등 약제의 사용은 여러 가지 장애를 일으키기 쉬우므로 의사의 지시와 처방에 따라야 하며, 항불안 약물을 사용해 치료하기도 한다.
이상이 서양의학에서 말하는 잠을 자지 못하는 불면증에 대한 내용 입니다.

수면은 인체의 밧데리 충전에 속합니다. 수면에 지장을 받으면 몸이 재충전할 힘을 얻지 못해 만성적인 피로와 함께 우울증 같은 또다른 질병을 발생케하는 원인도 됩니다.
인간의 여러 욕구(식욕,성욕,수면욕)중에 해결이 안되면 가장 고통스러운것 중에 하나가 수면이라서 잠을 못자게 하는고문도 있습니다. 실제 불면증이란 병을 갖고 있는 분들은 스스로 고문 받는것 같은 괴로움과 고통을 호소 합니다.
"불면증" 이라는 병으로 치료 해야할 수준은 수면에 지장이 될 정도의 별다른 주변 환경의 이상(소음, 지나친 더위나 추위 등)이 없는데도 수면장애로 정상적인 생활에 지장을 받는 경우를 말 합니다. .

불면증의 한방 치료 원리

불면증이라는 병도 원인은 여러가지가 있지만 몸 내부의 문제 특히 오장(간장, 심장, 비장, 폐장, 신장) 기능의 문제로 발생을 합니다. 내부의 기능(오장육부)을 정상화 시키면 불면이라는 증상은 사라집니다. 잠이 오지 않는 것은 몸 안 내부 기능의 문제를 치료해 달라는 몸의 신호(싸인)로 보면 됩니다.
한의학에서는 잠이 온다는것은 간장으로 혈액이 몰려들 때 잠이오고
간장에서 혈액이 빠져나갈 때 잠에서 깨어난다고 합니다.

간장(肝臟)은 혈액을 저장하는곳 입니다.
만일 어떤 이유로 간장에 저장된 혈액이 부족하게 되면 잠이 오지 않습니다.
과로, 과음주, 과다성생활, 과다스트레스, 과다출혈, 과다한 인스턴트 가공 식품 섭취 등의 이유로 간장의 문제(간장의 피로, 과부하, 독소; 간장열)가 발생을 하면 간장에 저장된 혈액의 소모가 많게 되어 피가 부족하게 됩니다. 이런 상황은 짜증, 피로, 눈충혈, 피로, 불면증이 같이 나타나는 경우가 많게 됩니다.
특히 요즈음 같은 공해시대, 경쟁시대에는 간장의 문제로 인한 불면증이 많습니다.
이런 상태가 되면 몸은 피곤해도 잠은 오지 않죠.

불면증 치료 1순위는 간장의 기능을 정상화 하는 치료가 필요 합니다.
간혹 불면증을 겪는 사람 중에 술을 복용하면 잠이 와서 술을 복용하는데 이는 일시적인 술기운(술에 취해)으로 잠을 자는 것으로 술을 복용하지 않으면 더욱 심한 불면증이 된다. 특히 불면증의 원인이 간장에 있는 경우가 많기 때문에 술의 복용은 불면증이나 우울증을 더욱 악화 시킵니다.
운동을 하면 대부분의 불면증은 도움이 되는데 간장의 혈액이 부족하여 나타나는 불면증은 운동으로 혈액이 소모되어 오히려 불면증은 개선이 되지 않거나 더욱 심해집니다.

혈액은 비장(지라)에서 만들어 냅니다. 비장에서 만들어 낸 혈액은 간장에 저장되고 심장을 통해 전신에 공급이 되지요. 만일 혈액을 생산하는 비장기능의 문제가 있게 되면 음식물을 통해 혈액을 생성하는데 지장이 있게 됩니다. 이렇게 되면 비장에서 간장으로 충분하게 혈액을 공급 할 수 없어 잠이 잘 오지 않게 되어 있습니다. 이런 경우가 비위 기능인 **소화, 흡수 기능의 문제로 기운이 저하되어 발생하는 불면증**입니다. 이런 경우는 비장기능을 치료하여 혈액이 잘 생성되도록 해야 합니다.

불면증 치료 2순위는 비장기능을 치료하는 것입니다.
마음의 번뇌 ,분노,근심,걱정등이 많으면 심장의 화기(火氣)가 강해져 마음이 안정이 되질 않습니다. 심장의 화가 심한 경우 가슴이 답답하고, 가슴이 뛰거나, 불안, 초조, 불면, 다몽(꿈이 많음)을 일으키는 원인이 됩니다. 이런 경우 심장의 화기를 가라 앉게 하는 청심(淸心)의 치료가 필요 합니다.
일반적으로 정신적인 충격 등으로 발생하는 신경성 불면증이 여기에 해당합니다. 이런 상태를 한방에서는 심장과 담낭(쓸개)이 허약해서 발생하는 불면증이라하여 "심담 허겁증"이라고 합니다.

불면증 치료 3순위는 심장과 담낭을 치료 해주는것 입니다.
혈액은 폐장을 통해 신선한 공기인 산소를 공급받고 노폐물인 이산화 탄소를 배출해 냅니다. 만일 운동을 하지않거나 부족하게 되면 혈액의 흐름인 순환 장해로 개스교환에 방해를 받아 몸 안의 독소 배출 장애로 피가 혼탁해집니다. 이런 상태는 몸 안의 컨디션 저하를 일으켜 피로, 신경질, 짜증과 함께 불면증을 일으 킵니다. 이런 이유로 최소한의 기운이 있다면 보행이나 등산 같은 유산소 운동을 해야 합니다. 몸안의 내장 치료와 함께 유산소 운동을 꾸준히 하게 되면 불면증에서 빨리 해방됩니다. **혈액을 순환시키는 등산, 보행같은 유산소 운동은 전신의 기혈(氣血) 순환을 잘 되게 하여 불면증을 치료하고 예방도 합니다.**
불면증 치료의 여러 방법중에 가장 중요한 점이 운동 입니다. 운동은 스트레스도 풀어 주고 땀으로 노폐물이 배출되어 몸 안의 독소 제거에도 도움이 됩니다.

불면증 치료 4순위는 심폐기능에 도움이 되는 유산소 운동 (보행) 입니다.
몸 안의 수분대사와 호르몬 생산은 신장(콩팥)에서 담당을 합니다. 신장은 하수도 종말처리장 처럼 혈액을 걸러내어 필요없는 수분은 소변으로 배출해 냅니다.
신장은 혈액 중에서 엑기스를 뽑아 정액, 골수 같은 호르몬도 만들어 냅니다. 만일 과다한 생활(과로, 과음주, 과색, 과다한 신경씀)은 신장 기능을 허약하게 하여 몸

안의 배출 기능(대소변)과 호르몬 생성 기능에 지장을 일으킵니다. 이렇게 되면 정신은 멍하고 뒷목 당기거나 머리나 허리가 아프거나 기억력이 저하와 잘놀램, 변비나 설사와 함께 잠이 잘 오지 않는 증상을 일으키는 신장기능 허약 상태가 됩니다. 이런 경우가 신장 기능의 문제로 인한 불면증 입니다.

불면증 치료 5순위는 신장기능의 치료와 강화입니다.
위와같은 원리로 오장(五臟)의 기능을 검사하여 해당된 내장기능을 정상화 하는 **몸 내부의 치료를 시행하면** 불면증은 치료 됩니다. 몸을 치료하지 않고 아무리 마음 수양을 잘 하고 운동을 하고 환경 개선을 해봐도 친구를 만나 대화를 하여 해결하려 해봐도 군중속의 고독처럼 마음은 원(願)하는데 몸이 따라주질 않아 불면증이 개선되지 않는 경우가 많습니다.

몸이 치료되면 설사 주변환경이 수면에 방해가 되는 상태가 있을 지라도 불면증은 저 멀리 가게 됩니다.

불면증이 누적되면 만성적인 피로 상태로 우울증같은 또 다른 문제(병)를 발생케 하므로 근본적인 치료를 하는게 좋습니다.

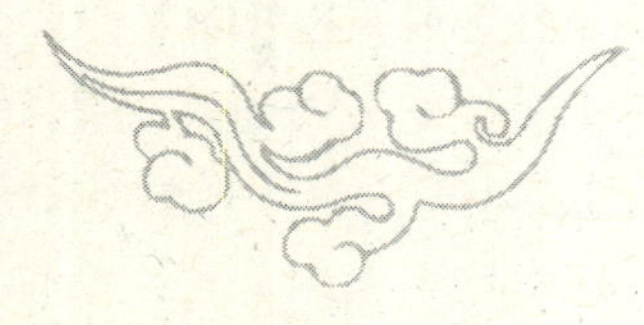

16. 통풍성 관절염(痛風性關節炎)

통풍성 관절염이란 요산 결정이 관절주변 조직에 들러붙어 관절에 심한 염증을 일으키는 질병을 말한다.

대부분의 관절 질환은 여성(女性)에서 많이 발생하지만 이 질환은 주로 40대 이후의 남성(男性)에서 많이 발생하는 병입니다. 한의학에서는 통풍을 역절풍(歷節風), 백호풍(白虎風)이라는 이름으로도 부르는데, 백호풍이라는 이름은 한번 발작하면 너무 아파서 마치 호랑이가 한밤에 울부짖는 것과 같다고 해서 붙였습니다. 주로 관절 한곳에 **급성 관절염**의 형태로 나타나며, 엄지발가락, 발목, **무릎 관절**에 많이 발생한다. 진행하면 손가락 또는 팔꿈치 관절에도 나타날 수 있다. 유전에 의해 일어나기도 하고, **고칼로리 식품**을 많이 섭취한 경우, 과음, **비만증** 등 환경적인 요인으로 인해 발생하기도 한다. 주로 40대 이상 남성에게 많이 발생하지만 식생활의 서구화로 인해 발병 연령이 점차 낮아지는 추세에 있다.

급성인 경우에는 혈중 요산 수치가 갑자기 상승하면서 증세가 나타나는데, 환부의 관절이 갑작스럽게 부으면서 빨갛게 되며, 심한 통증이 일어난다. 드물게는 열이 심하게 나면서 여러 관절에서 통증이 일어나는 다발성 관절염 형태로 나타나기도 한다. 통증은 밤에 심하게 일어나는 경향이 있다. 이 증세는 수일에서 10일 정도가 되면 나아지지만, 시간이 흐를수록 혈중 요산수치가 높을수록 재발하는 빈도가 높아진다. 치료하지 않고 방치할 경우 요산결정이 덩어리 형태를 이루면서 **피하조직**에 침착하여 단단한 혹이 된다. 이러한 혹이 전신에 퍼지면 만성적인 관절증세가 나타나고 치료가 어렵다. 그러나 질병 초기에 발견하여 치료하면 치유가 가능하다. 류머티스성 관절염과 증세가 비슷하지만, 치료방법은 달리 해야 한다. 치료는 요산의 생성을 억제하는 약과 요산을 소변으로 배설하도록 유도하는 약을 투여한다. 만성으로 진행한 경우에는 관절이 변형되는 것을 방지하기 위해 깁스를 하고, 통증이 심한 경우에는 물리치료를 실시한다. 이와 함께 물을 많이 마시고 저단백, 저칼로리 식이요법을 실시하는 것도 치료에 도움이 된다. 이상이 통풍성 관절염에대한 서양의학적인 내용이다.

통풍관절염은 '치료가 어려운 난치병', '재발이 잘 되는병' 이라고 하는데 그 근본 이유가 무엇인지 알아보자.

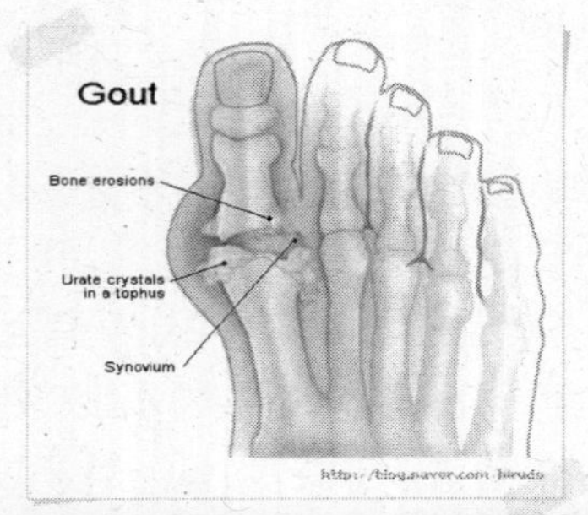

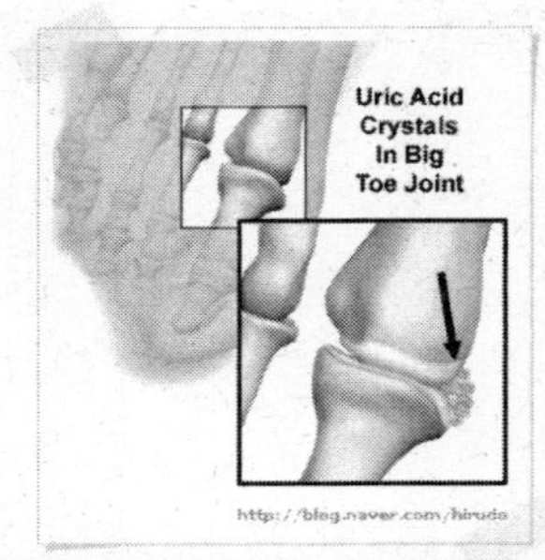

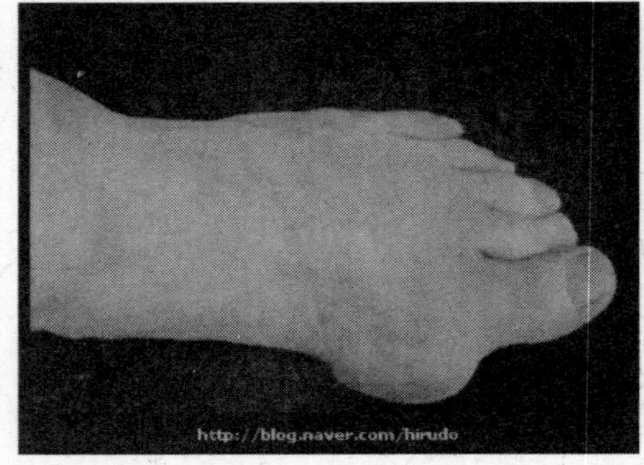

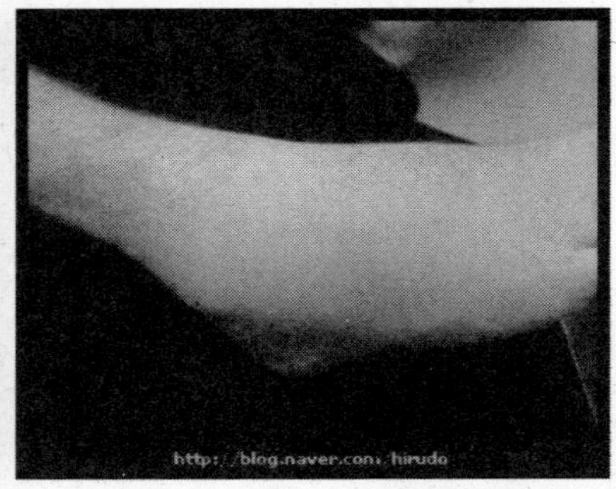

통풍관절염은 주로 엄지발가락 옆면의 튀어나온 부위(위의 사진참조)에 많이 발생을 한다. 한의학에서 이자리가 태백혈(太白穴)이라는 곳으로 **비장(지라)**의 반응점이다. **비장(脾臟)**은 몸안의 쓰레기인 습담(濕痰)을 처리하는 곳이다. 퓨린같은 단백질을 분해, 처리하는 곳도 **비장**이다.

통풍은 몸 안의 쓰레기인 가래(염증성물질) 등이 많다는 표시를 통증으로 나타내 주는 것이다. **비장**은 "비위가 약하다"는 말처럼 식욕과 소화 흡수를 주관하는 소화 기계의 기관이다. 비장은 임파관을 조절하고 통솔하는 곳으로 임파관 역시 몸 안의 독소나 노폐물을 백혈구를 통해 처리한다. 이런 이유로 비장은 면역체계와 관련이 있다.

비장 기능에 문제가 있거나 염증을 일으킬만한 음식(술, 튀김, 볶음요리)이나 체질 에 안맞는 음식을 많이 먹게 되면 몸 안에 노폐물인 가래 종류인 담음(痰飮)이 발 생한다. 이런 물질이 혈액을 오염시키는 주범이다. 이런 오염 물질이 많을 때 비장 의 반응점인 태백혈 주위 엄지발가락 옆면이 붓고, 열이나고, 벌게지고, **아픈 염증 성의 통증으로 몸 안의 문제점을 알려 주는 것이 통풍 관절염**이다.

통풍관절염의 치료 1순위는 비장기능을 정상화하여 노폐물을 제거하고 기름진 음식, 술 등을 삼가하는 식이요법을 해야 한다.

혈액을 해독하고 정화하는 기관은 간장이다. 혈액이 탁해지면 피가 뜨거워져 혈액의 점도가 올라가(끈적임) 피가 엉키는 어혈(피떡)이 발생하는데 이런 물질이 통풍관절염의 원인이 된다. 이런 경우에는 간장을 청소하여 피를 맑게 해주어야 한다. 한의학적으로는 간장의 습열(濕熱)을 제거하여 혈액을 맑게하는 치료가 필요하다. 이런 이유로 통풍관절염에 술, 지방음식(고량진미; 육고기, 튀김, 볶음)은 삼가해야한다. 불난집에 휘발유를 끼얹는 꼴이다.

통풍관절염 치료 2순위는 간장 기능 치료를 해야 한다.

신장은 하수도 종말처리장처럼 몸 안의 혈액 중에서 영양분을 흡수하여 호르몬을 만들어내고 필요없는 수분은 걸러내어 배출하는 역할을 한다. 혈액이 탁(濁)하면 사구체라는 걸름망에 찌꺼기가 발생하여 신장기능의 역할이 저하된다. 이렇게 되면 요산같은 노폐물을 소변으로 배출하는데 장애가 된다. 신장 기능을 강화하여 사구체 주변에 끼어있는 노폐물을 제거시켜 신장에서 수분을 조절하고 배설하는 역할이 잘 되도록 해야한다.

통풍관절염 치료 3순위는 신장기능강화, 치료이다.

결론적으로 통풍성 관절염의 치료는 (1)비장, (2)신장, (3)간장의 내장기능을 치료해야 근본치료가 된다.

통풍 관절염의 치유가 어렵다는것이 혈액속의 요산(尿酸)을 억제하는 약, 요산을 제거할 목적으로 이뇨제에 진통제, 소염제를 병용하는 대증요법의 치료를 하는데 이는 약 복용시 증상은 좋아지나 약을 끊으면 재발할 확률이 높다.

통풍관절염이 있으면 피가 탁해지는 원인 제공이 음식물에서 오므로 **음식물 섭취를 주의**해야 한다. 잡곡밥에 야채나 해조류(다시마) 위주의 식사를 하고 단백질 섭취는 콩종류(된장, 청국장, 낫또; 생청국장, 콩나물등)나 생선(명태 ,대구 등 기름기 적은 생선)로 섭취하고 기름에 튀긴 음식,인스턴트 음식,동물성 음식,술 등은 삼가 하는게 좋다.

17. 고지혈증(高脂血症)

혈액중에서 콜레스테롤 수치가 250mg 이상을 나타낼 때 치료해야 할 고지혈증에 속합니다.

혈액안에 기름성분인 지방이 많아지면 혈관이 좁아져 성인병(고혈압, 당뇨, 동맥경화, 중풍, 협심증, 심근경색, 비만)의 원인이 됩니다.

• 콜레스테롤이란?

콜레스테롤의 93%는 우리 몸의 구조를 이루고 7% 정도가 혈액내로 순환을 하다가 체세포의 보수(수리)나 호르몬의 합성에 이용됩니다. 콜레스테롤은 세포막 구성에 없어서는 안될 요소이고 여성 호르몬의 원료가 됩니다.

• 콜레스테롤 종류

고밀도 콜레스테롤(HDL) : 좋은 콜레스테롤(청소부의 역할)
저밀도 콜레스테롤(LDL) : 나쁜 콜레스테롤(동맥경화의 원인)

• 콜레스테롤의 합성

육류나 튀긴 음식을 먹지 않고 체중이 정상인데도 콜레스테롤이 높은 경우가 있다. 이것은 **콜레스테롤의 80% 정도는 간에서 만들어지고 20% 정도가 음식물**을 통해서 만들어지기 때문이다.

고지혈증은 지방을 분해하는 쓸개즙의 문제로 발생을 합니다.

쓸개즙은 간장에서 분비가 되죠. 설겆이할 때 기름때를 분해하는 '퐁퐁' 같은 세제의 역할을 하는 것이 쓸개즙입니다. 이런 이유로 고지혈증의 일차적 치료시 한의학에서는 간장기능을 봅니다. 중성지방(TG)과 관계있는 지방간 역시 간장 치료로 쓸개즙이 원활히 분비되면 해결됩니다.

음식물을 통한 콜레스테롤 섭취는 20%이고 80%는 간에서 합성을 하므로 엄격한 식이요법을 실시해도 콜레스테롤수치 감소에 미치는 영향은 15~20%정도 이므로 **식이요법을 하면서 근본적인 치료약을 복용**해야 합니다. 이런 이유로 유전적인 고지혈증 환자처럼 비만하지 않은 마른 체격의 고지혈증 환자가 있습니다.

서양약의 고지혈증 치료제라는 것이 간에서 콜레스테롤을 합성하는 효소를 차단(inhibit)하는 약입니다. 이런 약들은 치료제라기보다는 차단제이므로 부작용(피로, 무력감, 횡문근변성으로 인한 근육통 등)이 나타납니다. 왜냐하면 콜레스테롤은 몸 안에서 필요한 존재인데 몸에 필요한 콜레스테롤(고밀도 콜레스테롤(HDL))의 합성까지 끊어버리기 때문입니다.

두번째로 점검해 볼 것이 **비장(지라)**입니다. 비장은 몸 안의 쓰레기인 담음(痰飮)을 생성하기도 하고 처리하기도 하는 기관입니다. 비장은 면역기능과 관련이 있는 임파기관을 통솔하고 조정합니다. 비장기능을 강화시켜 몸 안의 쓰레기인 담음(몸에 해로운 저밀도콜레스테롤(LDL)도 기름때인 쓰레기로 보면 됨)이 잘 배출되도록 해야 합니다. 돼지고기의 지방부분을 '비계살'이라고 하는데 이는 '비장계(脾臟系)통의 살'이라는 뜻입니다.몸에서 살이 찌고 빠지는것은 지방과 수분대사와 관련이 있는데 이런 작용을 비장이 주관을 합니다.

• 고콜레스테롤 혈증
한국성인에서 남성은 네 명 중 한 명이 여성은 세 명 중 한명이 고콜레스테롤혈증을 갖고 있고 혈중콜레스테롤 농도가 **1% 증가 할때마다 심혈관계병(동맥경화, 협심증, 고혈압, 뇌졸중, 심부전증, 당뇨, 비만, 고지혈증)에 걸릴 확률이 38%**나 올라간다.

• 콜레스테롤수치
총콜레스테롤(T-cho.)　200mg 이하 => 정상
　　　　　　　　　　　　200~250mg => 운동, 식이요법 실시
　　　　　　　　　　　　250mg 이상 => 치료해야 할 수치(**고지혈증**)

• 콜레스테롤 치료
근본치료
• 간장 비장치료로 기름때인 지방분해작용이 되도록 함.
• 증상치료만 하면 약복용시에만 효과있고 평생을 복용해야 함.

식이요법

- 잡곡밥(현미, 보리, 통밀쌀)에 육류보다 콩(콩나물, 청국장, 된장, 두부, 콩나물, 낫또)이나 생선, 야채, 해조류(다시마) 위주의 식단이 좋다.
- 튀김이나 볶음의 조리법보다 **탕, 조림, 찜, 생식위주**의 식단이 좋다.
- 기름에 튀긴요리, 튀김(라면, 오뎅), 인스턴트 음식제한,
- 몸에서 분해 안되는 전이지방 함유음식(아이스크림, 커피프림함유 커피믹스, 생크림함유 케익, 마아가린, 사탕 등)제한. **금연**
- 평소에 기름때 제거식품인 과실(감, 포도)식초를 생수에 희석해서 복용
- 몸에 좋은 기름(HDL)인 들기름, 참기름, 올리브유를 음식(비빔밥, 샐러드)에 넣어 복용

운동요법

- 1일 30분 ~ 1시간 걷는다.

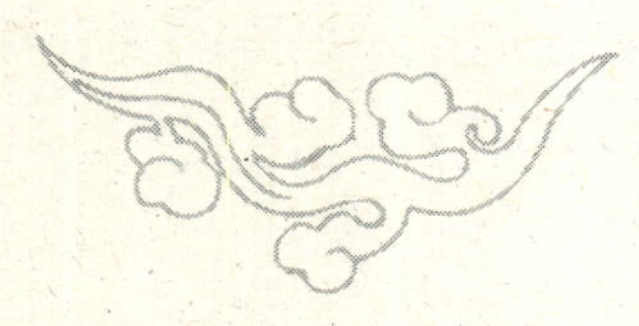

18. 고혈압(高血壓)

고혈압은 병명이라기보다 하나의 증세라고 보아야 한다. 혈압은 건강한 사람도 정신적인 흥분이나 운동으로 증가할 수 있고, 또 조금씩 차이가 있는 것이므로 얼마 이상의 혈압을 고혈압으로 보느냐에 대해서는 명확한 경계가 있는 것은 아니지만, 임상적으로는 일단 안정시에 측정한 혈압으로서 최고혈압(수축기 혈압)이 성인의 경우 150~160mmHg 이상, 최저혈압(이완기 혈압)이 90~95mmHg 이상을 고혈압으로 취급한다.

혈액의 압력이 혈압(血壓)인데 심장이 수축할 때의 혈액의 압력(수축기 혈압)과 확장할 때의 압력(확장기, 이완기 혈압)을 수치화하여 표준혈압(정상혈압)을 120mg/80mg로 일반적으로 보고 있다. 임상적으로 수축기 **140mg~160mg, 확장기 90mg~100mg을 고혈압의 경중**, 수축기 160mg~180mg, 이완기 100mg~110mg을 **고혈압 중등중**, 수축기 180mg이상, 이완기 110mg이상을 **고혈압 중증**으로 본다.

편안한 상태에서 날짜간격을 두고 3회 정도 측정하여 고혈압이 나타날 때, 치료해야 할 수준의 혈압으로 본다. 혈액의 압력이 높다는것이 문제가 되는것은 침묵의 살인자라라고 불리는 것처럼 평소에 별증상이 없다가 인체의 상부인 머리로 압력이 올라가 뇌졸중인 중풍(뇌출혈,뇌경색)을 발생케 하는 원인이 되기 때문이다. 또한 지속적인 고혈압은 심장에 부담을 주어 심장병을 일으키는 원인이 되기 때문이다. 그렇다면 왜이렇게 요즈음 혈액의 압력이 올라가는 고혈압이 많이 발생하는지 그 근본적인 이유를 알아보고 원인에 따른 치료와 관리를 하여야 한다.

단지 증상에 따른 대증요법적인 치료로 이뇨제나 혈관확장제를 복용하는데 이는 질병의 근원을 치료하는게 아니므로 부작용을 떠나 **평생을 복용**해야 한다는 한계가 있다.

고혈압 비유

찌는듯한 여름이다. 15명 타는 승합버스에 30명이 타고 있다. 창문도 잠겨 있고 선풍기나 에어콘도 없다. 잠시후 30명을 더 태웠다. 버스 기사가 버스 밖에서 사람을 밀어 넣어 간신히 태웠다. 땀은 비오듯이 흘러 살에 쩍쩍 달라붙고 열기는 가득하여 숨쉴 수 조차 없다. 버스가 커브를 돌거나 브레이크를 밟을라 치면 살끼리 부딪혀 아비규환이다. 아이들은 울어댄다.

→ 이런 상황이 고혈압이다.

잠시후 7명을 남기고 모두 내리게 한후 창문을 열었다. 살것 같다.

→ 이렇게 문을 열고 사람을 내리게 하는일이 고혈압의 치료이다.

고혈압이라는것은 짠음식이나 기름에 튀긴 음식의 다량섭취 같은 잘못된 식이요법, 스트레스과다, 운동부족으로 인한 비만등의 여러 요인이 있지만 결국 이런 이유들로 몸에 문제가 발생하여 나타나는 현상이다. **몸에 문제라는 것은 몸 안의 내장과 혈관, 혈액의 이상을 말한다. 일차적으로 내장의 문제가 발생하고 이로 인하여 이차적으로 혈액이나 혈관에 결과물이 발생하여 나타나는 것이다.** 일차적인 내장의 문제는 혈액이 만들어지고 사용되어지는 과정을 알면 되고 이차적인 혈액이나 혈관의 문제는 혈액이나 혈관의 모양이나 상태를 보면 알 수 있다.

혈액이 만들어지고 사용되는 과정

혈액은 음식물이 소장, 대장에서 흡수되면 **비장(지라)**에서 만들어진다. 만들어진 혈액은 **간장**에서 걸러지고(filtering; 해독, 여과) 저장(貯藏)된다. 저장된 혈액은 **심장**을 통하여 전신에 공급이 된다. 심장에서 **폐**로 가서 산소를 보급받고 이산화탄소는 배출해낸다. 신장은 혈액중에서 엑기스를 뽑아 정액, 골수같은 호르몬을 만들어 내고 불필요한 수분 등은 하수도 종말처리장처럼 사구체라는 걸름망을 통해 걸러내어 소변으로 배출해낸다. 이런 일련의 과정을 보면 혈액의 문제를 치료하려면 오장(간장, 심장, 비장, 폐장, 신장)을 치료해줘야 된다는 결론에 다다른다.

간장 : 간장은 혈액을 저장하고 지방을 분해하는 담즙(쓸개즙)을 만들어 낸다. 과로나 과음주, 스트레스, 분노 등으로 간장에 열이 발생을 하면 "피가끓는다"는 말처럼 혈액의 온도가 올라가게 된다. 간장의 열이 머리로 올라가면 두통을 일으킨다. 피가 뜨거운 혈열(血熱)상태가 되면 혈액의 수분이 말라 혈액의 점도가 올라가서 피가 끈적거려 팥죽처럼 엉키는 상태가 된다. 이것을 일러 한방에서는 어혈(瘀血;피떡)이라고 하는데 이런 피가 혈관을 막는 주범이 된다. 소의 생간을 불에 구워보면 간이 딱딱해진다. 이런 상태가 간경화(肝硬化; 간딱딱)이다.

간기능의 문제로 쓸개즙이 잘나오지 않으면 지방을 분해할수 없어 기름때가 혈관 안에 생성되어 혈관을 좁게하고 딱딱하게 만든다. 기름때가 축적되면 동맥혈관을 딱딱하게하는 동맥경화의 이유가 된다. 이런 이유로 혈액과 혈관의 문제는 일차적으로 **간장을 치료**해주어야 한다.

심장 : 심장은 혈액을 전신에 공급하는 역할을 하므로 **마음수양**으로 심장만 편하게 해주어야 한다. 심장의 화(火)는 직접적으로 혈압과 관계있는 동맥에 영향을 미치므로 심장의 화기를 빼내는 치료가 필요하다.

비장 : 비장은 혈액을 만들고 동맥, 정맥같은 혈관과 같이 전신에 분포되어 혈액속의 입자가 큰 독성물질을 처리하는 임파관을 통솔하고 조정하므로 비장을 강화하여 이런 역할이 잘 수행되도록 해야 한다. 이런 이유로 한의학에서 비장(지라)은 우리 몸의 쓰레기 물질인 가래 즉 담음(痰飮)의 발생과 제거와 관련이 있다.
자연적인 음식의 식이요법으로 비장에서 쓰레기물질이 많이 만들어지지 않도록 해야 한다.

폐장 : 폐장은 혈액의 산소공급과 이산화탄소 같은 개스 배출과 관련이 깊으므로 **평소에 공기 좋은 곳에서의 운동으로 폐기운을 강화**시키면 좋다. 특히 폐기운은 혈액을 움직이게하는 기(氣)를 공급하는 역할을 하므로 운동으로 폐기운을 불어 넣어 혈액의 흐름을 강화시킬 필요가 있다.
옛말에 "고인물은 썩고, 흐르는물은 썩지 않는다"는 것처럼 혈액의 흐름이 운동으로 원활하면 쓰레기인 어혈, 기름때가 발붙일 수 없고, 설령 피속에 쓰레기물질이 있더라도 강한 유속에 이끌려 씻겨 나갈 수 있다. 장마철에 불어난 강물로 각종의 쓰레기가 씻겨 나가는 상황을 보면 알수 있다. 또한 운동은 혈액속의 지방을 분해해서 비만 동맥경화를 치료하고 예방한다.
운동없이 고혈압을 치료하겠다는 것은 감나무밑에 누워 물렁감 떨어지길 기다리는 것과 같다. 여기에서의 운동이란 심폐기능이 돌아가는 걷기, 조깅, 등산을 말한다. 헬스장에서의 기구 운동을 말하는게 아니다.

신장 : 신장은 호르몬 생성과 소변배출을 통한 수분대사에 관여한다. 한의학에서는

신장을 물기운에 비유하였다. 심장이 불기운인 화(火)라면 신장은 물기운인 수(水)이다. 자동차로 말하면 심장이 엔진이라면 신장은 엔진을 식혀주는 물에 비유하면 된다. 과음, 과로, 과색 등으로 하수도 종말처리장의 처리능력에 한계가 오면 신장의 기능이 허약해진다. 이렇게 되면 신장 본래의 역할인 몸의 열을 식혀 제어할 능력이 떨어진다. 열은 항상 위로 올라가는 성질이 있다. 이렇게 되면 열이 인체의 윗쪽인 머리쪽으로 열이 올라가 뇌의 압력이 올라 각종의 **두통, 뒷목당김, 비출혈, 안저출혈, 뇌출혈 등**이 발생할 원인이 된다.

혈압약 중에 이뇨제를 사용하는데 신장기능에 문제로 수분대사에 문제가 발생하여 혈압이 오르는 것을 치료해 보려고 하는 것인데 신장을 강화하지 않고 단순히 이뇨제만을 장기간 사용한다면 신장은 더욱 허약해져 신기능 부전의 빌미를 제공한다.

짜게 먹으면 혈압이 올라간다고 하는데 한의학에서 "짠맛은 신장으로 들어간다"라는 말이 있는 것처럼 염분과다는 수분 대사작용을 하는 신장에 무리를 준다는 말이다. 여기에서의 짠맛은 가공소금을 말하는 것으로 천일염을 구워서 독성을 제거한 소금이나 9번 제대로 구운 죽염, 조선간장 등을 말하는것이 아니다.

한방에서 한약의 기운을 신장으로 보낼 때는 한약을 소금물에 담구어 사용한다. 이때의 소금은 맛소금같은 가공소금이 아닌 구워서 독성을 제거한 천일염, 죽염, 조선간장 등을 사용한다. 짜게 먹는 게 걱정되는 사람은 몸에서 염도를 조절해주는 작용의 양조식초(감식초, 포도식초)등을 물에 희석하여 복용하면 된다.

신장을 콩팥이라고 하는데 평소에 **콩과 팥을 복용하면 실제로 신장기능에 도움**이 된다. 이런 작용의 콩과 팥은 쥐눈이콩(서목태)흑소두(검은팥)이다.

위와 같이 혈액의 압력을 조절하는 것도 내장 상호간에 유기적으로 연결되어 있다는것을 알 수 있다. 치료적 측면에서 볼 때 마음수양과 관련이 되는 심장과 운동으로 산소를 공급해 줘야할 폐장을 제외하면 **간장, 신장, 비장을 강화**시키고 치료해주는게 핵심사항에 속한다. **내장기능치료에 운동과 식이요법을 병행**하면 고혈압에서 해방되어 평생을 약을 복용해야 한다는 속박(굴레)에서 벗어난다. 또한 증상약으로도 혈압이 떨어지지 않을 때 더욱 진가를 발휘한다.

혈액과 혈관의 문제

오장의 기능에 문제가 발생하면 혈액이 오염되어 탁해지고, 오염된 피는 혈관에 각종의 쓰레기 물질을 쌓이게 하여 치석이 쌓이듯이 딱딱한 프라그(hardened plaque)가 발생을 한다. 이런 프라그가 혈관을 좁게하고 혈관을 딱딱하게 하여 혈관의 탄력성을 떨어뜨리는데 이것을 동맥혈관에 발생을 하면 동맥경화(硬化; 딱딱하게 굳어짐)라고 부른다. 오염된 피는 피떡이라고하는 혈전성 물질인 어혈(clot)을 형성하여 혈관을 막는 원인 물질이 발생한다. 동맥경화로 혈관이 좁아지면 이런 물질이 혈관을 막아 질병을 발생케 한다. 혈액은 탁한 피인 **어혈**이 문제이고 혈관에는 딱딱한 프라그인 **고형화된 기름때**가 문제가 된다.

고혈압 같은 대부분의 성인병의 치료는 탁한 피인 **어혈과 기름때를 제거**해주고 기름때와 어혈이 발생케되는 **내장 기능을 치료**하고 내장기능을 손상시키는 **생활환경, 생활습관을 고치면** 되는것이다.

- 기름때분해와 관련된 **간장기능개선 치료, 심장과 간장의 화(火)기 제거**
- 몸의 쓰레기물질인 가래를 생성, 제거하는 역할의 **비장기능강화치료**
- **어혈을 분해하는 약재의 첨가**가 혈액과 혈관문제 치료의 핵심이다.
- **신장기능 강화**로 몸안의 수(水)기 보충으로 화(火)기 제어를 하여 인체상부로의 열의 상승 방지.

치료이외에 본인이 노력할 일

식이요법

과식하지않고 자연음식을 제대로 조리하여 너무 짜지 않게 꼭꼭 씹어서 먹는다. 되도록이면 덜 가공한 음식(생식; 생야채)이 좋은데 기름에 튀기거나 볶는 것보다 조림, 비빔, 찜, 탕 의 조리법으로 복용한다. 주식은 통곡식으로 부식은 육류의 비율보다 식물성 단백질(콩종류), 야채, 과일의 비율을 높인다.

- 탄수화물(곡물) : 기(氣)의 원천(통곡식섭취; 현미, 통밀쌀, 보리쌀, 메밀쌀) → **가장 중요**
- 지방 : 몸에서 잘 분해되지 않는 포화지방(육류같은 동물성지방, 커피프림, 생크림), 가공된지방(전이지방), 기름에 튀긴음식을 되도록이면 삼가하고 식물성기름(들기름, 참기름, 올리브기름)을 열을 가하지 않고 나물이나 야채에 넣어 섭취한다.
- 단백질 : 육류보다는 식물성 단백질인 콩이 안전하다. 콩제품(된장, 청국장, 낫또,

콩나물, 콩장, 비지찌개)으로 섭취하면 좋다. 두부의 경우 단백질 응고제인 간수가 있는데 간수가 몸에 들어가면 혈액을 엉키게 만든다. 깨끗한 물에 30분~1시간 담가 간수를 제거하고 먹는다. 순두부는 간수를 물에 담가 뺄 수 없으므로 복용을 삼가 한다. 생선 단백질도 좋다. 특히 기름기 적은 명태, 대구 종류가 좋다. 해조류, 특히 다시마가 좋다. 너무 짠 젓갈류 금지. 야채와 과일은 다다익선. 몸에서 **지방분해와 염분제거 작용의 양조식초**(감식초, 백포도식초)를 평소에 음식에 첨가 또는 생수에 타서 복용한다. 적극적인 식이요법에는 생식비율이 높은 생식을 1일1~2회 식사대신 섭취하는 것도 좋다.

운동

- 심폐기능이 돌아가는 전신 순환운동으로 1일 1시간 가량 걷는다. 공기 좋은 산길을 걷는 등산은 최고의 치료제이다. 치료약도 운동을 하면서 복용하면 치료 효과가 빠르다. 운동은 스트레스 해소에도 도움이 된다. 헬스장에서의 기구운동, 내기를 하거나 지나친 비용이 들고 스트레스를주는 운동(골프)은 사절!
- 신발만 있으면 되는 운동(워킹)이 최고다.

기타

- 과로(과다 성생활)금지, 마음의여유, 휴식도 필요
- 마음수양(과다한 욕심금 → 욕심은 화(火)기 유발)봉사하고 베풀고 감사하는 생활
- **금연(담배는 발암물질 뿐만아니라 혈관을 좁게 만든다. 굴뚝에 그을린 연기를 상상)**

위와 같은 원리로 근본적인 치료와 함께 본인 스스로 노력하면 고혈압뿐만 아니라 대부분의 질병이 치료되고 예방된다.

노후를 위해 보험을 들어 준비를 하는 것처럼 평소에 자기 몸에 조금씩 투자하는 게 가장 현명하다. 이런 생각이 진정으로 돈을 버는 것인데 돈벌기에만 관심을 갖고 눈이 시뻘개 혈압을 올린다.
병은 초기에 조금씩 치료하고 예방해야지 큰 병이 되면 돈으로도 해결하기 힘들다. 중병든 수백억대 재산가 왈 젊고 예쁜 애인 가르키며 "그저 눈으로만 보고 있어" 내 몸이 하는 소리에 귀기울이며 내 몸에 투자하는 것이 중요한 시대이다.

19. 협심증(狹心症), 심근경색(心筋梗塞)

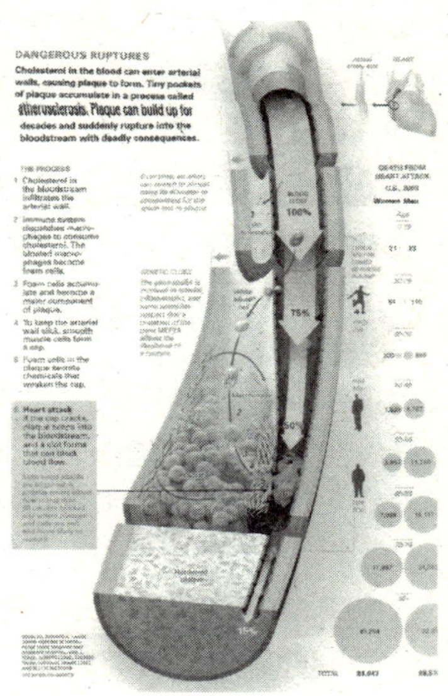

심근경색, 협심증은 일반적으로 위의 그림처럼 **심장에 혈액을 공급하는 혈관(관상동맥)이 막혀 심장 근육에 혈액이 부족하여 발생하는 증상(가슴통증)을 말한다.**
협심증, 심근경색은 관상동맥에서만 막히는것이 아니라 심장근육으로 들어갔다가 빠져나오는 정맥쪽의 모세혈관이 막히기 때문에 발생하는 것이다.
이런 이유로 심혈관 수술을 해도 또다시 재발하는 것은 **모세혈관을 뚫어주지 못하기 때문**이다.

일반적으로 가슴(심장부)이나 좌측팔에 쥐어 짜는, 바늘로 찌르는 듯, 조여오는 통증이 나타난다.
응급상황에서는 얼굴이 창백해지고 불안 절망감과 함께 땀이나며 몸이 싸늘해지는 증상이 나타난다. 응급상황에서는 혈관확장제(다이나마이트; 니티로글리세린)나 수술(스텐스삽입, 풍선확장술)같은 처치가 필요하다.

음식의 서구화로 육류나 튀긴 음식, 전이지방(트랜스지방)의 과다섭취와 스트레스

과다, 과음주, 흡연, 과색, 과로, 운동부족 등으로 고혈압, 당뇨, 고지혈증, 비만 등이 발생하여 암과 함께 사망률 1위를 다투는 질병이 되었다. 사실 협심증은 혈관이 막혀(경색) 나타나는 증상으로 증상이 악화되면 심장근육이 막히는 심근경색(心筋硬塞)을 일으킨다. 뇌혈관이 막히면 뇌경색(腦硬塞) 같은 중풍이 된다.

이런 심혈관 질환은 평소에 조금만 주의를 기울이면 충분히 치료와 예방이 가능 하다. 심혈관질환은 본격적인 질병발생 전의 치료는 쉬워도 질병이 한번 심하게 발생을 하면 생명을 잃을 수 있고 후유장애가 발생할수 있기 때문에 평소에 예방이 가장 중요 하다.

협심증은 심전도, 심장초음파, 혈관조영 검사로 검사하는데 발작시가 아니면 발견하기 힘들므로 일차적으로 혈액의 지방(콜레스테롤, 중성지방)을 검사하여 수치가 정상인지를 체크한다. 수치가 정상이라도 협심증의 일반 증상이 몸에 나타나는지를 잘 관찰해 본다. 주의 사항은 협심증 증상이 소화장애, 견비통등으로 나타날 수 있으므로 주의 감별을 해야 한다.

- 심근경색, 협심증의 주증상이 흉통이지만 소화가 잘 안 되거나(명치가 답답하고 더부룩) → 체하거나 소화장애로 잘못 알 수 있다.
- 숨이 차는 양상으로 나타날 수도 있다. → 천식으로 잘못 알 수 있다.
- 왼쪽 어깨나 왼 팔의 내측, 턱으로 통증이 뻗어나갈 수도 있다. → 단순 견비통으로 알고 치료 할 수 있다.

원인에 따른 근본적인 치료는 모든 성인병(고혈압, 당뇨, 협심증, 심근경색, 협심증, 뇌경색)을 동시에 치료하고 예방할 수 있다. 왜냐하면 질병의 근원(根源)인 뿌리는 동일하기 때문이다.

심근경색,협심증의 일차적 원인(혈액,혈관의 문제)

혈액이 탁해진 어혈(혈전)이 발생을 하면 혈관내부에 분해되지 않은 찌꺼기(프라그)인 지방(기름)등이 달라붙게 되면 혈관내부가 좁아지고 혈관이 딱딱해지고 굳어지는 동맥경화가 발생을 한다. 동맥경화가 발생을 하면 혈관이 탄력을 잃게 된다.(야채가 시들은 것처럼 혈관이 쪼그라듬)좁아진 혈관은 혈압을 올려 고혈압의 원인이되고 혈관이 심하게 막히면 협심증, 심근경색 증상을 유발한다.

심근경색,협심증의 이차적 원인 (혈액, 혈관에 문제를 유발하는 원인의 문제)

혈액은 간장(肝臟)에 저장되어 심장(心臟)을 통해 전신으로 공급이 된다.

선척적인 허약이나 과도한 근심 걱정으로 마음을 많이 쓰면 심장이 허약하여 지고 심장이 약하면 혈액을 공급하는 혈류가 허약해지고 혈액의 순환이 안되어 혈액안의 기름때 같은 노폐물을 제거하는데 방해가 된다. 시냇물을 보아도 물의 흐름이 약하면 오물이 빠져나갈 기회가 줄어 듭니다. 많은 양의 비가 와서 시냇물의 흐름이 빨라져 오물이 급류에 씻겨 나가듯이 규칙적인 유산소 운동으로 혈액의 흐름을 강화시켜 혈관내의 노폐물이 떨어져 나가도록 해주어야 한다.

"열 받는다", "피가 끓는다"는 말처럼 지나친 스트레스 분노는 혈액의 온도를 올려 혈열(血熱)상태가 되어 혈액의 점도가 올라가 피가 끈적이는 결과로 혈관을 막고 혈액의 흐름에 방해가 되는 이유가 된다.

심장은 자동차의 엔진에 해당하고 엔진의 열을 식히는 물의 역할이 신장(콩팥)이다. 신장의 기능이 약해지면 물이 부족하여 심장 즉, 엔진의 열을 식혀주는 작용이 저하되어 엔진이 열받는 과열 상태처럼 심장이 과부하로 허약해진다. 신장기능강화는 심장을 편안하게 합니다.

음식물을 통해 섭취한 지방은 간장에서 분비되는 쓸개즙을 통해 분해가 된다. 만일 간장기능의 문제로 쓸개즙이 원활히 분비가 되지 않으면 몸 안에 지방이 축적되어 혈관에 기름때가 끼는 원인이 될 수 있다. 쓸개즙은 설겆이 할 때 기름때를 제거하는 '퐁퐁'이라고 보면 된다. 특히 몸이 마른체격의 고지혈증 환자의 경우는 간장에 문제가 있는 경우가 많다.

심장은 자동차로 말하면 엔진에 비유할 수 있다. 엔진에 연료를 공급하는 관에 찌꺼기가 끼어 엔진이 제대로 작동을 못하는 상태가 협심증, 심근경색이다. 이런 상태일 때는 연료필터와 연료공급관을 청소해 주고 깨끗한 연료를 주입해야 한다.

심근경색, 협심증의 치료도 연료공급관에 해당하는 **혈관을 깨끗하게 해주고** 혈액의 연료필터 역할을 하는 **간장(肝臟)을 치료해 주고** 엔진의 열을 식혀 엔진인 심장이 과부하에 걸리지 않도록 **신장(腎臟)을 강화해주고** 깨끗한 연료인 **자연적인 음식을 섭취**하면 된다.

치료는 환자 스스로 해야 할 것과 전문적인 치료가 필요한 경우가 있는데 급성적인
치료의 경우는 서양병원의 처치가 필요하고 만성적인 치료와 예방의 경우는 한방
적인 치료가 효과적이다.

(1) 혈관청소(연료공급관 청소)

• 처방 약물(지방제거, 어혈제거) 복용 → 혈액을 깨끗하게 함.
• 음식(양조식초 복용) : 감식초 또는 유기농 백포도 식초를 200cc 생수에 식초
  15cc 정도로 희석해 1일 1~2회 복용 → 혈관내 지방제거, 혈관 탄력 강화 효과

(2) 간장치료(연료필터)

• 간장청소 : 처방약물 복용 → 간에서 쓸개즙이 잘 분비되어 지방분해가 잘 되도
  록 함

(3) 식이요법(좋은 연료)

• 반드시 금연, 튀김요리, 동물성지방음식 , 인스턴트음식(라면, 햄버거, 돈까쓰),
  전이지방 함유음식(케익빵, 사탕, 마아가린, 커피프림, 아이스크림, 과자)의 섭취
  를 금하거나 줄인다.
• 단백질은 콩종류(콩나물,된장,청국장,낫또)나 기름끼 적은 흰살생선(명태, 대구
  등)로 섭취.
• 탄수화물인 밥은 잡곡밥(현미,통밀쌀,보리쌀)의 비율을 많이 넣어 복용할수록
  좋다.
• 야채(배추, 상추, 양배추, 양상추)해조류(김, 미역, 다시마)는 다다익선. 두부는
  간수라는 단백질 응고제가 들어가는데 이것이 몸에 들어가면 혈액을 엉키게하므
  로 깨끗한 물에 30분~1시간 담구어서 간수를 빼내고 복용해야함(순두부는 간수
  를 뺄 수가 없으므로 복용을 금함. 혈액이 엉켜 혈관을 막아 합병증이 오는 당뇨
  환자도 반드시 금함. 만일 간수없이 식초로 만든 순두부라면 섭취해도 좋음)

(4) 기타

• 운동(무리하지 않은 저속운행 위주의 보행같은 유산소 운동)
• 마음수양(순간적인 분노, 흥분이나 지속적으로 신경쓰는 스트레스를 푼다)

위의 치료방법은 부가적인 질병치료(고혈압, 당뇨, 고지혈증)와 큰병(뇌경색중풍, 심근경색심장마비)을 예방하는 효과가 나타난다. **대부분의 성인병의 원인과 합병 증이 내장 기능의 문제로 혈액의 온도가 올라가고 혈액이 탁해져서 피가 팥죽처럼 엉키는 피떡이 형성되어 엉킨 피떡이 혈관을 막는 결과로 발생**을 하기 때문이다.

혈액의 점도가 올라가 되어지면 혈관이 가늘은 곳부터 막힐 수 있다. 손끝 발끝의 말초혈관이 막히면 손발이 썩는 버거씨병이 되고 신장의 혈관이 막히면 신기능부 전으로 투석을 하게 되고 뇌혈관이 막히면 뇌경색(중풍)이 되고 심장 혈관이 막히 면 협심증, 심근경색이 되는 것이다. 이런 이유로 사람이 사망하는것을 "뒈졌다"라 고 하는데 피가 엉켜 되어진 상태를 말한 것이다.

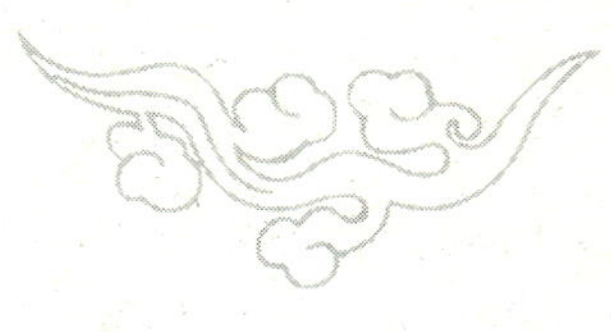

20. 질건조증(膣乾燥症)

질건조증은 성관계시 흥분 했을 때 나와야할 질내 분비물(애액)이 나오지 않는 현상을 말한다. 이런 현상은 성교시 질내부가 쓰리고 아픈 통증을 유발하여 성생활을 기피하게되는 요인이 된다. 성생활후에 또는 평소에도 질내부나 아랫배에 통증이 나타나기도 한다. 질건조증이 오래 경과하면 성적 불감증으로 이어질 수 있다. 임시 변통으로 윤활제를 사용하는데 이는 근본적인 치료가 아닌 임시방편적 처치이다. 바세린이나 일반 화장품 로션을 윤활제로 사용하면 질안의 산도(酸度)에 문제를 일으켜 질내부에 염증을 유발할 수 있다.

이런 질건조증은 왜 발생을 할까?

건조(乾燥)라는 것은 메마른 상태를 말한다.
몸 안의 호르몬인 **진액(津液)이 부족한 상태**를 말하는 것이다. 건조가 피부에 나타나면 피부가 윤기가 없어 거칠어지고 심한경우 갈라지고 가려운 상태가 된다. 건조 증상이 눈에 나타나면 눈이 뻑뻑해지는 안구 건조증이 되고 질에 나타나면 질건조증이 되는 것이다. 과거에는 질건조증이 폐경기의 여성에게 나타나는 경우가 많았으나 **과도한 스트레스, 과로, 과음주, 과다한 성생활, 먹는 피임약 , 과다한 컴퓨터(게임)사용, 인스턴트음식 과다 섭취** 등의 여러 요인으로 몸 안의 호르몬인 수분, 진액, 혈액등이 소모되어 요즈음은 젊은 여성에게도 발생한다.

- 여성의 자궁 난소 같은 생식기는 **신장(腎臟)**의 지배를 받는다.
- 신장은 몸에서 골수, 정액(음액)같은 호르몬을 혈액을 통해 생산해낸다.
- 혈액은 **비장(脾臟)**에서 생산되어 **간장(肝臟)**에 저장이 된다.

혈액이 충분히 몸에 존재하고 신장에서 호르몬 생산을 잘한다면 몸안의 호르몬인 진액이 부족한 건조증은 치료되는 것이다.

여성의 자궁을 영어로 히스테리(hystery)라고 한다. 라틴어의 히스테리아에서 기원한다. 이런 이유로 "히스테리 부린다"는 말이 나왔고 실제로 자궁 상태가 좋지 않

으면 히스테리증상이 나타난다. 히스테리는 "애 간장녹는다"는 말처럼 스트레스와
관련이 있다.

스트레스는 간장기능과 관련이 있다.

스트레스 과다로 **간장(肝臟)의 기소통(氣疏通)에 문제**가 발생하면 신장에 충분한
혈액을 공급하지 못해 호르몬 생산에 차질이 발생한다. 이런 이유로 간장의 기(氣)
가 막혀 맺히는 우울증 경향의 사람들이 질건조증도 자주 발생을 한다.
간장의 문제로 기소통이 안되면 자궁에 영향을 미쳐 자궁의 혈액 순환장애로 어혈
(瘀血; 엉킨피)이 발생 되어 자궁근종 같은 혹도 발생을 한다.

• 비장을 강화시켜 혈액이 잘 생산되도록 하고
• 간장의 기소통을 잘시켜 혈액이 잘 공급, 순환이 되도록 하고
• 신장을 튼튼하게 하여 호르몬이 잘 생성 되도록 하면 질건조증은 사라진다.

 25세의 젊은 여성은 성적 흥분시 약 1분 이내에 질 윤활액이 분비되고 갱년기의
여성은 15분 또는 그 이상이 소요되어 성교시 통증이 야기될 수 있으므로 성생활
시 충분한 애무 등 파트너의 협조가 필요하다.

질건조증 유발 환경 : 질내부 삽입 생리대, 화학물질 속옷, 비누사용 뒷물, 화학처
리 화장지 사용

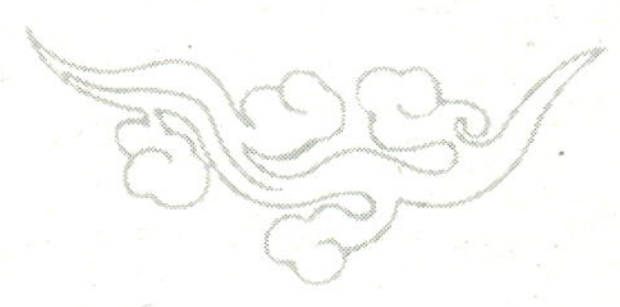

21. 공황장애(恐惶障碍)

공황장애(恐惶障碍, panic disorder)란 '곧 무슨 일이 생길 것 같은 아주 심한 불안상태'를 말한다. 실제적인 위험이 없는데도 자제력을 잃고 죽거나 미칠 것만 같은 공포감을 동반하여 몸에 큰 일(급성심장병의 심장발작 · 뇌졸중 · 질식사 · 돌연사 등)이라도 발생 할 것 같은 위험한 상황으로 생각하는 상태 내지는 신체 건강상의 위중한 문제와 관련된 것처럼 느껴지는 갑작스러운 신체 상태를 말한다.

증상

가슴이 답답함, 질식감, 어지러움, 머리가 무거움, 손발의 저린 감각, 다리에 힘이 없음, 가슴이 두근거림, 가슴이 당기거나 아픔, 심장박동수와 강도의 증가, 혈류의 변화로 피부 · 손발이 차갑고 저리거나 따끔거리고 얼굴이 화끈 달아오르기도 함. 땀을 많이 흘린다. 입 마름 · 구토 · 거북함 · 변비 · 통증 · 떨림 · 눈동자 커짐 · 눈부심 → 위의 증상에 많은 에너지를 필요로 하므로 **쉽게 피로해지고 힘이 없어진다.**

갑자기 공황상태가 나타나는 **공황발작(panic attack)**이 핵심 증상이다.
많은 사람이 갖고 있는 질병으로 만성적인 경향, 재발, 삶의 질과 사회적 기능의 장애, 내과적 질환에까지 이환될 가능성의 증가, 자살로 인한 사망률 증가와 관련이 있다.

원인
• 생물학적요인 : 뇌구조와 기능이상, 공황을 일으키는 유발물질 존재
• 유전적요인 : 직계가족에 공황장애 환자가 있는 경우
• 심리사회적요인 : 부모와 사별, 사랑하는 사람과의 이별

치료
• 약물 치료 : 효과가 빠르고 경제적이지만 재발률이 비교적 높다.
• 인지행동 치료 : 약물치료에 비해 재발률이 상대적으로 낮다.
• 개인정신 치료 : 불안의 이면에 깔려 있는 무의식적 배경에 대한 정신적인 평가와 이해, 지지 등을 통해 치료

• 가족 치료 : 가족에 대한 교육과 지지

이상이 현대의학에서 말하는 공황장애에 대한 내용이다.

공황장애는 신경병, 정신병, 마음병으로 규정하여 치료하기가 힘든 무서운 병이라고 생각하는데 **마음도 몸이라는 틀안에 거주하므로 몸을 치료해야만이 공황장애가 치료된다.** 왜냐하면 몸 안의 내장인 오장(간장, 심장, 비장, 폐장, 신장)에서 감정(분노, 기쁨, 걱정, 근심, 비애감, 슬픔, 두려움, 공포, 놀람)을 조절하기 때문이다. 공황장애는 원인이 어찌 되었든 몸 안 내장의 균형이 깨져서 내장기운이 울체되어 막혀서 나타나는 증상이다. 한마디로 몸 안의 막힌 내장의 기운을 소통을 시켜주어 장부 상호간의 균형이 맞춰지게 되면 치료가 되는 병이다. 공황장애를 온전하게 치료하려면 근본적인 원인에 따른 자연적인 치료를 하여야 한다.

공황장애란 두려움, 무서움, 공포로 일상 생활하기에 지장을 받을 정도의 상태라는 뜻으로 질병으로 느끼는 상태를 말하고 있다. 이와 같은 감정(感情)은 왜 발생을 하는 것일까? 사람이 살다보면 약간씩의 두려움 공포는 경험을 할 수 있다. 오히려 높은 곳에서 낙하하는 놀이기구나 번지점프처럼 순간적인 두려움 공포를 즐기는 사람도 있다. 공황장애의 원인은 유전적으로 엄마 뱃속에서부터 공포를 느꼈건 태어난 후 환경적인 상처(사랑하는 사람과의 이별)를 받았건 다양하게 여러가지가 있을 수 있다. 이런 상황이 모든 사람에게 공황장애를 주는 것일까?
예를 들어 부모의 갑작스런 사망으로 공황장애를 겪고 있는 사람이 있다고 보자. 이런 경우 부모의 사망은 형제 자매에게 똑같은 이별이나 상처가 될 수가 있을 것이다. 약간의 공황은 가족 구성원에게 나타날지라도 공황장애라는 질병까지 모두가 발생을 하지는 않는다.
그 이유는 무엇일까?
똑같은 외부 환경의 자극에도 어떤 사람은 질병이 되고 어떤 사람은 질병이 안된다는 것은 그 사람의 몸 상태에서 원인을 찾을 수 있다. **공포, 놀람, 두려움과 관계되는 곳은 신장(腎臟),담낭(쓸개)이다.** 신장의 기운이 허약해지면 공황장애 같은 공포를 느끼게 되어 있다. 반면에 신장이 강한 사람은 공황장애로 고생을 않는다.
"담력이 강하다.", "담력이 약하다"는말이 담낭과의 연관성에서 나와 담낭의 기가 강하면 용감하고 겁이 없다. 신장은 정액(精液), 골수(骨髓) 같은 호르몬을 생산을 해내는 기관으로 신장이 허약해지면 정력 스테미너가 저하된다. 과도한 신경씀, 과로, 과음주, 과색은 신장 기능을 허약하게 한다. 공황장애 치료의 기본은 신장, 담낭을 강화하는 치료가 필요하다. 공포나 두려움은 **몸 안의 기(氣; energy)부족**에서 나타나는데 몸에서 기(氣)를 일차적으로 생산해내는 장부는 비장(脾臟)이다.

해부학적으로 비장은 좌측 갈비뼈 내부에 존재하지만 "비위가 상한다"는 말처럼 위장과 합해서 비위기능을 포함한다. 비위는 음식물의 소화 흡수에도 관여하여 혈액을 만들어내고 면역기능과 관련있는 임파관을 통솔한다. 이런 이유로 한의학에서는 가장 중심(中心; 중앙토)이 되는 중요한 장부로 보았다. 보통 "뱃심이 있다.", "배짱이 좋다."라는 말을 봐도 힘(에너지)은 배에서 나온다는 근거를 알고 표현된 것이다.

비위기능이 있는 곳을 몸에서 중간내지는 중심으로 보아 한의학에서 기를 보충하는 대표처방의 이름이 보중익기탕(補中益氣湯; 중간=비위를 보해서 기운을 올린다)이다. 비장기능을 강화하고 치료해서 신장기운이 강해지도록 도와주어야 한다. 비장 기능이 원활히 제 역할을 하려면 기소통(氣疏通) 기관인 간장(肝臟)에 문제가 없어야 한다. 간장에 문제(간장의 독소로 간장에 열이 발생, 애간장 녹는다는 스트레스로 간장 기운이 막힘)가 발생하여 기소통에 문제가 발생하면 비장 기능이 억제를 받아 기생성(氣生成)에 문제가 생긴다. 간장을 치료해서 비장의 기생성에 지장없도록 하는 것이 필요하다. **신장 비장은 강화시키고 간장의 울결(鬱結)된 기(氣) 소통(疏通)시켜 간장의 열을 제거해야한다.**

결론적으로 간장, 비장, 신장을 치료하여 내장이 조화롭게 제 역할을 다한다면 공황장애 같은 신경증상은 사라진다. 이런 상태가 되면 심장은 자연 제자리를 찾아가 마음은 편안한 상태가 되어 공황상태는 사라진다. 내장기능을 조절, 치료하는 방법은 침, 한약, 기치료를 병행하면 된다. 신장, 비장, 간장,에 도움이 되는 자연적인 식이요법, 운동요법(등산, 보행)을 병행하면 치료와 예방에 도움이 된다.

후기(後記)

지금부터 칠년 전인 1997년에 『체질보감』이라는 책을 낸지 칠년 만에 "다시 쓰는 한의학"이라는 책을 썼습니다. 삼(三)세판이라고 세 권의 책을 내 삶에서 낸다고 약속하였습니다. 첫 번째 두 번째 책은 일반인을 위한 책이고 세 번째 책은 의료인 용의 임상 지침서입니다. 이제 두 번째의 책을 냈으니 반 이상의 숙제를 한 느낌입니다.

인류(人類)의 역사(歷史)에 있어서 여러 의학이 있어 왔고 앞으로의 시대(時代) 상황에 따라 새로운 의학이 올 것입니다. 선진국(先進國)에서는 현대의학의 한계(限界)를 느껴 새로운 대안의학인 대체의학(代替醫學)을 만들려는 일환으로 행정적 물질적 지원을 하고 있습니다.
이런 새로운 의학의 중심(中心)에 과연 어떤 의학이 주류(主流)가 될지 모릅니다.
이 책이 의학을 대체하는 새로운 역할을 하는데 도움이 되고 지구촌(地球村) 사람들의 건강에 작은 보탬이 되기를 바랍니다.

갑신년(甲申年)
姜寅正

追伸 : 언젠가 만들어질 일반인을 위한 補充 말들은 www.rxmc.com을 參考 하시면 됩니다. 四個國語(美,中,韓,日)로 나타납니다.

1. 동의수세보원 이제마

2. 체질보감 강인정

3. 천부역(天符曆) 파동생명장학회

참고문헌

1. 동의수세보원 이제마

2. 체질보감 강인정

3. 천부역(天符曆) 파동생명장학회

〈부록 Ⅰ〉 모든체질에 좋은 평(平)한 성질의 음식

	요리명	서늘하거나 찬 성질	따뜻하거나 뜨거운 성질
1	고등어조림	고등어	무, 고추장양념
2	도토리묵	상추, 들깨잎	도토리묵
3	낙지볶음	낙지	고추장
4	미역국	들깨가루	미역
5	오이냉국	오이	미역
6	참치회	참치	참기름
7	단무지	치자	무
8		두릅	초고추장
9	양장피	오이, 새우, 오징어 등	당근, 겨자소스
10	부추잡채	돼지고기	부추
11	생채(도라지무침)	생굴(오이)	무(도라지)
12	고기쌈	상추, 들깨잎	소고기
13	불고기	배즙, 키위즙	소고기
14		꼬냑, 와인	소고기
15	백숙, 치킨	구운 소금, 조선간장, 집된장	닭고기
16		맥주	닭고기
17		생굴, 새우	초고추장
18	동치미(물김치)	배추	무
19		들기름	찹쌀밥
20		고등어(과메기)	쪽파, 돌미역, 초고추장
21		고구마	무동치미
22		상추, 들깨잎	광어, 우럭, 도다리
23	장조림	간장	소고기
24	겉절이무침	생배추	고추가루, 무우생채
25	아구찜	아구, 미더덕	고추장 양념한 콩나물
26	팥죽	팥	찹쌀
27	간장게장	게	양파, 무
28	게장	게	고추가루 양념
29	추어탕	배추시레기	미꾸라지
30	카레라이스	오징어, 새우, 애호박	카레
31	오징어무국	오징어	무
32		새우, 흰살조개	초고추장
33	보쌈김치	쌈배추	고추가루 양념한 무생채

〈부록 Ⅱ〉 식초, 조선간장의 효능

지구상에 인류가 문명을 이루어 살아오면서 가장 몸에 좋은 첨가 음식을 들라면 조선간장과 식초(vinegar)이다. 조선간장은 유일하게 한국에만 존재하는 식품이다. 인체의 면역증강에 조선간장이 좋고 인체의 활성(vitality) 강화에 식초가 좋다. 조선간장은 콩을 발효시킨 된장을 통해 만들어진다. 집된장은 천연 항생제, 해독제의 작용을 하여 벌에 물리면 된장을 바르던 시절이 있었다. 과음후에 흔히 술해독의 목적으로 끓여먹는 것도 북어국(남한), 된장국(북한)이다.

과거에 명태를 말린 북어를 문지방 위에 매달아 놓아 눈에 띄게 한 것도 독사같은 뱀에 물렸을때 같은 응급시에 끓여서 해독제로 사용하려고 했던 것이다. 감기, 몸살로 괴로울때 해독작용의 북어(황태)와 해열작용의 콩나물을 넣고 면역증강 작용의 조선간장으로 간을 하여 30분 정도 끓여 국물을 약처럼 복용하면 가볍게 증상이 사라진다.

이태리 주부는 이사갈 경우 가장 먼저 식초통을 챙긴다. 왜냐하면 식초를 오크통에 넣고 숙성 발효시킨 천연 양조 식초에 올리브유를 떨어뜨려 바게트빵을 먹고 각종 야채의 드레싱에도 식초가 많이 사용 되므로 이태리 사람들에겐 그 집안 요리의 맛의 관건이 식초이기 때문이다.

식초(食醋)는 영어로 vinegar 인데 프랑스어로 포도주를 뜻하는 vin과 신맛을 뜻하는 aigre를 합친 vinaigre에서 온 말이다. 원래는 포도주를 초산발효시켜 식초를 만들었으므로 이렇게 불렸으리라 생각된다. 문헌상으로 가장 오래 된 '식초'라는 말은 아라비아어인 '시에히게누스'인데 이스라엘의 지도자인 모세가 붙인 말로서 BC 1450년 경에 이미 식초가 있었던 것을 나타낸다. 중국에는 공자(孔子) 시대에 이미 식초가 있었고 한국에는 삼국시대에 중국에서 식초 만드는 법이 전래되었다고 본다.

식초는 인체에 다양하게 유익한 작용을 하고 생활에도 다양하게 응용할수 있다.
■ 산수신산(酸收辛散) : 신맛은 거두어(수렴, 수축)들이고 매운맛은 흐트린다.
■ 해삼에 식초를 뿌리면 해삼이 오그라들어 싱싱해지고 시들은 야채에 식초를 물에 희석하여 스프레이하면 싱싱(탱탱)해지고, 라면 끓인 후 식초를 넣으면 라면

이 오래 되어도 불지 않는다.

■ 다림질시 주름을 펼때 식초 희석액을 스프레이하면 주름이 잘 펴진다. 노화로 인한 주름살에도 좋다는 원리가 여기에 있다.

■ 식초목욕, 식초세안이 피부에 도움이 되고, 머리 감을때 린스대신 식초희석물로 사용하면 좋다.

■ 냉면에 식초를 넣으면 대장균을 살균해서 식중독을 예방한다.

■ 초밥을 만들때도 식초를 넣는데 이는 식초속의 초산이 방부작용, 살균작용으로 음식물의 변질을 막아 식중독을 예방한다.

■ 무좀에 식초희석액을 만들어 발을 담근다.

■ 생선 요리시 식초를 사용하면 생선의 비린내를 없앨 수 있다.

■ 도마나 행주 소독도 식초물로 하고 과일을 씻을 때도 식초를 사용하면 과일에 묻은 각종의 약품(농약포함)을 중화하여 없앤다.

■ 각종의 야채절임에 소금을 사용하면 비타민을 파괴하지만, 식초를 사용하면 비타민의 파괴를 막고 장기간 보관할수있고 부패를 막아 오랜 기간 항해하는 선원이나 탐험가 등이 식초에 절인 채소로 건강을 유지했다고 한다.

■ 짠 음식이나 찌게에 물을 첨가할 필요없이 식초를 넣으면 음식 맛이 적당해지고 식초를 많이 넣으면 오히려 싱거워진다.

■ 짠음식을 많이 먹어 혈압이 높은 분은 식초를 복용하면 몸안의 염분 배출에도 도움이 된다.

■ 식초는 기름때를 제거하는 작용이 있어 동맥경화나 비만, 혈전으로 인한 뇌경색,심근경색 예방에 도움이 된다.

■ 식기세척기나 옷을 세탁시에도 식초를 사용하면 살균, 소독 작용과 함께 그릇의 기름때가 깨끗이 닦이고 그릇이 번쩍이는 것을 볼 수 있다.

■ 묶은때, 찌든때, 기름때 제거에도 식초를 사용한다.

■ 식초에 함유된 유기산과 아미노산은 체액을 산성으로 만드는 피로물질인 젖산을 분해하여 배출해준다.

■ 식초속의 초산은 스트레스를 없애주는 부신피질 호르몬의 원료가 된다.

■ 곡예사들이 몸을 유연하게 하고 뼈를 튼튼하게 하기 위해 식초를 복용한다.

■ 체내에서 지방을 축적되게 하는 당분이나 글리코겐을 분해하므로 비만을 방지하고 피부 건강과 미용에 좋을 뿐만 아니라 강력한 살균력으로 인체 내 독성 제

거 및 알콜로 인한 숙취 제거등에도 도움이 된다.
■ 당뇨환자나 비만한경우 다이어트에 식초가 많이 이용되고 있다.
■ 과로나 과음주후 피로할때 몸이 결릴때 식초를 복용하면 도움이 된다.

식초는 신맛이라서 산성식품으로 생각하기 쉬우나 몸에 흡수되어 분해되면 체액을 알칼리성으로 바꾸는 작용을 하는 "알칼리성 식품"이다. 육류를 많이 섭취하여 체액이 산성으로 기울은 사람에게 특히 좋다. 식초는 원액으로 복용하면 위점막을 손상 시킬 수 있으므로 5배 이상 물에 희석해서 복용해야 한다. 화학식초인 빙초산은 몸에 해롭다. 시중에 대부분의 김밥용 단무지나 무우절임에 빙초산이 사용된다.

과실이나 곡류를 발효시킨 양조식초가 좋은데 첨가제가 없는100% 순수 식초제품이 좋다. 슈퍼에서 파는 현미식초, 사과식초 등은 주정, 포도당, 올리고당이 첨가되어 음식에는 사용해도 무방하나 식초 자체를 물에 희석하여 복용하기에는 부적합하다. 100% 천연과실식초(감식초나 백포도식초) 15cc를 물 150cc 정도에 타서 1일 1~2회복용 하면 좋다.

<부록 Ⅲ> 광제설(廣濟說) 해제

동의수세보원의 발문(跋文)을 보면,

이 책《동의수세보원》은 1893년(癸巳) 7월 13일에 시작하여 밤낮으로 생각하고 잠시도 쉴 사이 없이 연구하여 다음해(甲年) 4월 13일에 이르러서 <소음인 소양인론>을 대략 갖추었고 <태양인·태음인론>은 간략하게 이루어졌다.
이는 경험이 미비하고 정신이 곤비하였기 때문이다. 옛기록에 '열어도 통달하지 못하면 생각을 해라'고 하였으니 '만일 태음인·태양인에 대하여 생각하여 얻을 수만 있다면 간략하다고 해서 무엇이 손해될 것이 있겠는가' 라고 말씀하셨다.
'가령 만호(萬戶)나 사는 고을에 한 사람의 질그릇 굽는 사람이 있다면 그릇이 부족할 것이요, 백호(百戶)나 사는 마을에 한 사람의 의사가 있으면 사람 살리는 일에 부족할 것이다. 그러므로 널리 의학을 밝혀서 집집마다 의학을 알고 사람마다 병을 알게 된 연후에 가히 세인(世人)은 장수(長壽)하고 보존(保存)케 될 것이다' 라고 하였다.
광서(光緒) 갑오(甲午) 4월 13일, 함흥 이제마는 한남 산중(漢南山中)에서 이글을 필(畢)하였다. 부기(附記) 갑오(甲午)년에 이글을 마친 뒤에 을미(乙未)년에 고향에 내려가서 경자(更子)년에 다시 이 원고를 정리하여 의원론(醫院論)으로부터 태음인론(太陰人論)까지 모든 것을 더하고 깎고 하여 정정(訂正)하였지만 나머지 논문은 정정(訂正)치 못하고 그전 원고로 그대로 간행한 것이라고 하였다.
이 동의수세보원의 내용중에 광제설(廣濟說, 널리 세상을 구한다는 뜻)을 보면 이제마 선생의 사상의학은 의학적 인간학(人間學)뿐만 아니라 윤리적 의학설을 이야기 하였다. 윤리적 병이 육체적 병고(病苦)에 우선한다는 것을 설파함으로써 병 또는 약의 개념마저도 윤리적으로 승화시킨 사상의학의 신인간적(新人間的)인 면모를 볼 수 있다. 광제설의 내용 중에 투현질능이 천하지대병자(妬賢嫉能天下之大病者; 어진 사람을 질투하고 재능있는 사람을 미워함이 제일 큰 병이다), 호현락선이 천하지대약야(好賢樂善而 天下之大藥也: 어진 사람을 좋아하고 착한 사람을 즐겁게 함이 제일 큰 약이다)라 하여 육체적 질병보다 사회윤리적 병이 우선함을 강조하였다.
이 광제설은 권력과 돈에 목숨을 걸고 출세주의·배금주의로 인하여 참다운 인생의 즐거움과 보람, 건강함을 잃은 우리 모두에게 한구절한구절 읽을 때마다 우리 자신과 우리의 사회생활을 돌이켜 성찰해 볼 시간을 갖게 한다.

한 고을의 인구를 대략 만 명으로 친다면 태음인이 5천명이요, 소양인이 3천 명이요, 소음인이 2천 명, 태양인의 수는 극히 적어서 고을에 3, 4인 내지 10여 인에 불과하다 하였다.(체질은 유전한다. 대략 90% 이상이 부모를 닮고 나머지 10% 이내에서 조부모를 닮는다. 대개 아들은 어머니를, 딸은 아버지 체질을 닮는다.)

사상의학은 이제마 선생께서 만든 독특한 한국의 의술인 것이다.

이제마 선생은 1836년(헌종 3년 丁酉) 음(陰) 3월 19일 오시(午時)에 함흥군(현 함주군) 천서면에서 태어났다. 64세를 일기로 1900년(庚子) 8월 21일 酉時에 사망하여 유시에 사망하여 고향인 율동(栗洞)에 묻혔다. 선생이 저술한 책은 《제중신편》 《격치고》《동의수세보원(東醫壽世保元)》《명선록(明善錄)》이다. 그중에서 《동의수세보원》에 사상의학의 학문적인 이론이 들어 있다.

《동의수세보원》은 〈성명론(性命論)〉 〈사단론(四端論)〉 〈확충론(擴充論)〉 〈장부론(臟腑論)〉 〈의원론(醫院論)〉 〈변증론(辨證論)〉 등 여러 편으로 구성되어 있고 별개의 저작인 〈광제설(廣濟說)〉도 편입되어 있다.

《격치고》는 〈유략(儒略)〉에서부터 〈독행편(篤行篇)〉 〈반성잠(反誠箴)〉에 이르는 여러 주제를 다룬 철학서이다.

《제중신편》은 〈오복론(五福論)〉 〈권수론(勸壽論)〉 〈지행론(知行論)〉으로 되어 있다.

광제설(廣濟說)

한 살에서 16세까지를 유년(幼年)이라 하고, 17세에서 32세까지를 소년(少年)이라 하고, 33세에서 48세까지를 장년(壯年)이라 하고, 49세에서 64세까지를 노년(老年)이라 한다.

대체로 인생(人生)이란 유년기(幼年期)에는 문견(聞見)을 좋아하면서 애경(愛敬)할 줄을 아는 것이니 마치 봄에 새싹이 돋는 것과 같고, 소년기(少年)에는 용맹(勇猛)을 좋아하면서 민첩(敏捷)할 줄을 아는 것이니 마치 여름에 자라는 묘목(苗木)과 같고, 장년기(壯年期)는 교결(交結: 남과 교제하고 노력의 결실을 거두어들이는 것)하기를 좋아하면서 수칙(修飭: 자신을 닦고 삼감)할 줄을 아는 것이니 마치 가을에 결실(結實)을 거두어들이는 것과 같고, 노년기(老年期)에는 계책(計策)을 좋아하면서 간직할 줄을 아는 것이니 마치 겨울에 언 땅에 감추어두는 뿌리와 같은 것이다.

유년기(幼年期)에 학문을 좋아하는 자는 유년(幼年) 중의 호걸(豪傑)이고, 소년기

(少年期)에 어른을 공경하는 자는 소년(少年) 중의 호걸(豪傑)이며, 장년기(壯年期)에 널리 사람을 사랑할 줄 아는 자는 장년(壯年) 중의 호걸(豪傑)이고, 노년기(老年期)에 올바른 사람을 보호할 줄 아는 자는 노년(老年) 중의 호걸(豪傑)이다. 좋은 재능(才能)을 가지고 있으면서 또 아주 넉넉하게 좋은 마음씨를 간직한 자는 진정한 호걸(豪傑)이고, 좋은 재능(才能)을 가지고 있으면서도 끝내 아주 넉넉하게 좋은 마음씨를 간직하지 못한 자는 재능(才能)이 있을 따름이다.

유년기(幼年期) 7, 8세(歲) 전에 견문이 미흡(未洽)하여 희노애락(喜怒哀樂)의 감정이 잘못 엉키어 병(病)이 나는 것이니 자혜로운 어머니가 마땅히 그를 보호해 주어야 한다. 소년기(少年期) 24,5세(歲) 전에 용맹(勇猛)이 미흡하여 희노애락(喜怒哀樂) 감정이 뒤엉키어 병(病)이 나는 것이니 자혜로운 아버지나 유능(有能)한 형(兄)이 마땅히 그를 보호해주어야 한다. 장년기(壯年期)의 38,9세(歲) 전에는 현명(賢命)한 아우나 선량(善良)한 친우(親友)가 그를 도와주는 것이 좋을 것이다. 노년기(老年期)의 56,7세 전에는 효자(孝子)나 효손(孝孫)이 그를 북돋워주는 것이 좋을 것이다.

착한 사람의 집에는 선인(善人)이 반드시 모이고, 악한 사람의 집에는 악인(惡人)이 반드시 모인다. 선인이 많이 모이면 선인(善人)의 장기(臟器)가 활동하고, 악인(惡人)이 많이 모이면 악인(惡人)의 심기(心氣)가 억세게 황성하는 것이니 주색재권(酒色財權)을 좋아하는 집에는 악인(惡人)이 많이 모이는 까닭에 그 집의 효성스런 자손들조차도 병(病)을 얻게 되는 것이다.

권세와 술수를 좋아하는 집에는 붕당 파벌이 항상 모일 것이니 이것이 그집을 패망(敗亡)하게 할 것이다. 재화(財貨)를 좋아하는 집에는 자손(子孫)이 교만하고 우둔할 것이니 그집을 패망(敗亡)하게 하는 자는 자손(子孫)인 것이다.

어느 사람의 집안에서든지 하는 일마다 이루어지지 않으며 가족들의 병(病)이 잇달고 착한 사람과 악한 사람이 서로 대결하여 그 집안이 장차 패망(敗亡)하게 될 처지에 놓이게 되면 오직 명철(明哲)하고 자혜로운 부모와 효성스러운 자식이 있어야 이에 대처할 방법(方法)을 갖고 있는 것이다.

사치스러우면 장수하지 못하고 나태하면 장수하지 못하며, 편협하면 장수하지 못하고 탐욕스러우면 장수하지 못한다. 사람됨이 사치스러우면 반드시 색에 빠지고, 사람됨이 나태하면 반드시 술을 즐기며, 사람됨이 편협하면 반드시 권세를 위하여 싸우고, 사람됨이 탐욕스러우면 재화 때문에 목숨을 잃게 된다. 검소하고 절약하면 장수를 얻고, 근면하고 곧으면 장수를 얻으며, 변고(變故)를 근심하면 장수를 얻고, 견문(성현의 청렴한 기풍을 듣고 쌓아 이용함)이 있으면 장수를 얻는다. 사람됨이 검소하고 절약하면 반드시 색을 멀리할 것이요, 사람됨이 근면하고 곧으면 반드시 술에 결백할 것이요, 사람됨이 조심할 줄 알면 반드시 권세를 피할 것이요, 사람됨이 견문(성현의 청렴한 기풍)이 있으면 반드시 청렴할 것이다.

거처가 황량한 것은 사치와 색욕 때문이요, 행동거지가 용렬한 것은 술 때문이다. 마음씀씀이 번잡한 것은 권세 때문이요, 사무(事務)가 난잡한 것은 재화 때문이다.
만일 정숙한 여인을 존경한다면 여색(女色)을 즐긴다 하여도 도리에 어긋남이 없을 것이요, 만일 선량한 벗을 공경하고 사랑한다면 술을 즐긴다 하여 그로써 밝은 덕을 얻을 것이요, 만일 어진 사람을 숭상한다면 권세도 술수를 바르게 쓸 수 있을 것이요, 만일 궁핍한 사람을 보호해 준다면 재화(財貨)도 그 공적을 다 이루게 될 것이다.
술·여색·재물·권세를 예로부터 경계하여 이를 일러 네 담벼락이랄 하고 감옥에 비교하였으니, 비단 일신의 수명이나 일가의 화복이 이에 달려 있을 뿐만 아니라 천하(天下)의 치란이 또한 여기에 있으니, 만일 한 번 천하(天下)의 주색재권(酒色財權)으로 하여금 어긋난 기풍(氣風)에 쏠리지 않게 한다면 거의 요·순주(堯·舜周) 世上에 가까이 이르게 될 것이다.

대체로 인간(人間)이란 검소하고 절약하면서 근면하고 곧고 조심하면서 견문이 있어야 하는데, 이 네 가지를 다 온전하게 갖춘 자는 저절로 가장 오래 살고, 검소하고 절약하면서 근면하고 곧으면서 조심하거나 혹은 견문이 있고 조심하면서 근면하고 곧거나 하여 세 가지를 갖춘 자는 다음으로 오래 살고, 사치하면서 근면하고 곧거나 경계(조심)하면서 탐욕스럽거나 혹은 검소하고 절약하면서 나태하거나 편협하면서도 견문이 있어서 두 가지를 갖춘 자는 공경(恭敬)하면 오래 살고 태만(怠慢)하면 요절할 것이다.
대체로 인간(人間)은 공경(몸의 조신)하면 반드시 오래 살고, 태만하면 반드시 요절하며, 근면하면 반드시 오래 살고 헛되이 탐하면 반드시 요절할 것이니, 주린 자의 창자가 갑자기 음식을 얻게 되면 창자의 기운이 흐트러질 것이다. 가난한 자의 골수에 갑자기 재물이 생기면 뼈의 힘이 말라붙을 것이다. 주린 자도 편안히 주린다면 창자의 기운도 제대로 간직되고, 가난한 자도 마음 편히 가난하다면 뼈의 힘도 제구실을 할 것이다. 그러므로 음식은 능히 주림을 참아낼 수 있게 하며 배부른 것을 탐내지 않는 것으로써 공경하고, 의복은 추위를 견딜 수 있게 하며 따뜻한 것을 탐내지 않는 것으로써 공경하고, 근육의 힘은 근로할 수 있게 하며 안일함을 탐내지 않는 것으로써 공경하고, 재물은 조심스럽게 결실을 얻을 수 있게 하며 구차하게 얻는 것을 탐내지 않는 것으로써 공경해야 할 것이다.

산(山)골짜기 사람들은 문견(聞見)이 없으면 요절의 화를 당하고, 시정(市井) 사람들은 간약(簡約)하지 않으면 화를 당하고, 농경하는 사람들은 근간(勤幹)하지 않으면 요절의 화를 당하고, 독서하는 사람들은 경계(警戒)하지 않으면 요절의 화를 당한다. 산(山)골짜기 사람들은 견문이 있어야 하는데 견문이 있으면 장수의 복을 누리고, 시정(市井) 사람들은 마땅히 근검절약해야 하는데 근검절약하면 장수의 복을 누리며, 농경하는 사람들은 마땅히 근간해야 하는데 근간하면 장수의 복을 누리고, 유림(儒林) 사람들은 경계해야 하는데 경계하면 장수의 복을 누릴 것이다.
산(山)골짜기 사람들이 만일 견문이 있으면 장수를 누릴 뿐만 아니라 이 사람은 산(山)골짜기에서 뛰어난 사람이다. 시정(市井) 사람들이 만일 간약하다면 장수를 누릴 뿐만 아니라 이 사람은 시정(市井)에서 뛰어난 사람이다. 사림(유림)에 있는 사람들이 만일 경계한다면 장수를 누릴 뿐만 아니라 이 사람은 사람(유림)에서 뛰어난 사람이다.

어느 사람이 말하기를 "농부(農夫)들은 원래 힘으로 농사를 지으니 가장 근간 자들인데 왜 근간하지 않다고 하였으며, 선비들은 원래 독서를 하고 있으니 가장 경계하는 자들인데 왜 경계하지 않는다고 하였는가?" 대답하기를 "백(百) 마지기의 농토를 잘못 다스릴까봐 그것을 제 걱정으로 삼는 것이 농부들의 임무인 것이니 농부를 선비들과 비교한다면 진정 그들은 나태한 자들이다. 선비들이란 무던히 독서를 하기 때문에 마음은 항상 헛되이 뽐내고, 농부들은 눈으로 글자를 볼 줄 모르기 때문에 마음은 항상 몸에 지니듯 기억을 하고 있으니 선비들은 농부들과 비교한다면 진정 그들은 경계하지 않는 자들이다. 만일 농부들이 글자 익히는 데 부지런하거나 선비들도 힘써 일하는 습성을 들인다면 재조(才操)나 성품(性稟)이 조밀해지고 장기(臟器)도 견고해질 것이다."

사치스런 자의 마음은 여염집 살림살이를 깔보며, 천하의 가정생활을 가볍게 여기고, 보고 느끼는 것은 교활하고 호탕하기만 하여 산업(생계수단)의 어려운 고비는 까맣게 모르고, 재력을 마련하는 방략도 심히 서투르기만 하니, 매양 여색에 빠진바 되어 종신토록 뉘우칠 줄을 모른다.

나태한 자의 마음은 극히 거칠고 사나워서 푼푼이 쌓아올릴 생각은 하지 않고 매양 헛되이 큰 꿈만을 꾸려고 하며, 대체로 그의 마음가짐은 심히 근간하기를 꺼려하기 때문에 자신은 술 세계로 도망하려고 하는 것이니 근간하기를 피하려는 일시적(一時的) 계책인 것이다. 대체로 나태한 자치고 술주정뱅이가 되지 않는 자는 없는 것이니 술주정뱅이만 만나보더라도 반드시 나태한 사람의 마음은 거칠고 사납다는 것을 알 수 있을 것이다.

술과 색(色)이 사람을 죽인다고 하는 사람들은 모두 말하기를 "술독(毒)이 창자를 마르게 하고 색로(色勞)가 정력을 말라붙게 한다"고 하지만 이는 그중의 하나를 알고 둘은 모르는 말이다. 술주정뱅이들은 일신(一身)의 수고를 싫어하기 때문에 걱정이 태산 같고, 색(色)에 미혹된 자는 계집을 깊이 사랑하기 때문에 걱정이 칼날 같아서 만갈래로 찢긴 굽이굽이 마음씨가 술독(毒)과 색로(色勞)와 함께 힘을 합하여 공격하므로 사람을 죽이게 되는 것이다.

광동(색골, 호색한)은 반드시 음녀(淫女)를 사랑하고 음녀(淫女)는 또한 광동을 사랑하며, 어리석은 지아비는 반드시 질투하는 부인을 사랑하고 질투하는 부인은 또한 어리석은 지아비를 사랑하는 것이니, 만물의 이치로 이를 따져보더라도 음녀(淫女)는 단연코 광동의 배필(配匹)에 합당할 것이요, 어리석은 지아비는 또한 질투하는 부인의 배필(配匹)됨이 마땅할 것이다. 대체로 음녀(淫女)나 질투하는 부인은 악인(惡人)이나 천인(賤人)의 배필(配匹)이 될 수는 있어도 군자(君子)나 귀인(貴人)의 배필(配匹)이 될 수는 없는 것이다. 칠거지악(七去之惡) 중에서도 음거(淫去)·투거(妬去)가 그 으뜸되는 악(惡)이지만 세속(世俗) 사람들은 투(妬)자의 뜻을 잘 모르고 단지 많은 첩(妾)들을 미워하며 투기하는 것만을 이야기한다. 귀인(貴人)이 후사(後嗣)를 이어야 한다는 것은 가장 소중한 일이기 때문에 부인(婦人)이 귀인(貴人)이 첩(妾)을 갖는 것을 미워하며 투기하는 것은 절대로 안 되는 법이다. 그러나 가도(家道)를 어지럽히는 근본이 미상불 많은 첩을 거느리는 데 있기 때문에 부인이 첩들의 간사한 아름다운 자태를 미워하며 투기하는 것은 오히려 부인(婦人)의 현덕(賢德)이 될 수도 있는 것이니 어찌 투(妬)자의 뜻과 일치(一致)한다고 할 수 있겠는가? 옛시에.

그 집 안 사람들을 화목하게 한다는 것은 어진 사람을 좋아하며 선행(착한 행실)을 즐기면서 그 집 안 사람들과 화목하다는 것을 이름이요, 그 집 안 사람들을 화목하게 하지 못한다는 것은 현인(賢人: 어진 사람)을 미워하며 재능(才能)을 투기하면서 그 집 안 사람들을 화목하게 하지 못한다는 것을 이름이다. 대체로 어느 사람의 집안에서 질병(疾病)이 잇달고 사망(死亡)이 뒤따르며 자손(子孫)은 천치(天蚩) 바보가 되고 자산(資産)은 몰락하여 없어지는 것은 우부(愚夫, 어리석은 지아비)나 투부(妬婦, 질투하는 부인)가 현인(賢人, 어진 사람)을 질투하며 재능(才能)을 질시하는 데에서 만들어지지 않는 경우란 없는 것이다.

천하(天下)의 악(惡)은 투현질능(妬賢嫉能, 어진 사람을 질투하고 재능있는 사람을 미워함)보다도 더 많은 것은 없을 것이요, 천하(天下)의 선(善)은 호현락선(好賢樂善, 어진 사람을 좋아하고 착한 사람을 즐겁게 함)보다도 더 큰 것은 없을 것이다. 투현질능(妬賢嫉能)이 아닌데도 惡이라 한다면 악(惡)이라 하더라도 그리 많지는 않을 것이요, 호현락선(好賢樂善)이 아닌데도 선(善)이라 한다면 선(善)이라 하더라도 그리 크지는 않을 것이다. 더듬더듬 더듬어서 생각해 본다면 천하(天下)의 병(病)을 구원한다는 것은 모두 호현락선(好賢樂善)에서 나오는 것이다. 그러므로 투현질능(妬賢嫉能)은 천하(天下)에서도 가장 많은 병(病)이요, 호현락선(好賢樂善)은 천하(天下)에서도 아주 큰 약(藥)이 되는 것이다.

온갖 공해로 찌든 환경 속에 살면서 우리의 마음 또한 병이 들었으니, 자기 자신의 잘못을 깨닫고 좋은 일을 많이 하여 내 마음이 똑바를 때야 비로소 육신의 병도 나을 것이다.

<부록 Ⅲ> 약침요법

◆ 약침요법이란?

순수한약재에서 정제, 추출한 약물을 해당 질병과 관련있는 경혈(經穴), 또는 통처(痛處)에 주입하여 경락(經絡)기능을 조절함으로써 침의 작용과 한약의 작용을 병행하여 치료효과를 극대화시키는 침요법입니다.

약침에 들어가는 제재는 순수 한약재이기 때문에 중독성, 습관성, 내성 등이 없습니다. 또한 각 장부와 연결된 경락(經絡)과 경혈(經穴)을 자극함으로써 약침의 기운이 내장의 병소(病所)에 직접 전달되어 최소량의 약물로서 최대의 효과를 볼 수 있습니다.

◆ 약침요법 특징

* 해당 장부나 환부에만 약효를 일관성 있게 미치게 할 수 있습니다.
* 순수 한약재를 정제, 추출함으로서, 중독성, 습관성, 내성이 없습니다.
* 치료효과가 빠르고 정확합니다.
* 최소량의 약물로도 최대의 효과를 볼 수 있습니다.
* 약물에 대한 부작용이 적고, 유효성분이 위장관내에서 파괴되는 것을 방지합니다.
* 소화기능이 허약한 사람에게도 약의 기운을 주입할 수 있습니다.
* 약복용이 힘든 환자나 응급환자에게도 시술이 가능합니다.

☆ 주사와 약침의 차이

주사는 일정한 부위에 다량의 화학약물을 주입. 그 약물의 약효가 직접 나타나게 됩니다. 그러나 약침은 천연약물인 한약재를 질병에 맞게 처방 정제, 추출하여 침을 놓는 경혈부위에 소량 주입함으로서 침의 지속적 자극효과와 한약의 치료효과를 함께 얻을 수 있습니다. 또한 경락에 주입함으로서 오장육부에 직접적인 자극을 주어 질병을 개선시켜줍니다.

◆ 약침의 종류

♠ 자하거 약침

자하거란 태반을 지칭하는 한의학적 명칭입니다.

태반에는 생리작용이 강한 각종 성장인자(간세포성장인자, 신경세포성장인자, 상피세포성장인자등)와 비타민B 복합군, 인체에 유효한 미네랄, 수십종의 아미노산과 약리활성을 돕는 활성 펩타이드 그리고 수백 종류의 효소들이 들어있습니다. 이러한 태반 약액을 이용하여 개인의 상태에 적합한 경혈에 직접 주입하게 되는데 이것을 자하거 약침 요법이라고 합니다.

♠ 산삼 약침

산양(山養)삼 또는 산양 산삼을 초미세공법으로 증류 추출한 약침으로 혈맥주입을 주된 시술방법으로 사용하는 약침입니다.

암의 성장 전이억제, 항산화작용으로 인한 노화억제, 면역기능강화, 피로개선, 체력증강, 우울증 및 불면증 개선에 효과가 있습니다.

♠ 소염약침

포공영, 금은화, 생지황, 연교, 황련, 황금, 황백, 치자 등의 약물로 염증을 내려주고 Allergy 반응을 진정 시켜주며 환부의 재생을 도와주는데 효과적입니다.

♠ 어혈 약침

홍화, 도인, 소목, 청피, 삼릉, 봉출, 양귀비, 향부자 등의 약물로 화혈화어(和血化瘀) 하고, 혈관 확장 작용이 있어 자궁의 어혈이나 혈액순환 장애로 발생하는 비정상적인 혈액을 제거하는데 효과적입니다.

♠ 경락 약침

우황, 웅담, 사향에서 유효성분을 추출하여 심장과 간장의 화기로 인한 정신이 맑지 않고 가슴이 답답하며 오래 쉬어도 잘 회복되지 않는 피로감으로 인한 스트레스, 울화에 응용하여 경락을 소통시켜 주는데 효과적입니다.

♠ 해독 약침

황금, 황련, 황백, 치자 등 차가운 성질의 약물로 열독으로 인한 여드름, 종기,
Allergy반응, 피부건조, 소양감 등의 증상에 열독을 풀어 주는데 활용합니다.

♠ 거습담 약침

백출, 창출, 백복령, 반하, 진피, 향부자, 감초 등의 약물을 이용하여 체내에 수습(水
濕)이 정체되거나 수습에 열을 수반하거나 한을 수반하므로 이로 인한 정체를 소통
시켜 비만이나 부종에 활용합니다.

◆ 약침 요법 치료 후 주의사항

☆ 약침요법 치료 후 나타나는 신체 반응

약침을 맞은 후 약침 맞은 부위가 뻐근하거나 벌겋게 솟아 오르거나 혹은 유난히
간지럽다거나 몸이 춥고 전신이 아프고 열감, 식은땀, 나른하고 졸리는 등의 몸살
같은 신체반응이 일어나기도 합니다.

이는 약침치료 작용으로 몸 안의 흐트러진 균형을 신속히 잡아주면서 면역기능이
강화되는 경락반응으로 정상적인 명현반응입니다.

명현반응에는 약침 맞은 다음날 따뜻한 욕조물에 몸을 담그고 땀을 약간 낸 후 평소
보다 일찍 숙면을 취하면 다음날 몸이 가볍고 병증도 호전되는 것을 느낄 수 있습니
다. 이러한 명현반응이 계속 심하게 있는 경우에는 한의원에 문의해 주세요.

♣ 약침 부작용

약침의 경우 체질에 맞게 처방하여 순수 한약재를 정제 추출하므로 미생물은 물론
불순물도 모두 제거한 상태로 조제되기 때문에 특별한 부작용은 없습니다.
간혹 알러지 현상이 일어나는 경우는 치료 후 호전되어가는 과정에서 나타나는 현
상에 불과함으로 걱정할 필요가 없습니다.

인간은 생존하기 위해서 음식물을 섭취하고, 배설하고, 잠을 자고, 많이 움직여야(인간은 식물이 아니고 동물이므로) 합니다. 이러한 생존의 원리를 잘 이행하는 것이 건강관리의 첫걸음입니다.

다시 말하자면, 몸이 건강하게 장수하여 오복(五福)의 마지막 복(福)인 고종명(考終命 : 하늘이 부여한 수명까지 살다가 아프지 않고 떠남)을 하려면 음식물을 잘 섭취하고, 대소변과 땀을 잘 배출하고, 잠을 잘 자고, 적당한 운동을 잘 하면 된다는 것입니다.

여기에 덧붙여서 마음을 평화롭게 하는 것이 중요합니다. 무한경쟁사회에서 상대적 빈곤, 박탈감 등으로 인한 마음의 스트레스는 점차 많아지고 행복지수는 상대적으로 낮아져 우리나라는 OECD국가 중에서 자살률 1위라는 불명예를 갖는 나라가 되었습니다.

인간은 몸이라는 틀에 마음이 있으므로 마음의 집착을 버리고 항상 감사하고, 사랑하는 마음을 갖고 평화(평형 +조화)롭게 하면 비교에서 오는 상대적 빈곤함의 스트레스를 벗어 버리게 될 것입니다.

또한 현대인은 해독을 잘해야 면역 능력이 강화되어 각종의 악성질병(암, 중풍, 협심증, 당뇨, 우울증 등)에서 해방 될 수 있습니다. 현대는 배기가스, 매연으로 공기는 오염되고 화학약품, 유해중금속등으로 토양과 물이 오염되어 음식물도 마음 놓고 먹을 수 없는 시대가 되었습니다. 이런 유독 물질을 피할 수 없는 상황 속에서 건강하게 살려면 유해물질 해독을 잘해야 하는 시대입니다.

환경공해시대에 질병이 아무리 강력해도 치료할 방법은 반드시 있습니다.
해독을 잘하고 오장육부를 평화롭게 하여 면역능력을 강화시키면 초기 감기에서부터 말기 암에 이르기 까지 그 어떤 난치성 질병도 신속히 근본적으로 치료 할 수 있습니다.

질병은 나타나기 전에 관리를 잘하여 미리 예방하는 것이 지혜로운 방법입니다.
자동차도 주기적으로 점검을 잘하고 오일 교환 등을 잘하면 수십만의 킬로수는 숫
자에 불과합니다. 관리를 잘하면 주행거리에 관계없이 자동차의 성능이 좋은 것처럼
인간의 몸도 관리 여하에 따라 비록 나이는 들어도 나이는 숫자에 불과 하다는 말처
럼 건강한 삶을 영위 할 수 있습니다.

이 책은 저자가 1997년에 넥서스 출판사에서 "체질보감"이라는 첫 번째 책을 낸 후
영문번역을 염두에 두고 다시 추리고 보충하여 한의학 전반의 기본원리, 치료원리와
함께 한국의 의학인 사상체질의학에 대한 기본개념을 일반사람이 이해하기 쉽게 다
시 풀어쓴 책입니다.
이 책이 몸 관리와 질병 예방, 치료에 작은 밑 걸음이 되기를 바랍니다.

다시쓰는 한의학

지은이 | 강인정

펴낸이 | 채말녀

인쇄·출판 | 아트하우스출판사
서울 성북구 동선동3가 250-1
Tel.02-921-7836, Fax. 928-7836

제작 | 강인정 한의원

제2판 5쇄 인쇄 | 2012년 1월 10일

주소 | 서울시 송파구 가락2동 164-18

파본이나 잘못된 책은 바꿔드립니다.

ISBN 978-89-93639-39-1

정가 12,000원